나는 중독 스펙트럼의 어디쯤 있을까?

나는
중독 스펙트럼의
어디쯤 있을까?

세계 1위 유튜버 '닥터 폴'이 알려주는 중독 예방과 회복 13가지 방법

폴 토머스, 제니퍼 마굴리스 지음   조남주 옮김

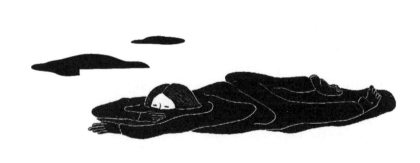

학고재

일러두기

- 본문의 주는 옮긴이 주이며, 그외 감수자 및 저자 주는 별도 표시하였습니다.
- 원주는 후주로 옮겼습니다.

폴의 아내 마이야,

제니퍼의 시어머니 수전

그리고 중독과 싸움을 벌인 적이 있는 모든 이에게—

이 책이 그들의 힘든 여정에 안내자가 되기를.

차례

나는 정신건강의학과 의사이다. 30여 년 동안 마약을 비롯한 약물 중독자들을 치료해 오면서 중독 환자들이 얼마나 어렵고 힘든 과정을 거쳐 중독에서 회복되는지 지켜보았다. 무언가에 중독되는 건 우리가 생각하는 것보다 훨씬 쉽다. 그러나 치료와 회복 과정은 고통스럽고, 지난하고, 오래 걸린다. 내가 만난 중독 환자 가운데 회복하여 사회로 복귀한 경우는 손에 꼽을 정도이다. 대부분은 다시 중독되어 이른바 '중독의 회로'를 탄다. 의사로서 이들을 다시 만날 때마다 안타깝기 그지없다.

당신은 중독으로부터 안전할까? 우리나라는 마약의 안전지대로 알려져 왔다. 그러나 이미 1999년에 마약류 사범이 1만 명을 넘어섰다. 마약사범지수(인구 10만 명당 마약사범 수)도 20을 넘어, '마약류 확산 방지' 대책이 필요한 국가가 된 지도 20년째이다. 요즈음 연예인, 재벌가 2세 3세, 심지어 일반인들까지 마약류를 사용하고 밀수하다 걸려서 심심찮게 언론에 오르내린다. 게다가 인터넷과 SNS를 통해 마약류가 거래되고 있어서, 청소년들까지 몇 만 원만 있으면 손쉽게 마약류를 구할 수 있다. 이렇게 마약류를 접하고 구하기 쉬운 만큼, 마약류 사용 또한 빠르게 늘어나는 추세이다.

불법 마약류 중독만 문제일까? 병원에서 처방하는 마약류 약물의 오용과 남용도 문제이다. 수면제나 마약성 진통제, 진정제나 항불안제, 다이어트 약인 각성제, 프로포폴이나 케타민 같은 마취제 등의 오용과 남용이 늘어나고 있다. 이들 마약류 약물의 오남용은 그야말로 중독으로 가는 고속도로를 닦는 것이나 다름없다. 특히 나이가 어릴수록 약물에 중독되기 쉬우며, 그 영향은 뇌에 치명적이다.

중독은 사회적인 문제이다. 미국은 현재 마약류 남용자가 3,000만 명을 넘었다. 마약성진통제 남용만으로 2017년에 4만 7,600명이 사망했다. 트럼프 대통령은 2017년 10월 26일, '공중보건비상사태'를 선포하고 마약성진통제를 철저히 관리하겠다고 하였다. 그러나 우리나라에서는 사회적 문제라는 인식보다 개인적 문제로 치부하기 일쑤이다. 또한 중독이 어떤 질병인지 제대로 알려주는 이가 없다. 정부는 치료보다 그저 징벌로 다스리려고만 한다. 때문에 수많은 중독자가 치료를 안 하거나 못 받은 채 재발로 고통 받고 있다. 무엇보다 중독에 대한 예방과 치료, 중독에 접근하는 길을 차단하는 게 전 세계적으로 필요한 때이다.

때마침 토머스 박사의 ≪나는 중독 스펙트럼의 어디쯤 있을까?≫가 우리나라에서 출간되었다.

30여 년 동안 중독자들을 치료한 정신건강의학과 의사로서 무척 기쁘다. 토머스 박사는 약물중독을 전문적으로 치료하는 소아과 전문의이다. 수많은 환자들을 치료하면서 쌓은 경험을 바탕으로, 중독을 예방하고 치료하는 데 필요한, 실제적으로 도움이 되는 내용들을 담아냈다. 토머스 박사는 중독을 하나의 스펙트럼으로, 경증부터 시작해 점차 중증으로 진행하는 질병으로 설명한다. 그리고 중증일지라도 경증으로 되돌리는 치료를 통해 중독으로부터 회복이 가능하다고 역설한다. 특히 중독에 대한 경계심 없이 돈벌이에만 여념이 없는 제약회사와 의사들의 잘못된 관행이 중독을 부채질한다고 꼬집는다. 또한 의사들이 약물을 처방할 때에 항상 중독을 염려해야 한다고 강조한다. 비단 미국만의 문제는 아니다.

진정한 치료는 약물을 끊는 것만이 아니다. 토머스 박사는 생활습관을 건강하게 바꾸고, 가치관을 변화시키는 게 중요하다고 강조한다. 그리고 '중독 회복을 위한 13가지 방법'을 제시한다. 또한 중독으로부터 자유로운 삶을 살아가려면 솔직하게 원인을 찾아내고, 근원적인 문제를 해결해야 한다고 주장한다. 무엇보다 건강한 섭식, 규칙적인 운동과 생활, 조력자들과의 관계 형성이 중요하다고 강조한다.

이 책은 중독 환자들에게 기적 같은 선물이다. 나는 이 책이 우리 사회의 중독 현실과 해결 방법 등 그 실태를 다시 들여다보는 좋은 계기가 되리라 본다. 먼저 관점을 바꾸어야 한다. 중독을 범죄가 아니라 드러내놓고 치료해야 하는 뇌의 질병으로 바라보아야 한다. 중독 환자들은 솔직하게 자신의 상

태를 털어놓아야 하고, 주위에서는 배려와 지원을, 의료진은 치료와 회복을
도와주어야 한다. 이 모든 걸 함께할 때 중독으로부터 벗어날 수 있다. 이 책
이 중독자와 가족에게는 희망의 메시지이자 지침서로, 치료와 예방 활동을
하는 전문가들에게는 환자를 이해하고 도와주는 필독서로 널리 읽히고 이
용되길 바란다. 행복한 사회는 함께하는 사회이다.

2020년 1월

국립법무병원 원장 조성남

나는 선교사의 아들로 태어나 아프리카의 로디지아(오늘날의 짐바브웨)
와 스와질란드, 잠비아에서 자랐다. 대학에 진학하기 위해 미국에 돌아
와 미국 최고의 의과대학에서 교육을 받았다. 나를 아는 사람들은 내가
의술이 좋은 성공한 의사로 화목한 가정을 이루고, 백만이 넘는 구독자
를 가진 유튜버라고 안다. 그러나 그들은 내가 오랫동안 술과 씨름했다
는 사실은 모른다. 나의 음주 생활은 대학 때 시작되었다. 45세가 될 때
까지 맨정신인 날이 없었다. 매일같이, 걱정스러울 정도로 술을 마셨다.
나는 알코올중독의 스펙트럼을 따라가 마침내 삶을 파괴하는 지경에 이
르렀다.

누구나 중독될 수 있다. 그것이 진실이다. 술이나 진통제, 필로폰, 심지
어 전혀 무해할 것 같은 인터넷이나 손 안에 들고 있는 작은 디지털 컴
퓨터(흔히 스마트폰이라 부르는 것)에 중독된다. 처음에는 정상적이고 사
회가 용인하는 방식으로 약물을 사용하고 중독성 행동을 시작한다. 어쩌

면 당신 역시 퇴근 후 친구들과 한잔하는 걸 즐길지도 모른다. 당연히 온라인에 접속한다. 아마도 긴장을 풀려고 게임을 하며, 당신 인생의 몇 시간이 그저 흘러가 버린다는 사실은 미처 깨닫지 못한다. 그러다가 술이나 스마트폰, 스크린에 들이는 시간이 당신 생활을 치고 들어오면 문제가 시작된다.

나는 용케도 음주를 이어갔다. 술 때문에 결근한 적은 하루도 없었다. 술 때문에 법적인 문제를 일으킨 적도 없었다. 그러나 나는 알코올중독자였다. 술을 너무 많이 마셔서 사랑하는 사람들에게 실망을 안겨주었고 건강도 해쳤다. 물론 문제가 있다는 것을 알았다. 나는 알코올중독 스펙트럼의 경증에서 중등도로, 마침내 중증 끝까지 내달렸다. 이런 일이 당신에게는 일어나지 않기를 바란다.

중독에 빠지는 사람은 범죄자뿐이라거나 중독은 범죄라고 생각할 수도 있다. 그러나 중독 스펙트럼의 중증 끝에 다다르지 않으려면, 자신에게 면역력이 없다는 사실을 인식하는 게 무엇보다 중요하다. 사실 우리는 모두 중독에 취약하다. 일단 누구라도 중독에 빠질 수 있다는 사실을 이해한다면, 더 나은 선택을 하고 건강과 행복을 회복하며 더욱 충만하고 의미 있는 삶을 사는 법을 배울 수 있다.

미국인은 세계 인구의 약 4퍼센트에 불과하지만 약물 과다 복용으로 인한 사망자의 약 27퍼센트는 미국에서 발생한다. 중독의 심각성은 미국만의 문제는 아니다. 한국은 오피오이드 중독이 미국 같지는 않지만 한국인 역시 중독에 취약하다. 마약 청정국이라는 국제적인 평판에도 불구하고 안타깝게도 마약 사용이 증가하고 있다. 젊은 층에서는 필로폰이, 또 다른 이들에겐 코카인이 사용되고 있다. 마약 중독 관련 보도도 증가하고 있다. 한국에서는 마약 사용이 금기시될뿐더러 대부분의 불법 약물은 구하기도 쉽지 않지만 마약은 더 이상 유명인들의 사생활이나 범죄 조직에 국한되지 않는다.

한국인은 술을 러시아인보다 2배, 미국인보다 4배 이상 마신다. 일부 청소년은 스마트폰에 심하게 중독되어 있어 디지털 디톡스가 필요하다. 한국정보화진흥원의 2018년 조사에 따르면, 젊은이의 43퍼센트가 스마트폰에 쓰는 시간을 통제하기 어려우며 34퍼센트는 스마트폰이 근처에 있으면 집중하기가 힘들다고 한다. 나는 매일 진료실에서 스마트폰 과사용으로 집중력 문제와 불안, 우울증으로 고통 받는 10대를 만난다. 간단히 말해, 우리 뇌는 신경전달물질 자극을 그 정도 수준까지 감당하지 못한다.

당신이 이 책을 손에 들었다면 이러한 문제에 정직하게 맞서겠다는 의지를 표명한 것이다. 이 책에 나오는 방법은 당신 자신과 당신이 사랑하는 사람들, 당신의 학생들, 혹은 당신이 아는 사람 중에 어떤 종류의 약물이나 행동 때문에 힘겨워하는 이들에게 도움이 될 것이다. 이 책은 당신을 수동적인 관찰자에서 건강과 행복 전사로 변화시킬 것이다. 중독은 만성질환이다. 중독은 벌을 받아야 하는 죄가 아니다. 다른 만성질환과 마찬가지로 중독 또한 스펙트럼으로 나타난다. 누군가가 암이나 심장질환, 천식 같은 질병을 앓을 때 보살펴주듯 우리가 사랑하는 사람이 중독으로 고통 받는다면 역시 돌봐주어야 한다.

나는 디지털기기 과사용으로 인해 정신건강 문제로 힘들어하는 수천 명의 10대를 성공적으로 치료했고, 헤로인과 필로폰, 대마초, 알코올 등 다양한 종류의 약물중독으로 고통 받는 수백 명의 청소년이 중독 스펙트럼의 중증에서 경증 끝으로 돌아올 수 있도록 도와주었다. 나는 독창적이고 통합적이며 효과적인 회복 방법을 고안해냈는데, 이 방법이야말로 중독으로 고통 받는 사람에게 도움이 될뿐더러 모든 사람의 건강과 행복을 증진시켜줄 것이다.

이 책을 통해 중독에서 회복하려면 통합적인 접근이 필요하다는 것을 알게 되기를 바란다. 동서양의 모범 사례와 함께 대안적인 방법에 대해서도 열린 태도를 가지면 중독자의 치유를 잘 도울 수 있다. 자신이 중독자라 생각하든 아니든, 중독으로 고생하는 가족이 있거나, 어린이나 10대 또는 청소년을 가르치는 교사거나, 회복을 돕는 일을 하는 사람이거나, 누구에게든 이 책은 더 많은 정보를 제공해주고 더 많은 능력을 부여해줄 것이다. 우리의 목표는 중독 스펙트럼의 중증 끝으로 치닫는 치명적인 행동으로부터 당신과 당신이 사랑하는 사람을 구하는 것이다. 예방이 문제의 열쇠다. 회복은 가능하다. 건강한 삶이 가까이 있다.

2020년 1월
오리건주 포틀랜드에서
폴 토머스 의학박사와 제니퍼 마굴리스 박사

이 세계가 중독의 위험에 빠져 있다는 것은 뉴스를 보는 사람이라면 분명히 알 것이다. 마약성진통제 오남용이 헤드라인을 차지하고 있다. 헤로인이나 필로폰, 그 외 다른 물질들 때문에 이미 수천 명의 사람이 죽었고, 슬픈 일이지만 앞으로 몇 달, 몇 년 안에 더 많은 사람이 목숨을 잃을 것이다. 이 책의 독자 중에도 사랑하는 누군가가 이와 같은 위험의 희생자가 될까 봐 두려워하는 사람이 많을 거라고 생각한다. 만약 이런 두려움을 갖고 있고, 그런 일이 생기지 않도록 하기 위해 이 책을 읽으려는 것이라면 제대로 찾아왔다. 그러나 여기서 잠깐, 생명을 구할 수 있는 귀중한 자료를 더 파고들기 전에 숨을 한번 가다듬는 게 좋겠다. 이 책은 약물 과다 복용과 관련된 정치나 정책, 법률이나 형벌 제도, 긴급구조의 문제를 다루지는 않는다. 이러한 요소들도 다 중요하긴 하지만, 나는 이 요소들이 중독에 대한 잘못된 접근이 낳은 최종 결과물이라고 생각한다. 중독을 나무에 비유한다면, 이 요소들은 나무에 달린 잎이라고 할 수 있다. 이 책에서 우리는 나무 전체, 수많은 이파리들은 물론이고 뿌리와 줄기 심지어 나무가 자라는 토양까지도 다룰 것이다.

중독은 만성질환이다. 뼈를 맞추고 깁스로 싸서 고칠 수 있는 부러진 다리 같은 문제가 아니다. 또는 누군가를 감옥이나 중독 치료 병동에 처넣음으로써 '해결'할 수 있는 문제도 아니다. 만성질환은 원인도 복합적이지만 치유에 도움이 되는 요소도 다양하다. 우리가 사랑하는 이의 치유를 돕기 위해 지금 하고 있는 모든 일이, 어느 날 그가 약물을 과다 복용했다는 악몽 같은 전화를 받을 가능성을 줄여줄 것이다. 나는 독자들이 이 책에서 그와 같은 두렵고 어려운 상황을 헤쳐 나가는 데 필요한 모든 지원과 힘, 자료를 찾을 수 있기를 진심으로 희망한다.

들어가며

나는 과거 알코올중독자였다. 내 아내 마이야 역시 아편계(마약성) 진통제인 오피오이드 중독자였다. 우리 부부는 아홉 명의 자녀를 두었는데 (셋은 직접 낳았고 여섯은 입양한 아이들로, 지금은 모두 청소년이다), 그중 다섯 아이가 약물 사용 문제로 고통을 겪었다. 중독은 이처럼 내 인생 전체에 많은 영향을 미쳤다.

중독은 우리 시대의 가장 중요한 건강상 주제이기도 하다. 전 세계에서 많은 사람이 중독의 위험 한가운데에 서 있으며, 우리 모두 그 영향을 받고 있다. 당신이 이 책을 집어 든 이유도 아마 자기 자신이나 소중한 사람이 중독으로 고통받고 있기 때문일 것이다. 그 중독은 마약성진통제(오피오이드)나 더 심각하게는 헤로인과 관련된 것일 수도 있고, 또 다른 강한 마약인 코카인이나 필로폰 중독 또는 알코올이나 마리화나 중독일 수도 있다. 언뜻 봐선 순해 보이는 게임이나 인터넷 중독도 있고, 하루 80회 이상(미국인 평균)[1] 확인하지 않고는 못 견디는 신종 스마트폰 중독도 있다.

　공중보건 공무원들이나 의사, 정치인, 심지어 대통령까지 나서서 이 같은 치명적인 중독의 위험에 주의를 촉구하는 일이 매일같이 벌어진다. 미국 공중위생국장이 중독을 공중보건의 최우선 과제로 삼는 데에도 이유가 있는 것이,[2] 미국에서는 교통사고 사망자보다 약물 과용으로 죽는 사람이 더 많다.•

　수치는 암울하고 점점 더 나빠지고 있다.[3] 뉴욕주 전체 인구보다 많은 2,000만 명 이상의 미국인이 약물이나 알코올에 중독되어 있다.[4] 질병통제예방센터에서는 **미국에서만 매일 115명이 약물 과용으로 사망한다**고 발표했다.[5] 가족 모임이나 파티에 참석하면 주위 사람들을 둘러보라. 그곳에 모인 친구, 친지 들 7명 중 한 명꼴로 언젠가는 중독에 빠질 거라고 예상할 수 있다.[6] 〈뉴욕 타임스〉가 집계한 데이터를 보면, 약물 과용은 현재 50세 이하 미국인의 주된 사망 원인이며 사회경제적 배경과 상관없이 텍사스에서 버지니아, 캘리포니아 주에 이르기까지 미국 전역에서 사람들에게 해를 끼친다.[7] 2016년 한 해 동안 약물 과용으로 죽은 미국인이 베트남전쟁 시기 미군 사망자보다 더 많았다.[8] 이에 더해, 미국에서는 1,500만 명 이상의 성인이[9] 알코올을 남용하고 있으며 알코올 관련 사망자 수가 한 해 8만 8,000명[10]을 넘는다. 중독은 삶을 지속하기 힘들게 만드는 엄청난 비극이다. 우리는 이 문제를 해결해야 하며, 당장 바로잡아야 한다.

•　미국 질병통제예방센터에 따르면 2015년에 5만 2,404명이 약물 과용으로 사망했다. 미국 국가안전위원회가 밝힌 같은 해 교통사고 사망자는 3만 7,757명이었다 - 원주.

2016년, 교통사고[11]보다 약물 과용[12]으로 더 많은 사람이 죽었다.

직설적으로 말해, 나는 죽고 싶지 않아서 이 책을 썼다. 나는 중독이 내 삶을 파괴하기를 바라지 않는다. 누구든 중독 때문에 자기가 사랑하는 이를 잃기를 바라지 않는다. 나는 살아남고 싶을 뿐만 아니라 잘 살고 싶다. 생사가 걸린 문제를 두고 나는 이 책을 썼다.

주류 언론에서는 중독이라는 '문제'를 집요하게 다루기는 한다. 하지만 진짜 '해결책'을 제시하는 사람은 아무도 없다. 나를 포함해 어떤 사람들에게는 '익명의 알코올중독자Alcoholics Anonymous, AA' 모임이 도움이 되었으나 그렇지 않은 사람도 있다. '익명의 약물중독자Narcotics Anonymous, NA' 모임은 그만한 효과가 없었다. 그 밖에 '자기관리와 회복 훈련Self-Management and Recovery Training, SMART' 같은 프로그램도 큰 진전을 이루기는 했지만 결정적인 변화를 만들어내는 데에는 실패했다. 마약성진통제(오피오이드)나 헤로인 중독자의 경우 기대여명은 심각하게 낮은 반면 재발률은 엄청나게 높다. 힘이 쭉 빠지는 나쁜 소식이다.

나는 의사다. 중독의학과 소아과 전문의 자격을 갖고 있다. 전문가로서 내 경력은 오로지 마약중독을 비롯해 알코올이나 각성제, 마리화나 중독 및 컴퓨터 중독으로 대표되는 인터넷 중독•에 빠진 사람들을 돕는 효과적이고 지속적인 방법을 찾는 것이었다. 나는 30년 이상 개업의로 일했다. 최신 과학에도 언제나 열린 마음으로 깊은 관심을 기울여왔다. 최근의 연구와 환자 개인의 특성을 고려해 어떤 것이 효과적이고 아

• 인터넷 중독: 컴퓨터, 스마트폰, 게임기, TV 등 디지털 중독이라고 한다. 디지털 기기를 보는 데 너무 많은 시간을 쓰는 행위중독의 일종.

닌지 치료 방법을 끊임없이 조정해 나가고자 노력한다. 나는 페어스타트 Fair Start라는 통합의학적인 중독 치료 클리닉과 소아과 병원을 성공적으로 운영하고 있다. 현재까지 1만 3,000명이 넘는 환자를 진료해왔으며 의사 6명, 간호사 8명, 임상간호사 4명이 함께 일한다.

내 곁에는 가장 뛰어나고 혁신적이며 자상한 의사, 임상간호사, 간호사로 구성된 최고의 팀이 있다. 나는 이 팀과 함께, 중독 위기에 처한 청소년들이 정신적, 신체적 건강을 향상시키도록 그리고 중독에 빠진 어른들이 약물 과용의 마수에서 벗어나서 회복의 길로 들어설 수 있도록 밤낮없이 일하고 있다.

동시에 나는 인생의 많은 부분을 나 자신의 악마와 싸우느라 보내야 했다. 다른 중독자들과 마찬가지로 나 역시 오랫동안 중독과 전투를 벌였다. 인생의 27년을 과도한 음주에, 11년을 니코틴중독에 빠져 있었다. 술을 끊은 지 15년이 넘었지만, 여전히 과식을 비롯해 건강에 해로운 여러 습관과 분투를 벌이는 중이다. 다행히도 내게는 사람들의 건강을 향상시킴으로써 이 세계를 바꾸겠다는 굳은 결심과 그에 걸맞은 엄청난 에너지가 있다. 중독이 우리 사회의 풀기 힘든 건강 문제라는 건 분명하지만, 이에 대한 내 접근 방법은 낙관적이면서도 효과적이다. 나는 '실제로 효과가 있는' 회복 프로그램을 개발했다. 이 프로그램은 사람들이 자칫 '중독에 빠질 수도 있겠구나' 하는 생각을 하게 될 때 중독을 피할 수 있게 도와준다. 그뿐만 아니라 사람들이 잘못된 습관을 떨쳐내고, 참기 힘든 욕구를 가라앉히고, 삶 자체를 무너뜨릴 수도 있는 파괴적인 행동의 방향을 바꾸고자 분투할 때, 건강의 모든 측면을 살피고 지켜준다.

나는 2009년 오리건주 포틀랜드에 중독 클리닉을 열었다. 애초부터 클리닉의 사명은 청소년들이 중독을 이겨내고 자신들의 삶을 되돌릴 수 있게 돕는 것이었다. 주로 헤로인, 오피오이드, 코카인, 메스암페타민•, 마리화나, 술 또는 이 중 몇 가지의 조합에 걸려든 밀레니얼 세대••를 치료했다. 지난 9년 동안 중독으로 고통받는 10대 청소년(일부는 10대 초반의 어린아이들이었다)을 포함해 500명이 넘는 환자를 치료했다. 또한 오피오이드 의존증이 있는 젊은 여성들이 힘든 임신 과정을 잘 견뎌내고 건강한 아기를 낳을 때까지 도와주었다.

소아과 의사는 중독을 치료하기에 적절치 않다고 주장하는 의사들도 있다. 그러나 슬픈 진실을 이야기하자면, '모든 소아과 의사'는 어떻게 하면 아동 청소년들이 중독에 빠지지 않게 할 수 있는지, 일단 중독이 됐다면 어떻게 도와주어야 하는지에 대해 더욱 잘 알고 있어야 하고 더 많은 교육을 받아야 한다. 미국에서는 지난 20년 동안 아동 청소년들 사이에 뇌장애와 정신질환, 중독이 폭발적으로 늘었다. 불안과 우울증, 주의력결핍 장애Attention Deficit Disorder, ADD와 주의력결핍 과잉행동 장애Attention Deficit Hyperactivity Disorder, ADHD 등이 있는 청소년들은 중독에 빠질 위험이 더 크다. 우리 중독 클리닉 환자 중 54퍼센트가 중독자가 되기 전에 먼저 불안, 우울증, ADD(주의력결핍 장애) 또는 ADHD(주의력결핍 과잉행동 장애)가 있었다고 한다. 오늘날 미국에서 소아과 진료를 본다는 것은 정신건강과 중독 치료를 담당해야 한다는 뜻이기도 하다.

요즘 사람들이 과거 어느 때보다도 정신건강이나 중독 문제로 힘들어하는 이유는 무엇일까? 정책 입안자나 의료인 들은 이런 질문을 받으면 흔히 전문용어를 남발하며 장황한 말로 즉답을 피해 간다. 하지만 나는

• 　메스암페타민(methamphetamines): 필로폰이 대표적이며, 각성 효과가 높은 약물.
•• 　밀레니얼 세대: 일반적으로 1980년대부터 2000년대 초반에 태어난 세대를 가리킴.

있는 그대로 이야기할 생각이다. **우리는 스트레스를 받고 있고, 영양부**
족, 비타민 D 결핍에다 수면 부족이다. 실외 활동이나 운동이 부족하고,
지역사회 유대감도 충분하지 못하다. 손안에 들어온 컴퓨터 덕분에 사람
들은 예전보다 더 단절감을 느끼게 되었다. 동시에 우리 면역체계는 음
식과 물, 심지어 약에 들어 있는 화학물질로부터 끊임없이 공격을 받고
있다. **여기에 몸이 아픈 환자들 덕분에 이익을 챙기는 의료 시스템이 더**
해지면, 그야말로 최악의 중독 상황에 빠지게 된다.

가족력이 있으면 중독 위험성이 높아질 수 있다. 이와 달리 한 차례
지나가는 불안증이나 치과 치료 같은 단순한 이유로 중독이 시작되기
도 한다. 어쨌든 **우리는 모두 중독자가 될 가능성이 있다.** 이 진실을 다
시 한 번 되뇌어 보자. 우리는 모두 잠재적 중독자다. 이 책을 읽는 당신
자신을 비롯해 배우자나 부모, 자녀, 친구 등 누구도 예외는 아니다. 중
독으로 고생한 적이 있는 사람이라면 나를 비난하거나 무시했던 이들을
떠올려 보라. 그 사람들 중에도 잠재적인 중독자가 있다. 한 번도 중독을
겪은 적이 없는 사람이라 하더라도 잘못된 상황에 놓이면 얼마든지 중
독에 빠질 수 있다는 사실을 받아들여야 한다. 오늘날 우리는 건강하지
못한 생활습관과 언제든 독소 물질을 접할 수 있는 환경 탓에 어느 때보
다도 중독에 취약하다. 이런 사실을 알아야만 왜 오피오이드 중독이 폭
발적으로 증가했는지 이해할 수 있다. 또한 이 책에서 설명하게 될 해결
책이 효과적일 수밖에 없는 이유도 알 수 있을 것이다.

약물중독에 빠져 통제 불능 상태가 된 내 환자들 중에는 부상이나 사
고를 당한 후 또는 사랑니를 뽑은 후에 처음으로 오피오이드를 처방받
은 사람이 많았다. 오피오이드를 처방해준 그 의사들은 환자나 보호자
들이 순한 진통제를 썼으면 좋겠다고 말하는데도 중독성 강한 진통제를

고집했다고 한다. 바로 지난달에도 우리 병원을 다니다가 대학에 입학해 다른 도시로 간 한 여학생이 심한 복통으로 병원에 실려 가는 일이 생겼다. 그 병원 의사들은 진단도 내리기 전에 일단 모르핀부터 투여하려고 했다(나중에 충수염이라는 것이 밝혀졌다). 그 여학생은 자기 가족의 병력을 알고 있었기에 "아뇨, 모르핀은 싫어요."라고 말한 뒤 중독성 없는 진통제를 달라고 했다. 의사들이 모르핀을 권하기 전에 환자에게 먼저 확인했다면 이 열여덟 살 소녀의 부모 가계 양쪽 다 알코올중독과 약물중독이 있다는 것을 알았을 것이다. 이 여학생을 중독성 강한 오피오이드에 노출시켰다면 비참한 결과를 초래했을지도 모른다.

약물에 노출되는 시기가 빠를수록 중독 가능성이 높다는 것은 과학적으로 잘 알려진 사실이다.[13] 어린 나이에 오피오이드에 반복적으로 노출되면 명확한 위험인자가 없는 경우에도 중독을 일으킬 수 있다. 나도 진료 중에 이런 환자를 본 적이 있다. 하지만 의사들은 무책임하게도 아주 어린 환자들까지도 계속 오피오이드에 노출시키고 있다.

또한 정신적, 신체적 건강 문제를 방치하면 중독에 빠져들 수 있다는 점도 잘 알려져 있다. 주의력결핍, 불안, 우울증으로 고통받는 사람이라면 술이나 약물로 스스로를 달래는 게 해결책처럼 느껴지기도 한다. 해결책인 건 맞다! 자신이 무엇을 하는지 전혀 깨닫지 못한 채 자가 치료를 위한 물질을 쓴 셈이다. 다른 한편으로 의사들은 정신적, 신체적으로 허약해진 환자의 건강 상태 이면에 숨어 있는 원인을 알아차리지 못해 증상을 감추는 약만 처방할 뿐 치료는 실패하고 만다. 이미 정신적, 신체적 건강 문제로 힘들어하는 사람이라면, 그로 인해 중독성 강한 약을 처방받았다면, 거기에 무릎을 꿇었다는 게 전혀 놀라운 일이 아니다.

오피오이드로 유도된 행복감에는 누구라도 매혹될 수밖에 없지만 특별히 도저히 저항하지 못하는 사람들이 있다. 대개는 애초에 그 약이 필요했던 이유가 사라진 뒤에도 의사의 '가호'로 여러 번 반복해서 처방전을 받을 수 있다. 그러다가 의사가 마침내 뭔가 문제가 생겼다는 걸 알아차리고 더 이상의 처방을 거절하면 환자는 고통에서 벗어나기 위해 헤로인 같은 거리의 약물로 넘어간다. 이렇게 되기까지 고작 몇 달 때로 몇 년이 걸리기도 하지만 결국엔 약물이 더 이상 듣지 않고 환자의 불안은 점점 심해져서 자기혐오와 고통, 절망의 하향 곡선을 타게 된다.

중독은 부나 지위를 따지지 않는다. 페어스타트를 찾는 가장 심각한 중독자들은 실직 상태이거나 불완전 고용 상태인 경우가 많긴 하지만 대학생은 물론이고 의학이나 공학, 법률, 교육 등 전문직 종사자도 많다. 우리 클리닉의 환자는 포틀랜드 지역의 인구통계를 반영한다. 대부분 백인이고 히스패닉계, 아시아계, 아프리카계와 원주민계가 일부 있다. 결혼을 안 한 사람이 많지만 거의 대부분 파트너는 있다. 배우자나 애인 역시 약물 남용으로 어려움을 겪기도 한다. 그들 중 약 4분의 1은 자녀가 있으며 진료실을 찾을 때 젖먹이나 어린아이를 데리고 온다. 하지만 약물 사용 때문에 1차 양육권을 잃은 사람이 많다. 일부는 체포된 적도 있다.

지난 9년 동안 페어스타트에서 수백 명의 환자의 진료 예약을 받은 결과 예약자의 15퍼센트가 첫 진료에 나타나지 않았다는 것을 발견했다. 이 사실은 치료를 원하는 중독자들이 부딪치는 중대한 장애를 보여주고 있다. 환자는 삶이 혼란스러워 논리적인 사고를 할 수 없을지도 모른다. 하루는 도움을 받아야겠다는 생각에 자상하고 숙련된 직원들이 있는 나와 같은 의사에게 진료 예약을 한다. 그러나 진료 날짜가 되면 약물을 끊어야겠다는 동기는 이미 사라지고 없다. 손만 뻗으면 닿는 곳에 해결책이 있는데 의사는 왜 찾아간단 말인가?

　현재 당신은 중독자가 아니고 당신에게는 이런 일이 일어날 수도 없고 일어나지도 않을 거라고 생각한다면 잘못이다. **심한 스트레스와 건강하지 못한 생활습관, 공동체의 상실은 우리 모두를 취약하게 만든다. 인간이기 때문에 우리는 중독에 약할 수밖에 없다.** 미국에서는 완전히 진행된 중독의 비율이 20년 만에 3배가 되었다. 중독 관련 통계가 보여주는 이 믿기 힘든 증가폭을 이해하려면 중독에 대해 생각하고 말하고 치료하는 방식을 근본적으로 바꾸는 수밖에 없다.

중독 스펙트럼

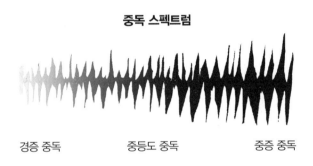

경증 중독　　　　중등도 중독　　　　중증 중독

중독은 스펙트럼이다. 대부분의 사람은 이 세계가 두 종류의 사람으로 나뉜다고 생각한다. 중독자 아니면 비중독자. 알코올중독자이거나 아니거나일 뿐 중간은 없다는 것이다. 그러나 중독이 작동하는 방식은 그렇지 않다. 실제로 우리 모두는 중독 스펙트럼의 어딘가에 자리한다. 스펙트럼에서 경증 맨 끝에 있는 사람은 술이나 약물 중독으로 인한 문제가 거의 없다. 여기에 속한 사람들은 음주를 적당히 즐기거나 중독성 물질을 경험해 보는 정도는 가능하다. 또 분명한 이유가 있을 때에는 제한된 기간 동안 오피오이드를 복용하거나 중독성 행동에도 잠시 미친 듯이 참여할 수 있지만 그것이 결코 문제로까지 커지지는 않는다. 한두 차례 과용을 하게 되더라도 실수를 통해 배운다. 불안감을 느끼면 사용을 중단하거나 영원히 끊는 것도 가능하다. 이 부류의 사람들은 비몽사몽인 상태로 살고 싶어 하지 않으므로 무엇이든 중독 가능성이 있는 건 멀리한다.

어떤 사람들은 중등도 위험에 자리한다. 중독 스펙트럼의 경증 끝에 있는 사람과 마찬가지로 여기 속한 사람들도 대부분, 최소한 처음에는 사용을 자제할 수 있다. 하지만 어찌어찌 스스로를 통제해 나가면서도 이따금씩 탐닉에 빠져든다. 깨어날 때면 비참함과 죄책감, 창피함을 느끼겠지만 지나친 사용 충동은 아직 이겨낼 수 있다. 이들에게 반드시 '중독자'라는 진단이 내려지는 것은 아니다. 그런데 충분한 지식을 갖춘 정신건강 전문가에게 진실을 털어놓으면(실제로는 자신의 행위를 그대로 인정하는 게 너무 부끄럽기도 하고 사생활이라고 생각해서 다 말하진 않겠지만) 물질 사용 장애(알코올, 마약, 마약성진통제 등의 남용, 의존, 중독 등을 이른다)로 진단받을 가능성이 높다. 이들의 사용량은 정상 수준을 넘어섰으며 언제든 심각한 사용장애를 일으킬 수 있다. 그러나 삶을 파괴하는 정도까지는 아니어서 스펙트럼의 가운데 어디쯤에 머무른다.

다음으로, 내 환자들이나 우리 부부 같은 사람들은 중독 스펙트럼의 중증 끝에 있거나 있었던 사람들이다. 이들은 참기 힘든, 종종 통제가 안 되는 갈망을 느낀다. 일단 시작하면 이들에게는 그걸 끌 수 있는 스위치가 없다. 중독이 이 사람들의 삶을 지배한다.

우리에게는 스스로 운명을 바꿀 힘이 있다. 중독 스펙트럼에서 위치는 언제나 바뀔 수 있다. 비록 회복 과정이 너무나 고통스럽고 도저히 오르지 못할 산을 올라가는 것 같을지언정 절망하지는 말자. 자신을 위험에 빠뜨리는 특정한 위험인자를 바꿀 수는 없다 하더라도(그러한 위험인자는 다음 장에서 다룰 것이다) 식습관과 생활습관을 개선하고 독성물질(스트레스를 포함해)에 대한 노출을 줄이며 친밀한 인간관계를 찾아낼수록 스펙트럼의 경증 쪽, 건강한 끝을 향해 나아가게 된다. 그리하여 좀 더 안정적이고 관리 가능하며 즐거운 삶을 누리게 되는 것이다.

그 반대의 일도 일어난다. 어떤 사람들은 완벽한 건강 상태를 유지하고 살면서 중독자들을 의지박약의 불쌍한 바보로 은근히 무시하기도 한다. 그러나 오늘 내가 있는 위치가 중독 스펙트럼의 경증 끝이라는 사실이 내일 내가 스펙트럼의 중증 끝으로 가지 않을 거라고 보장하지는 않는다. 이 사람들도 원치 않는 이혼을 당하거나 예기치 못한 상실 또는 신체적 부상 등으로 인해 트라우마를 겪게 되면 정말로 쉽게 중독에 빠진다. 다시 말해 누구나 중독 스펙트럼 위를 오고 가고 있으며 치료가 가능하다는 사실을 이해하는 것이야말로 중독을 예방하고 치유하는 데에 결정적이다.

독자들 중 어떤 이는 중독 때문에 많은 것을 잃었을 수도 있다. 아마도 중독이란 도덕적 실패나 인격적 결함을 뜻하는 것이며 치유 불가능한 문제라는 얘기를 들어본 적도 있을 것이다. 당신은 지금 당혹스럽고 지치고 낙담한 상태. 어쩌면 중독을 극복하고자 나름대로 노력했다가 실패한 경험도 있으리라. 당신은 스스로를 다잡고 다시 시도했지만 고꾸라지고 말았다. 만성 또는 급성 질환 때문에 힘들어서였을 수도 있다. 스스로의 힘으로 헤쳐 나가려 했지만 고립과 고통에 지고 만 것이다. 알아서 자가 처방을 한 결과 음주와 약물 또는 해로운 습관의 악순환에 빠졌음을 깨닫게 될 뿐이다. 끊으려 하지만 금단증상을 감당하지 못하니 감옥에 갇힌 죄수이자 동시에 간수가 되려는 것과 마찬가지이다.

아니면, 독자들 중에는 소중한 사람이 고통을 당하고 있는데 도와줄 방법을 찾지 못한 사람들도 있을 것이다. 이들은 전혀 답이 없다고 느낄 수도 있다.

바로 여기에 내 역할이 있고, 이 사람들이 바로 내가 이 책을 쓰는 이유다. 나라고 해서 모든 해답을 알고 있는 것은 아니다. 그런 사람은 아무도 없다. 하지만 **내게는 사람들이 더 나은 건강을 누릴 수 있도록 도와주는, 실행 가능하고 개별화된 행동 계획이 있다.**

이 치료법의 가장 뛰어난 점이 뭐냐고? 그건 수백 명의 중독자에게 효과가 있었으며 바로 당신에게도 효과가 있을 거라는 점이다.

당신은 혼자가 아니다. 더 이상 고통받지 않아도 된다. 중독은 통제 불가능한 게 아니다. 중독은 도덕적 실패도 아니다.

지쳐 쓰러지지 않아도 된다. 스트레스를 받지 않아도 된다. 비참해하지 않아도 된다. 창피해하지 않아도 된다.

이 책에서 당신은 중독을 극복하고, 재발을 방지하고, 건강과 삶의 모든 면에서 말 그대로 더 나아졌음을 느낄 수 있는 핵심 전략을 배우게 될 것이다. 전략에는 실천 방법도 포함된다.

1. 땅에서 난 진짜 음식을 먹는다.
2. TV, 뉴스, 소셜미디어, 독이 되는 사람과 환경 등 모든 형태의 스트레스를 줄인다.
3. 생활습관을 바꾸고 보충제로 체내 비타민 D 수치를 높인다.
4. 매일 운동으로 정신적, 신체적 건강을 향상시킨다.
5. 생기를 되찾게 해주고 활기를 주는 양질의 수면을 찾아낸다.
6. 문제가 생긴 장내미생물군(마이크로바이옴, 이게 무엇인지는 곧 알게

될 것이다)을 바로잡는다.

7. 중독으로의 잘못된 연결을 진정한 관계로 대체하면서 유대감을 찾고 쌓아간다.

이 내용 중 어떤 것들은 쉽게 이해할 수 있다. 반면 여태까지 시도는커녕 전혀 들어보지 못한 내용도 있을 거다. 그러나 완벽하지 않아도 된다. 매번 제대로 다 해내야만 하는 건 아니다. **나의 접근법에서는 실패도 허용된다.** 자신의 불완전함을 부끄러워하기보다는 그대로 받아들이길 바란다. 그러나 생활습관상 간단한 변화처럼 보이는 것도 그것을 만들어내는 데에는 혁명적인 힘이 필요하다는 것을 간과하지 않았으면 한다. 나는 책에서 이 모든 전략을 자세히 해설하고 더 나아가 관련된 과학적 설명을 덧붙일 것이다. 또한 어떻게 하면 우리가 삶 속에서 이 전략들을 성공적으로 실행할 수 있을지에 대해서도 상세한 조언을 제안할 생각이다.

현대 문화에서는 진정한 연결, 즉 다른 사람과의 참된 연결이 점점 줄어들고 있다. 하지만 중독을 이겨내기 위해서는 다른 사람과의 관계를 구축해야 한다. 오래 지속되는 진지하고 건강한 관계는 모든 사람의 건강에 필수적인 요소다. 수많은 사람이 술이나 약물로 얻고자 애쓰는 것도 결국은 바로 이런 관계다. 사회적으로 서툴다고 느낄 때 술을 마시면 어색함이 사라진다. 혼자고 외롭다고 느낄 때 다른 사람과 어울리기 위해 같이 술을 마시거나 약물을 사용한다. 그러고는 왁자지껄하게 즐거운 시간을 보내며 다른 중독자 친구들과 깊이 연결되었다고 느낀다.

그러나 역설적이게도 그 쾌락은 거짓이다. 중독 스펙트럼의 중등도 지점에서 중증 끝을 향해 하향 곡선을 그리며 떨어질 때에야 비로소 중독이 만들어낸 가짜 유대감이 실제로는 자신을 다른 사람과 단절시키고 자신의 연결 능력 자체를 손상시킨다는 사실을 깨닫기 시작한다. 회복은 사람들과 단절되었다는 현실에 눈을 뜨게 하므로 고통스럽다. 정말로 힘든 일이다. 그러나 이미 수백만 명의 사람이 중독에서 벗어나 맨정신을 되찾았다. 내 프로그램을 따라 하면 누구든 회복할 수 있다. 그러나 이건 혼자 할 수 있는 일은 아니다. 다행스럽게도, 혼자 하지 않아도 된다.

치유의 힘은 우리 손 안에 있다

중독자들은 신체, 행동, 감정의 문제들을 겪는다. 중독자들은 종종 목적을 상실한 것처럼 느낀다. 깊은 외로움을 느낄 때도 많다. 하지만 의료 체계에서 도움을 구하는 경우 각자의 중독 성향을 전부 고려한 대답을 얻는 건 거의 불가능하다. 그 대신 의사들에게 비난조의 말을 듣기 십상이다. 일부 의사들은 단순히 환자의 노력이 부족한 탓이라고 여기기도 한다. 많은 사람이 겪어본 일일 테니 무슨 말인지 알리라. 전통적인 의학에서 치료 방법은 도움보다는 판정처럼 느껴질 때가 더 많다. 게다가 그 판정에는 은근한 비난과 반감이 섞여 있게 마련이다.

의사들은 신체적 증상에 초점을 두어야 한다고 배운다. 그 밖의 것에 대해서는 거의 아무런 훈련도 받지 않는다. 잠을 못 자나요? 그에 대한 약이 있지요. 우울하다고요? 약을 드리겠습니다. 불안감에 사로잡힌다고요? 물론 그에 대한 약도 있습니다. 이런 약들 때문에 부작용이 생겼다고요? 당연히 그에 대한 약도 있지요! 나를 찾아온 환자들 중에는 예전에 다니던 병원에서 13가지 서로 다른 약을 '동시에' 처방받은 경우도 있었다. 그 약들을 동시 복용했을 때의 안전성이나 약효를 입증한 연구는 없었다.

 내 얘기를 오해하지 않았으면 한다. 나 역시 매일 환자를 진료하면서 의약품을 쓴다. 중독자의 고통을 줄여주기 위해 치료 첫 단계에서는 약을 처방하는 게 최선일 때도 많다. 신체적인 치유를 시작할 때에는 오랫동안 해로운 약물이 차고 넘쳤던 뇌가 버틸 수 있게 최소한의 약을 처방하는 것이 도움이 된다.

 통합의학* 의사로서 나는 환자들에게 중독에서 벗어나는 데 필요한, 자신의 근본적인 건강 상태를 인지할 수 있는 도구들을 제공하려고 한다. 이 도구들은 헤로인이나 오피오이드는 물론 다른 여러 가지 중독에도 적용할 수 있다. 이 책에서 중독의 근본 원인뿐만 아니라 아주 센 마약과 더불어 훨씬 더 다양한 중독을 다루는 것도 이 때문이다. 대부분의 약물중독자들은 음주와 흡연 또는 다른 행위중독을 보인다. 반대로 알코올중독자나 술꾼들 또한 대부분 약물을 사용한다. 그뿐만 아니라 앞에서 얘기한 것처럼, 표면적으로는 중독자가 아닌 많은 평범한 사람들에게도 인정하긴 힘들겠지만 중독 성향이 존재하며, 그것이 우리 삶에 부정적인 영향을 미치고 모르는 사이에 우리 자식들에게로 전달된다.

 '통합의학'이란 내가 속한 분야에서는 잘 알려진 용어지만, 당신이 진보적인 생각을 가진 의사나 대체의학을 공부한 의사가 아니라면 별로 들어본 적이 없을 것이다. 최근에는 개별 의사들의 임상 경험이나 많은 과학적 연구에 의해서 알려지고 있다. 통합의학은 치유 지향적이며 환자를 통합된 한 사람으로 바라보고 생활습관까지도 다 다룬다. 통합의학은

• 통합의학(integrative medicine): 정통의학을 기반으로 해 안전성과 유효성의 근거가 있는 대체의학적 방법을 포함하는 개념으로 융합의학 또는 협진이라고도 함.

치료자와 환자의 관계를 중시한다. 통합의학은 전통적인 주류 의학계의 의사들이(연구나 적용을 해볼 생각은 하지 않은 채) '비이성적'이라거나 '미신'이라며 무시하는 여러 기법과 치유법을 쓰기도 한다.

사람마다 지문의 선이나 소용돌이무늬가 다 다르듯이 뇌도 모든 사람이 각기 다르게 도전과 응전을 한다. 통합의학 의사로서 나는 단지 증상을 치료하는 게 아니라 근본 원인을 찾으려 한다. 현대 의술의 가장 우수한 점과 전체론적인 접근법을 결합하는 것이다. 나는 먼저 환자로부터 유전적 취약성 및 음식과 영양, 생활습관 등에 대한 정보를 모은다. 그런 다음 이 정보들을 가지고 대체 치료법까지 포함해 그 환자에게 가장 적합한 계획을 세운다.

환자에 따라 중독도 다르다. 당연히 통합의학적인 접근도 환자마다 달라야 한다. 누구에게나 적용할 수 있는 중독 치료법이란 존재하지 않는다. 따라서 가장 먼저 할 일은 각자의 중독의 근본 원인을 찾는 것인데, 이 책 1부에서 주로 그 내용을 다룬다. 중요한 것은 첫 단계부터 시작해야 한다는 점이다. 먼저 나와 함께 현재 자신이 중독 스펙트럼의 어디쯤 있는지 밝혀내고, 어떤 위험 요인들 때문에 그 지점에 이르게 되었는지를 탐색한 다음, 치유를 위해 떨쳐내야 할 중독에 관한 잘못된 믿음에 대해서 논의하게 될 것이다. 또한 의료기관과 식품산업, 제약회사 들이 사람들을 일찌감치 어떻게 길들여서 중독으로부터 이익을 얻는지에 대해서도 밝힐 것이다. 이에 덧붙여, 각자의 유전적 취약성이나 수면 습관과 식습관 그리고 스트레스 수준이 어떻게 문제를 일으키는지 알아내도록 도와주는 내용도 실려 있다.

더 잘 알면 더 잘할 수 있다. 2부에서는 사람들이 중독에 빠지면 누가 이익을 얻는지, 어떤 식으로 실제 필요한 것보다 더 많은 약을 먹게 되는지에 대한 정보를 바탕으로 우리 몸을 완전히 회복시킬 수 있는 최선의 방법에 대해 안내할 것이다. 중독의 종류에 따라 우리 몸과 정신건강에 미치는 영향이 다르기 때문에 2부에서는 주요 중독별로 각각 독립된 장을 할애해 다루는데 오피오이드나 필로폰, 알코올, 마리화나 심지어 인터넷 중독에 이르기까지 우리가 선택한 약물 또는 행위의 남용으로부터 몸과 마음을 치유하는 방법도 함께 제공한다. 2부의 각 장마다 생활습관의 변화와 영양 섭취 방법, 최상의 건강을 유지하는 데 필요한 보충제 등을 포함해 개별적인 치료 계획을 제공한다. 3부에서는 나의 통합의료 프로그램에 대해 좀 더 자세히 설명한다. 때때로 불편하고 반감이 드는 의료체계에서 길을 찾아나갈 때 필요한 조언과 회복의 긴 여정을 기꺼이 걸어갈 수 있는 영감도 얻을 수 있을 것이다.

각 장마다 사례와 제안, 해결책을 실어두었으니 이 책을 처음부터 끝까지 읽어보기를 권한다. 물론 자기 자신이나 사랑하는 이의 중독 문제가 긴급하다면 2부의 해당 부분을 먼저 본 다음 다시 처음부터 읽어도 좋다. 이 책을 쓰는 나의 목표는 어떤 중독이든지 사람들을 중독 스펙트럼의 중증 끝으로부터 가능한 한 멀리 떼어놓는 것이다.

이 책 전체에서 단 한 가지만 취한다면 이런 내용이면 좋겠다. **건강으로 가는 우리 여정은 알약이나 상담만으로는 완수될 수 없다.** 진정한 활력과 잠재력을 되찾고 건강을 유지하려면 뇌와 신체의 기본 토대를 재구축해야 한다. 그러려면 회복에 대한 접근법을 완전히 바꾸어야 한다. 즉 우리 모두는 중독 스펙트럼의 어딘가에 서 있으며 **그 치유의 힘은 우리 손 안에 있다는 것을 잊지 말자.**

너무 늦은 때는 없다. 오늘부터 시작하자

컴퓨터 앞에 앉은 간호사가 환자하고는 눈 한 번 마주치지 않고 아래와 같은 질문들을 하고 답란에 체크를 해 나가는 장면을 흔히 볼 수 있다. 환자는 그 간호사의 이름조차 모를 때가 많다. 이럴 때 환자가 솔직하게 답변하지 않으리라는 건 장담할 수 있다. 환자로서는 솔직할 이유가 없으니까. 누구라도 처음 만난 사람에게, 자신을 쳐다보지도 않는 데다 아마도 다시는 볼일이 없을 것 같은 사람에게라면 더더욱 자기의 개인적인 싸움과 관련한 내밀한 속사정을 드러내는 일은 불편하기 마련이다. 그러나 자신만의 사적인 공간에서 이 책을 본다면 안심할 수 있을 것이다. 나는 이 책을 읽는 동안 독자들이 일단 내게, 더욱 중요하게는 스스로에게 솔직하기를 바란다. 더 이상 잃을 건 아무것도 없고 얻을 일만 남았으니까. 자, 이제 시작이다. 질문에 대한 답이 '예'라면 네모 칸에 표시한다.

□ 음주나 약물 사용 횟수가 계획했던 것을 넘어선 적이 있는가?

□ 음주, 약물 사용, 그 외 비디오게임이나 인터넷 서핑, 도박, 음란물 시청 등 중독 가능성이 있는 행동을 후회한 적이 있는가?

□ 음주나 약물 사용 또는 다른 중독성 행동 등을 가족이나 친구에게 숨긴 적이 있는가?

□ 필름이 끊어진 경험(블랙아웃, 일시적으로 정신을 잃는 일)이 있는가?

□ 음주나 약물 사용 등에 관심이 더 많기 때문에 새로운 일을 시작하거나 일에 집중하는 데에 어려움을 겪는가?

□ 음주나 약물 사용 때문에 직장이나 학교생활에 지장을 받은 적이

있는가?

- ☐ 예전에는 중요하게 여기던 활동에 흥미를 잃은 적이 있는가?
- ☐ 몸이 아프거나 불행하다고 느끼는가?
- ☐ 항상 피곤하다고 느끼는가?
- ☐ 음주나 약물 사용을 하지 않으면 아프다고 느끼거나 불안이나 갈망, 몸 떨림 때문에 고통스러운가?
- ☐ '줄여야지' 하고 결심했다가 그 생각 자체를 마음속에서 밀어낸 적이 있는가?
- ☐ 당신은 '아니요'를 확신하는데도 가족이나 친구들은 위의 질문들에 대해 당신이 '그렇다'라고 대답하는가?

어쩌면 당신은 스스로에게 문제가 있다는 것을 충분히 알고 있을 것이다. 혹은 스스로 중독자라고 생각하지는 않지만 어떤 물질에 대한 의존성이나 중독성 행동을 점점 통제할 수 없을까 봐 걱정하는 중일 수도 있다. 또는 당신 자신이 아니라 소중한 사람이 고통을 겪고 있을 수도 있다. 아니면 다른 사람들을 위해 일하는 교육자, 공중보건 종사자, 중독 전문가로서 위의 질문 중 몇 가지에 '예'라고 응답하는 환자들을 돕기 위해 더 많은 정보를 찾고 있는 중일 수도 있다.

어떤 경우든, 자신이나 다른 누군가를 대신해 위의 질문 중 하나라도 '예'라고 답했다면 당신은 제대로 길을 찾아왔다. 이것이 바로 이 책이 존재하는 이유니까. 혹시 '예'라는 대답을 한 사람이 바로 당신 자신이라면 이 책이 당신의 악마를 규명하고 당신의 삶을 옥죄고 있는 중독, 의존증, 문제 행동에서 벗어나도록 도움을 줄 것이다.

지금부터 나와 함께 당신의 삶에 웰니스˙와 건강을 구축할 것이다. 그러니 당신이 몇 살이든 오늘부터 시작하라. 중독이 되기 전에 시작하라. 이미 굴복한 뒤라도 시작하라. 아이를 갖기 전에 시작하라. 갓난아기를 품에 안게 되었을 때도 시작하라. **너무 늦은 때라는 건 없다. 중독, 건강 유지 그리고 삶의 모든 면을 스스로 관리하는 웰니스 프로그램을 실행하기에 너무 이른 때라는 것도 없다.**

《나는 중독 스펙트럼의 어디쯤 있을까?》에서는 우리 뇌가 중독 신호를 미리 감지할 수 있는 요인들은 무엇인지, 어떻게 중독을 피할 수 있는지 알려줄 것이다. 또한 신체적, 심리적으로 건강하고 흔들림 없이 '중독 없는 삶'을 살아갈 수 있는 방법을 가르쳐줄 것이다. 이 책은 지난 9년 동안 중독자들을 치료해오면서, 그리고 30년 이상 환자를 진료하면서 내가 배운 모든 것을 정리한 지침서이다. 회복과 희망의 이야기로 가득 차 있는 이 책이 어쩌면 여태껏 읽은 그 어떤 책보다 당신 인생에서 중요한 책이 될는지 모른다.

- 웰니스(wellness): 넓은 의미의 '건강'으로, 병이 없는 상태인 헬스(건강)의 기반 위에 풍요롭고 충만한 인생을 실현하고자 하는 것.

1부

유행처럼 퍼지는
중독

1장

■■■

나는 중독 스펙트럼의
어디쯤 있을까?

내게 어린 시절의 기억은 아프리카가 전부다. 나는 미국 오리건주에서 태어났고 지금도 그곳에서 살면서 병원을 하고 있지만 우리 부모님은 연합감리교회 선교사였다. 내가 다섯 살이 될 무렵이었고 여동생은 세 살이었을 때 우리 가족은 오늘날 짐바브웨인 로디지아라는 나라로 이사를 갔다.

아놀딘이라는 마을에 있던 우리 집은 햇빛에 말린 벽돌로 지었다. 전기나 수도도 없었고 부엌은 둥근 오두막으로 지은 별채에 있었다. 마을은 모두 50여 가구와 교실 3개짜리 학교가 전부였다. 가장 가까운 상점은 먼지투성이 흙길로 30km쯤 가야 있었다.

마을에서 담배를 피우거나 술을 마시는 사람은 아무도 없었다. 교회에서 담배와 술을 금지해서였거나 문화적인 이유로, 아니면 둘 다 때문이었는지 알 수 없지만 우리 가족과 만나는 사람 중에 담배에 불을 댕기거나 술을 마시는 마을 사람은 본 적이 없다. 결혼식과 장례식만은 예외였는데, 마을 남자들은 집에서 옥수수가루를 발효시켜서 만든 마흐라는 술을 함께 마셨다. 역겨운 냄새가 나는 걸쭉한 술이었다.

고등학교 시절, 중독 스펙트럼을 따라 출발하다

고등학교 때 나는 스와질란드*의 수도 음바바네에 있는 기숙학교에 들어갔다. 내 생애 처음으로 부모님과 연합감리교회를 떠났고 술도 그때 처음 마셔보았다. 친구 마크와 나는 학교를 몰래 빠져나와 6km 떨어진 작은 상점에서 크로넨버그 맥주 큰 병을 각자 두 병씩 샀다. 우리는 계곡이 내려다보이는 커다란 바위에 앉아 맥주를 들이켰다. 솔직히 맛을 느끼지는 못했다. 나는 탄산음료에 익숙한 편도 아니었다. 하지만 상관없었다. 나는 흥분했고 뭔가 목적이 생긴 듯했다. 배 속의 따뜻한 느낌에 기대어 못할 게 없는 젊은 청년이었다. 행복감이 뇌를 가득 채웠다. 내가 다시 이 행위를 할 거라는 점은 의심의 여지가 없었다.

술은 나를 황홀감으로 채웠다. 그 느낌은 '괜찮은' 정도가 아니라 정말로 좋았다. 그 즐거움은 온몸으로 느껴졌다. 내 인생에서 처음으로 경계심을 내려놓았다. "아, 참 좋다." 내 온몸이 노래를 불렀다. "이 느낌이 바로 내가 원하던 거야." 내가 항상 지고 다니던, 그동안 있는지조차 몰랐던 불안에서 벗어났다.

그 당시로서는 알 도리가 없었지만 그 순간이 바로 중독 스펙트럼을

---

* 현지 시간 기준 2018년 4월 18일, 독립 50주년을 맞아 국명을 에스와티니 왕국(The Kingdom of Eswatini)으로 바꿨다. 이 책에서는 당시 표기를 따르기로 한다.

따라가는 내 여정의 출발점이었다. 그러나 스와질란드의 언덕 위 학교에 붙잡혀 엄격한 감독을 받는 처지에 맘대로 쓸 돈도 없었기 때문에 고등학교 시절에는 술을 접할 방법이 전혀 없었다. 지금의 우리 집 애들처럼 나도 개방된 캠퍼스가 있는 도심 학교를 다녔으면 어땠을까. 주류 상점이나 편의점에도 갈 수 있고 단돈 몇 푼에 술을 대신 사주는 어른들도 얼마든지 있었을 것이다. 사람을 나른하게 만드는 술에 대한 나의 즉각적인 애정을 생각할 때, 그런 환경에서라면 내가 중독 스펙트럼을 질주해 진작 중증 끝에 다다랐을 거라는 점에는 의심의 여지가 없다. 환경은 중독 스펙트럼에서의 진행에 중요한 역할을 한다.

부모님이나 다른 가족을 비롯해 집안 내력만 보면 나한테 '중독 위험'이 있다고 말하기는 어렵다. 10대 시절에는 아주 활발하고 창의적이며 의욕이 강한 아이였으며 오락부장을 도맡았다. 나는 한시도 가만있지 못하고 금새 산만해지곤 했는데, 요즘이라면 틀림없이 ADHD(주의력결핍 과잉행동 장애) 판정을 받았겠지만 그래도 열심히 노력하는 착한 학생이었다.

고등학교 때는 운동을 많이 했다. 축구와 필드하키, 스쿼시, 육상부 활동을 했다. 친구들과 나는 운동에 훈련에, 내내 밖에서 살며 아프리카의 태양빛을 받았다. 기숙학교 음식을 싫어했지만 그 음식은 신선한 농산물에 방목 가축으로 만든 것이었다. 우리는 산에서 내려오는 샘물을 마셨고 공기는 깨끗했다. 독성물질 따위에는 거의 노출되지 않았다. 이 같은 안전한 생활습관 요소—야외 활동으로 얻는 충분한 비타민 D, 유기농으로 만든 음식, 적당한 수면과 운동, 독성물질에 대한 노출의 최소화, 유대감을 느끼게 해주는 친구들과 교사들로 이루어진 공동체—는 모두 내가 기숙학교 생활로부터 자연스럽게 얻는 것들이었다. 이 모든 것들과 함께 술에 대한 접근이 제한되어 있었던 점은 그 당시 내 안전에 아주 중요한 역할을 했으며 중독 스펙트럼을 따라 더 나아가지 않도록 나를 지켜주었다.

그런데 모든 게 하루아침에 바뀌었다.

중독 스펙트럼이란 무엇인가?

아파서 병원에 가면 통증 정도를 묻는다. 0은 아무런 통증이 없는 상태고, 10은 여태껏 겪은 통증 중 최악을 나타낸다. 중독 스펙트럼도 이와 비슷하다. 한쪽 끝은 아무런 증상이 없는, 건강하고 중독 없는 단계이다. 반대쪽 끝은 음주나 약물 사용을 중단할 수 없는 상태로 건강상 중대한 문제를 안고 있다. 죽어가고 있다고 느낄 수도 있다.

중독은 언제나 스펙트럼의 경증 끝에서부터 시작한다. 생리학적으로 어떤 물질이나 행동에 곧바로 중독되는 경우는 없다. 처음에는 즐기는 정도이다가 결국 점점 더 자주, 점점 더 세게 하고 싶어지는 것이다. 중독에 깊이 빠져들수록 스펙트럼을 따라 더 진행하게 되고 건강상 심각한 결과를 초래하고 만다. 중독이 스펙트럼 위에서 일어나는 일이라는 것을 이해하고 이 책, 특히 3부에서 제시하는 생활방식과 통합의료 해법을 실천한다면 자기 속의 악마를 길들일 수 있고 중독 스펙트럼의 중증에서 경증으로 되돌아갈 수 있다.

일단 자기 자신을 중독 스펙트럼의 중증으로 밀어붙이는 생물학적, 신체적, 감정적, 사회적, 환경적 요인이 무엇인지 알면 그에 대응할 수 있다. 우리는 스펙트럼에서 위치를 옮기거나 중독이 우리 삶에 미치는 영

향을 줄이고 건강을 증진시킬 힘이 있다. 다시 말해, 우리는 언제든 중독 스펙트럼을 따라 움직일 수 있는 잠재력이 있다. 식습관 및 수면 습관, 비타민 D와 장내미생물군을 개선하고, 스트레스를 줄이며, 건강한 사람들과 다양한 유대관계를 주변에 구축하고, 재발을 방지하거나 스스로를 지키는 데 필요한 기술을 배울 수도 있다. 아니면 회복에 필수적인 이 같은 핵심 요소들을 무시한 채 중독 스펙트럼의 중증 끝에 계속 머물러 있거나 거기까지 나아가도록 내버려둘 수도 있다.

음주나 약물 사용, 중독성 행동에 더 쉽게 빠져들게 하는 요인도 있다. 이러한 위험인자에 대해서는 뒤에서 더 다루겠지만, 위험인자가 있으면 중독 스펙트럼에서 진행이 더욱 빨라질 수 있다. 알코올중독 등 중독 가족력이 있으면 가족력이 없는 사람보다 중독 스펙트럼에서 진행이 더 빨라질 가능성이 있다. 술과 약물에 둘러싸인 환경에서 자란다면 아마도 남들보다 어린 나이에 중독의 위험에 처하게 될 것이다. 모든 아동 청소년에게는 술이나 약물과 관련해 건강하든 아니든 인생 모델이 되는 사람이 있다. 좋은 롤 모델은 없이 과도한 사용자만 보고 자란다면 아이들도 그 행동을 모방하게 될 것이고 결국 심한 중독에 빠지고 말 것이다.

앞에서 언급한 것처럼 지난 10년간 중독자 수는 기하급수적으로 증가했다. 가파른 증가는 무엇 때문인가? 오늘날 수많은 평범한 사람들이 중독으로 고통받는 이유는 무엇인가? 사람은 누구나 외롭고 고립되어 있다고 느낀다. 모두가 한 번쯤은 자기 자신과 친구들, 사랑하는 사람들을 실망시킨 적이 있다. 솔직히, 살아오면서 과식 한 번 한 적 없고 스스로 건강하지 않다고 생각하는 행동에 집착하거나 강박에 사로잡힌 적이 없다고 말할 수 있는 사람이 있을까? 늘 충분한 수면과 운동, 야외 활동을 하고 있다고 말할 수 있는 사람이 있을까? 사람은 누구나 자신의 삶에서 개선하고 싶은 부분이 있다. 독성물질에 대한 과도한 노출이나 주로 앉아서 생활하는 습관, 부실한 영양 섭취, 단절감, 목적의식 부족 등으로 정신적, 신체적 건강이 위태로워지면 누구라도 쉬이 중독 스펙트럼의 경증 끝에서 중증 끝으로 갈 수 있다.

재발은 정도의 문제가 아니라 모 아니면 도이다. 다시 하거나 하지 않거나만 있을 뿐이다. 재발하면 번개 같은 속도로 중독 스펙트럼의 중증 끝으로 되돌아가 버린다. 대부분의 물질이나 행위 중독의 경우 정도가 심했던 사람은 완전히 끊어야 한다. 나 역시 이제는 확실히 술을 끊었으며 남은 평생 내가 술을 마실 일은 없을 것이다. '사회적 음주'도 절대 하지 않을 것이다.

그렇지만 이 책에서 제안하는 아이디어를 실행하면서 중독 스펙트럼의 경증 끝으로 끈기 있게 나아간다면, 더 쉽고 더 지속적이며 더 희망적인 회복도 가능하다. 매일같이 가파른 절벽 위를 느릿느릿 올라가고 있다고 느낄 필요는 없다. 우리에게는 회복력이라는 게 있고 감정 에너지나 변화 역량을 높일 수 있는 잠재력이 있다. 내외부에서 밀려오는 압박을 견디고, 자신의 미래를 낙관적으로 여기며, 중독이 자기 인생의 중심을 차지하지 않는 삶을 살아갈 능력을 키울 수 있다.

왜 중독자는 중독자에게 끌릴까?

중독 때문에 고생하는 사람 또는 술이나 약물을 아주 좋아하는 사람은 술을 마시거나 약물을 사용하는 사람에게 끌린다. 짝을 고를 때에도 음주나 약물 사용을 걱정하거나 못 하게 하는 건강한 사람은 선택하지 않

나는 중독 스펙트럼의 어디쯤 있을까?

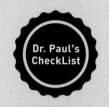

닥터 폴의 자가 진단표

해당하는 칸에 모두 표시하세요.

☐ 자주 짜증이 난다.

☐ 늘 피곤하다.

☐ 수면장애가 있다.

☐ 불안이나 우울증 때문에 힘들다.

☐ ADD나 ADHD가 있다.

☐ 가끔 머릿속이 부옇게 느껴질 때가 있고, 생각하는 게 힘들다.

☐ 외롭다고 느낄 때가 많다.

☐ 즐겨 하던 활동에 흥미를 잃었다.

☐ 새로운 것을 시작하는 게 힘들다.

☐ 일주일에 한 번 이상 술을 마시거나 약물을 사용한다.

　표시한 항목에 1점씩 매긴다.　　　　　　　　　**합계 점수:** ＿＿＿＿＿＿

☐ 내가 사용하는 물질(술 또는 약물) 또는 행동에 대해 참기 힘든 욕구를 느낀다.

☐ 긴장을 풀거나 잠을 자기 위해 또는 어떤 일을 수행하기 위해 술을 마시거나 약물을 사용한다.

☐ 스스로 하지 말아야지 하면서도 술을 마시거나 약물을 사용한다.

☐ 술을 마시거나 약물을 사용하고 나서 후회한다.

☐ 음주량이나 약물 사용량이 얼마나 많은지에 대해 가족이나 친구들에게 거짓말을 한다.

☐ 원하는 효과를 얻는 데 필요한 술 또는 약물의 양이 점점 늘어난다.

　표시한 항목에 2점씩 매긴다.　　　　　　　　　**합계 점수:** ＿＿＿＿＿＿

☐ 술을 마시거나 약물을 사용하고 정신을 잃은 적이 있다.

☐ 술을 마시거나 약물을 사용하지 않으면 금단증상(짜증, 우울감, 좌절감)을 겪는다.

☐ 음주량이나 약물 사용량이 대부분의 사람들보다 많고, 다른 사람이 하지 않을 때에도 마시거나 사용한다.

☐ 끊거나 줄이려고 시도하지만, 실패한다.

☐ 지난 한 달 동안 술이나 약물에 취한 상태로 차를 운전한 적이 있다.

☐ 지난 1년 동안 술이나 약물 때문에 일자리나 인간관계를 잃은 적이 있다.

☐ 취한 상태로 운전한 것 때문에 법정에 소환된 적이 있다

표시한 항목에 5점씩 매긴다.　　　　　　　**합계 점수: _____**

☐ 취한 상태로 운전한 것 때문에 법정에 소환된 적이 두 번 이상 있다.

☐ 지난 1년 동안 중독 치료 프로그램에 들어간 적이 있다.

☐ 지난 1년 동안 중독 때문에 입원한 적이 있다.

☐ 스스로 중독자라고 생각한다.

표시한 항목에 10점씩 매긴다.　　　　　　　**합계 점수: _____**

자가진단 결과

0~9점: 좋은 소식. 당신의 위치는 중독 스펙트럼의 경증 맨 끝이다. 인생에서 좀 더 개선하고 싶은 부분이 있을 수 있지만 중독이 당신의 삶을 집어삼키거나 건강을 해치지는 않을 것이다. 이 책의 충고나 조언을 따르는 건 여전히 도움이 되겠지만 당신은 올바른 길을 가고 있다. 당신에게 중요한 것은 현재의 경로를 유지하는 것.

10~20점: 그다지 좋은 소식은 아니다. 당신은 중독 스펙트럼의 가운데 중등도 위치로 다가가는 중이다. 몇 가지 정신적, 신체적 문제 때문에 어려움을 겪고 있을 수도 있지만 '대부분'의 문제는 통제 가능한 범위 안에 있다. 그러나 스펙트럼의 중증 끝으로 갈 수도 있으므로 어떤 문제들이 있는지 생각해보고 도움을 구해야 할 적기다. 상황이 더 악화되기 전에 이 책을 접하게 되어 다행이다. 계속 읽어 나가길 바란다.

20점 초과: 우려할 상황. 낭신은 중독 스펙트럼의 승승 끝에 거의 도달했거나 과거 거기까지 간 적이 있는 사람이다. 중독 때문에 삶의 즐거움과 정신적, 신체적 건강을 빼앗긴 적도 있다. 끊는 건 불가능하다고 느낄 수도 있다. 그러나 당신도 중독 스펙트럼의 경증 끝으로 나아갈 수 있고 회복 상태를 지속할 수 있다. 이 책이 그 방법을 알려줄 것이다. 과거의 일 때문에 높은 점수가 나왔을 뿐 지금은 적극적으로 회복하는 중이고 해로운 물질을 멀리하고 있다면 현재 상태를 계속 유지하라. 이 책의 아이디어를 활용해보자.

는다. 나는 의대에 다닐 때 아내 마이야를 처음 만났다. 나는 스물다섯 살이었고 과음을 했다. 아내는 갈색 눈에 곱슬머리를 한 귀여운 스타일로, 미숙아로 태어난 아기들의 생명을 구하는 신생아 집중치료실의 간호사였다. 우리는 다트머스 의과대학 근처의 슬로프에서 스키를 타고 내려오면서 보타백에 담긴 와인을 나누어 마셨다. 아내 역시 그 따뜻한 취기를 나만큼이나 즐겼다고 생각한다. 아내는 아무런 비난도 하지 않았다.

아내는 퇴행성 턱관절 질환 때문에 여러 차례 수술을 받아야 했다. 수술이 끝날 때마다 아내는 오피오이드를 처방받았다. 처방약 오피오이드는 매우 강력한 진통제로, 뇌에서 생성되는 엔도르핀을 모방해 즐거움과 이완된 느낌이 들게 한다. 게다가 중독성이 매우 강하다. 약 9,200만 명의 미국인이 통증 치료에 오피오이드를 처방받는데 이는 미국 인구의 거의 3분의 1에 가깝다. 이 중 약 200만 명은 결국 그 약 없이는 지낼 수 없게 되는데[1] 마이야도 그들처럼 중독되고 말았다. 마이야는 점점 깊이 중독에 빠졌고 생활은 더 비정상적이고 제대로 영위할 수 없게 변했다. 이 책을 통해서 아내의 이야기도(아내의 허락하에) 함께 나눌 것이다. 나는 노는 걸 좋아하고 즉흥적이며 자유분방한 아내에게 매력을 느꼈다.

마이야가 결국 중독 스펙트럼의 중증 끝에 이르게 되리라고는 나도 아내도 생각지 못했지만, 그 일은 벌어지고 말았다.

중독 위험인자는 무엇일까?

아내와 나는 서로 아주 다른 어린 시절을 보냈지만 우리는 둘 다 중독에 굴복했다. 나와는 달리 아내는 아주 어렸을 때는 권위적인 가정에서 자랐다. 이미 10대 초반에 마리화나와 술을 접할 기회가 많았다. 마이야는 성장하는 동안 설탕이 들어간 시리얼을 아침으로 먹고, 운동을 즐기지도 않았다. 열여섯 살이 되었을 때는 샌디에이고에 있는 잭인더박스 햄버거 가게에서 일했다. 가게 매니저는 술을 들고 출근해 10대 종업원들의 음료수 컵에 따라주었다. 그들은 다 함께 취했으며 '재미있게' 지냈다.

유전적 취약성과 어린 시절의 특정 요인 때문에 쉽게 중독자가 된다는 건 잘 알려진 사실이다. 생리학적이고 정서적인 요인이 여기에 추가될 수 있다. 그러나 몇 가지 심각한 위험인자를 가졌음에도 여전히 중독 스펙트럼의 경중 끝에 머물러 있는 사람도 있다. 개중에는 단순히 마약을 좋아하지 않아서인 사람도 있고, 가까운 사람이 중독 때문에 고통당하는 걸 보았기에 아예 무서워서 시도하지 않는 사람도 있다. 술이라면 입에도 대지 않고 모든 중독물질을 피하는 사람이라면 결코 문제를 일으키는 법이 없다. 큰 수술이나 이혼 같은 스트레스가 몰아세우지 않는 한, 이들은 대개 평생토록 중독 스펙트럼의 경중 끝을 벗어나지 않는다.

유전적 취약성

나는 1974년 12월에 고등학교를 졸업했다. 부모님은 나를 미국으로 보내 우리 가족의 가까운 지인들과 새해를 맞이하게 해주었다. 나는 비행기로 오스트리아를 경유해 미국으로 갔다. 12월 31일 저녁 식사 두 시간 동안 맥주가 끝도 없이 나왔다. 새해를 맞이하기 위해 한 사람당 샴페인 한 병이 주어졌다.

바깥에서 통돼지 바비큐가 익어가던 장면과 엄청나게 춤을 춰댔고 파티가 끝난 뒤 토한 것까지는 생각이 난다. 그날 저녁의 나머지 부분은 내 기억에 없다. 처음으로 필름이 끊어진 날이었다. 슬프게도, 깜빡 정신을 잃은 게 그날이 마지막은 아니었다.

술은 나의 친구였다. 성공을 축하하고 싶을 때, 불안하거나 스트레스를 풀고 싶을 때 찾는 친구. 게다가 술을 마실 때면 난 늘 폭음을 했다. 술을 마시면 마음이 진정되었고 내가 가진 두려움이나 문제를 잊을 수 있었다. 학부와 의과대학을 다니는 동안 나는 아예 술을 입에 대지 않거나 완전히 술독에 빠져 있거나, 둘 중 하나였다.

음주 습관이 통제 불능 상태가 된 후 거기서 벗어나고자 무진 애를 썼는데 외할아버지의 형제, 즉 어머니의 삼촌 중에 알코올중독 합병증으로 돌아가신 분이 있다는 것을 알고는 깜짝 놀랐다. 어머니는 그전까지 이 사실을 가족의 비밀로 숨기고 있었다. 나는 유전적으로 알코올중독 성향이 있었던 것이다. 알코올중독이나 다른 중독 가족력이 있다면 중독 스펙트럼의 중증 끝에 도달할 위험이 더욱 크다고 할 수 있다.

나는 유전자 검사를 통해 내게 중독 위험성을 높이는 유전적 결함이 있다는 사실도 확인했다. 사람에게는 단일염기 다형성^{Single-Nucleotide} ^{Polymorphisms, SNP}이라고 부르는 유전적 변이가 있다는 것이 밝혀졌는데,

이로 인해 중독을 일으키거나 신경전달물질에 문제가 생길 위험성이 높아질 수 있다. 이 같은 유전적 취약성을 규명해낸 것은 엄청난 의미가 있다. 그러나 '취약성'이란 불가피성을 말하는 게 아니다. 모든 게 복잡하면서도 흥미롭다.

어린 시절의 경험이 중독으로 이어지다

이른 경험: 술이나 약물을 어린 나이에 접할수록 거기에 매이기 쉽다. 내가 알코올중독자 모임에서 만난 56세 캘빈만 봐도 그렇다. 캘빈은 현재 헤로인과 알코올 중독에서 회복 중이다. 캘리포니아의 해피캠프라는 산골마을에서 13남매가 함께 자랐다. 캘빈은 다섯 살 때 처음으로 술을 마셨다. 여덟 살 때는 누나와 함께 형한테서 훔친 대마초를 피웠다. 열세 살이 되기 전에 담배를 피웠고 가스도 흡입하기 시작했다. 열여섯 살에 헤로인을 처음 시도했다. 아주 어린 나이에 술을 마셨다는 게 너무 극단적으로 보일 수도 있지만 내가 만난 대부분의 환자는 10대 초반에 음주나 약물을 시작했다.

아동 학대: 학대 가정에서 자란 아이들은 그 환경에서 벗어나기 위해 중독에 의지하는 경우가 많다. 마이야는 어린 시절 아버지의 허리띠가 무서워서, 부모님이 소리치며 싸우는 게 겁이 나서 벽장 속에 웅크리고 있을 때가 많았다. 많은 여성 환자가(일부 남성 환자를 포함해) 친척이나 가족 같은 가까운 사람들에게 신체적, 성적 학대를 당한다. 하버드대학의 연구에 따르면 조기 아동 학대가 뇌의 중요한 부분에 영향을 주어서 중독에 빠지기 쉬운 뇌로 만든다고 한다.[2] 현재 20대 중반인 호세는 10대 시절 고등학교 코치에게 반복적으로 성적 학대를 당했다. 법정에

나가 증언을 해야 했는데, 호세에게는 지난 3년간 이 문제가 인생의 가장 큰 스트레스였다. 니콜라스는 10대 중반에 남창이 되었다. 그때는 그게 거리에서 살아남을 수 있는 유일한 방법이라고 생각했다. 이제는 조금씩 자기 삶의 통제력을 회복해가는 중이다. 내가 만난 환자 중 정말로 많은 사람이 가장 안전해야 할 주위 사람들로부터 학대를 당했다.

불안정한 가정환경: 자녀가 무엇을 하는지에 대해 부모가 별 관심도 없고, 자녀의 행동에 대한 명확한 기대치가 없는 가정에서 자란 사람이라면 중독의 위험성이 높아진다. 불안정한 가정의 부모는 지나치게 가혹하거나 일관성 없는 처벌을 내리기도 하는데 그게 오히려 상황을 악화시킨다. 험악한 이혼 과정 등 가족 갈등에 많이 노출된 아이들은 통계적으로 중독자가 될 가능성이 높다.[3] 부모가 맞벌이하고 아이가 아홉 명인 우리 집도 관리 감독이 잘 되지는 않았다.

심한 불안과 우울증: 불안 수준이 높은 아이들은 어른이 되었을 때 중독으로 고통받을 가능성이 높다.[4] 내가 중독 치료를 한 환자들 중 40퍼센트는 예전에 불안이나 우울증 진단을 받은 적이 있었다. 내 생각엔, 비록 장애 진단까지는 아니더라도 대부분의 환자가 어느 정도는 우울증을 앓고 있는 것 같다. 불안하고 우울한 이 젊은이들은 자가 치료 방편으로 혹은 자신들의 감정을 안전하게 가둬놓기 위해 술이나 약물을 시작한다. 외상후스트레스와 우울증에다 학교생활에서 어려움을 겪고 있는 열세 살짜리 소년은 매일 마리화나를 피우기 시작했다. 그 아이는 내게 "이게 제 치료약이거든요." 하고 말했다.

약물에 대해 관대한 태도: 연구에 따르면 약물 사용과 음주에 대해 우호적인 태도를 가진 가정에서 자란 사람 역시 중독 위험이 높다고 한다.[5] 문제는 부모의 태도다. 부모가 약물이나 술에 대해 관대한 태도를 보이는 것 같으면 자녀가 약물이나 술을 할 가능성이 높아진다. 친구나 동료가 술을 마시거나 약물을 사용할 때 '별문제 아니야' 하고 생각하는 사람이라면 중독에 빠질 가능성이 높다. 고등학교 시절 줄곧 A학점만 받고

중독 스펙트럼을 따라 진행하게 만드는 요인

- 중독 가족력
- 후성유전학(같은 유전자가 서로 다르게 발현되는 현상)
- 양육과 보호의 결핍, 약물이나 술이 취하지 않은 멘토의 부재
- 영양 결핍
- 소화관 내 미생물 다양성 부족(미생물군 감소)
- 비타민 D와 야외 활동 부족
- 약물이나 술에 조기 노출됨
- 음식, 공기, 물, 환경 속 독소에 노출됨
- 일반 의약품의 과다 사용
- 약물이나 술을 접할 수 있는 기회 및 용이성
- 외로움, 사회적 불안, 고립감
- 권태감, 목적의식 부족
- 스트레스
- 수면 질 저하
- 운동 부족
- 이혼, 죽음 등 심각한 상실
- 심한 부상 또는 만성적이고 쇠약하게 만드는 통증
- 중독성 강한 약물의 과잉 처방

우등생 모임의 회장을 지낸 애니타는 집 안 어디에나 술이 있는 환경에서 자랐다. "저희 집에서는 술에 취하는 게 자연스러운 일이었어요." 애니타는 기억을 떠올려 이렇게 말했다. 애니타는 8학년 때 처음으로 필름이 끊어지는 경험을 했다. "제게 축하란 그런 것이었어요. 파티를 열고 취하는 거죠." 아이비리그 대학에 다니는 동안 애니타의 음주 습관은 더욱 나빠졌고 결국 알코올중독자가 되고 말았다. 애니타의 여동생 역시 알코올중독자였다.

구하기 쉬운 환경: 약물이나 술에 대한 접근 용이성은 약물이나 술을 조기에 시작하게 만드는 매우 중대한 위험인자다.[6] 앞에서 얘기한 것처럼 내가 어렸을 때는 주변에 약물이나 술, 담배가 전혀 없었다. 그만큼 중독 스펙트럼에서의 진행이 지연되었고 나의 어린 뇌가 위험에 노출되는 것을 막을 수 있었다. 아프리카 남부에서 자란 나와는 달리 우리 아이들은 약물과 술을 훨씬 쉽게 접할 수 있었다. 우리 아이들이 청소년기를 보낸 미국에는 약물이 어디에나 있었다. 오리건주에서 가장 큰 도시인 포틀랜드는 미국에서 인구로는 27번째이지만[7] 약물 사용률은 4번째이다.[8] 유전적 소인과 중독 문제로 분투하고 있는 부모, 접근 용이성 등을 고려할 때 내 아이들 중 다섯이 약물 사용으로 고생하는 게 그다지 놀랄 일은 아니다.

반항적인 성격: 반항적인 행동 성향이 있는 사람도 약물 사용이나 중독에 취약할 수 있다. 헤로인과 필로폰 중독으로 치료를 받고 있는 조시가 바로 여기에 해당한다. 자세한 이야기는 5장에서 하겠지만, 조시는 권위에 대해서 항상 불만을 가졌다고 말했다. "저는 심통 사나운 아이 같

도대체 '중독'이란 무엇인가?

중독이 무엇인가 하는 질문에 대한 답변은 생각만큼 쉽지 않다. 중독 치료 전문가들조차 중독, 의존성, 나쁜 습관이 어떻게 다른지 항상 명확하게 구별할 수 있는 것은 아니다.

술과 약물을 빈번하게 사용하는 엄마에게서 태어난 소수의 아이들을 제외한다면 대부분의 사람은 비중독자, 비사용자로서 삶을 시작한다. 10대가 되면 짜릿한 흥분을 찾고 재미있게 놀고 싶고 멋있게 보이고 싶어진다. 금지된 것은 매우 유혹적일 수밖에 없다. 특히 모든 근심 걱정을 사라지게 만드는 술이나 약물은 더욱 그렇다. 그러나 술 또는 약물의 사용은 비록 산발적이고 전혀 해가 없어 보일지언정 뇌를 미리 준비시킨다. 나이가 어릴수록 뇌는 더욱 쉽게 영향을 받는다. 중독 스펙트럼을 따라 나아가기 시작하는 것이다. 약물이나 알코올 남용으로 병이 나거나, 음주 운전 또는 무방비한 성관계 등 파괴적인 행동으로 자기 자신이나 다른 사람을 위험에 빠뜨린다.

처음에는 통증을 가리기 위한 방편으로 시작하지만 곧 음주나 약물 사용 그 자체가 더 많은 고통을 유발한다. 사람들은 고통스러운 과거나 불안, 대처 방법을 알 수 없는 생각이나 감정 등을 덜어내고 싶어 약물이나 술에 끌린다. 어떤 사람들은 솔직히 술이나 약물의 효과가 좋아서 점점 더 원한다. 그러나 결국은 중독 때문에 더 많은 심리적인 문제를 겪게 된다.

한 가지 분명히 해두고 싶은 것은 나는 사람들이 불법적이거나 금지된 행동을 함으로써 건강을 해치는 점이 걱정스럽기는 하지만 그런 행동을 비판하는데에는 관심이 없다. 나의 관심사는 사람들이 어떻게 해서 중독 스펙트럼의 중증 끝으로 나아가게 되는지를 스스로 이해함으로써 되돌아설 수 있게 돕는 일이다. 사람들이 긍정적인 삶의 방향으로 나아가도록 돕고 싶고 마음의 평화와 자유, 목적의식을 찾는 데 필요한 도구를 갖게 해주고 싶다.

따라서 중독에 대한 이야기를 할 때 나는 **약물이나 술, 그 외 다른 건강상 해로운 습관들의 만성적인 재발 가능성**에 대해서도 이야기하게 될 것이다. 여기에는 다음과 같은 것들이 포함된다.

- 참을 수 없는 충동
- 술이나 약물, 어떤 행동을 제어할 수 없음
- 신체적, 정서적 금단증상

중독은 반복적인 음주, 약물 사용 또는 어떤 행동 그리고 그에 대한 집착이 통제할 수 없는 지경에 이른 것이다. 그만하고 싶지만 그럴 수가 없다. 끊으려고 하면 감당할 수 없는 욕구와 심각한 금단증상을 겪게 된다. 또한 술이나 약물의 양을 점점 더 늘려야만 같은 효과를 얻을 수 있다. 금단증상을 가라앉히는 유일한 방법은 다시 거기에 탐닉하는 것밖에 없다. 몸 안의 모든 세포가 "그게 필요해." 하고 말한다. 뭔가 잘못되었다고 의심하거나 심지어 확신하면서도 그와 같은 경고를 무시해버린다. 중독이 가장 친한 친구다. 이제 그게 없는 삶은 상상할 수도 없다. 결국 중독 스펙트럼의 중증 끝에 도달한 것이다.

왔어요." 조시의 말이다. "누군가 제게 '저 의자만 빼고 어디에든 앉아도 돼.' 하고 말하면 저는 '이봐요, 난 꼭 저 의자에 앉을 거예요.' 하고 대꾸하는 식이었죠."

영양부족과 스트레스

대부분의 사람들은 영양부족일 뿐 아니라 살충제, 제초제, 인공색소가 들어간 음식을 먹는다. 운동이나 야외 활동 부족으로 충분한 햇빛을 쬐지 못하며 비타민 D 부족이다. 스트레스는 계속 쌓이고, 끊임없이 소셜 미디어나 미디어 스크린의 폭격을 받고 있으며, 잠이 부족하다. 뇌 건강과 관련이 있는 장 건강이 위협을 받고 있다.

단절감

스마트폰으로 연결되어 있는 것처럼 보이지만 실제로 사람들은 어느 때보다도 고립감을 느끼고 있다. 수많은 독소에 노출되는 것에 더해, 마지막 지푸라기라 할 사람과 사람 사이의 관계마저 끊어지면 중독 스펙트럼에서의 진행을 피할 수 없다. 사람들은 외로움이나 공허함을 벗어나려 스스로 약을 찾아 먹을 뿐 아니라 해로운 생활습관 때문에 생긴 신체적 문제를 이겨내려고 더 많은 약을 찾게 된다.

중독은 위험하다

많은 중독자가 청소년기를 무사히 넘기지 못한다. 약물 과용이나 알코올중독 혹은 중독과 관련된 사고로 사망할 수도 있다. 안타까운 일이지만 다음과 같은 일들을 주변에서 드물지 않게 볼 수 있다. 헤로인 과용으로 내 아들 노아와 함께 치료를 받던 한 청년은 치료 프로그램을 마치고 넉 달 뒤에 죽었다. 아내 마이야의 예전 룸메이트는 헤로인 중독이었는데 자살했다. 내 친구의 열여덟 살 난 딸은 완전히 취한 상태로 남자 친구 오토바이 뒷좌석에 탔다가 교통사고로 죽었다. 마이야의 학습 그룹 7명의 친구 중 2명이 죽었다. 그중 리디아는 술을 끊지 못해 30대 후반에 자살했다. 다른 친구 스테퍼니는 우리 치료 프로그램을 들락날락하면서도 계속해서 오피오이드를 찾았다. 스테퍼니는 결국 30대 초반에 약물 관련 합병증으로 어린 두 자녀와 충격에 빠진 남편을 뒤로하고 세상을 떠났다.

뉴스 헤드라인만 잠깐 훑어보아도 비극적인 이야기를 흔히 볼 수 있다. 오하이오주의 열세 살 소년 네이션 와일리는 아버지의 것으로 추정되는 헤로인을 과다 복용했다.[9] 매사추세츠주의 열다섯 살 소녀 라일리 애클스는 친구네 집에서 자고 오려다가 알코올 남용으로 거의 죽을 뻔했다.[10] 미시건주의 열여섯 살 시레나 로슨은 자낙스 다섯 알을 복용했고, 이웃에게 헤로인을 구입했다.[11] 약물 과용이었다. 다행히 10대와 청소년기는 넘기더라도 성인이 된 뒤에 간 손상이나 내분비교란, 고혈압에서부터 불안, 우울증, 자살 충동에 이르기까지 온갖 신체적, 심리적 문제에 직면할 가능성이 높다. 심한 경우 직장, 가정, 가족 등 모든 것을 잃게 된다.

중독은 가까이 있다

우리는 중독을 일으키는 물질에 익숙하다. 알코올, 니코틴(담배 속 중독성 물질), 만성 또는 급성 통증을 치료하는데 쓰는 펜타닐과 옥시코돈, 그리고 코카인과 헤로인도 자주 들어보았다. 뉴스에 자주 등장하지는 않지만 중독성이 아주 강한 약도 많다(그중에는 합법적인 것도 있고 불법적인 것도 있다). 발륨, 자낙스, 아티반 같은 벤조디아제핀(또는 벤조)계 약이 여기에 속한다. 이들 약은 불안, 불면증이나 알코올중독 금단증상을 치료하기 위해 처방한다. MDMA(엑스터시 또는 몰리) 같은 광란 파티 약물, 바르비튜레이트 같은 진정제와 수면제, LSD(리세르그산 디에틸아미드)와 환각버섯 같은 환각제, 메스암페타민 같은 각성제도 있다. 솔벤트나 페인트, 니트리트, 마취제 같은 흡입제를 남용하는 사람들도 있다. 또한 마리화나와 ADHD 치료약도 있다.

행위중독도 있다. 예컨대 도박, 비디오게임, 음란물 등에 심하게 중독되는 것이다. 캐나다 의사인 가버 마테Gabor Maté는 밴쿠버 동쪽 지역에서 12년간 약물중독자를 치료해왔는데 자신은 클래식 음악 CD 구입에 중독되었다고 말한다. 모차르트나 리스트 음반을 사는 거야 너무 근사해 중독이라 하기 우스꽝스러울지도 모른다. 그러나 마테는 자신이 CD 구입에 얼마나 집착하는지, 그에 관해 아내에게 어떤 거짓말을 하는지, 또한 CD 구입비로 수천 달러씩 지출하고 그것이 자기 생활을 좌지우지하게 된 데 얼마나 자괴감을 느끼는지 자세히 이야기한다.

마테는 20년간 필리핀의 퍼스트레이디였던 이멜다 마르코스가 쇼핑중독이었으며, 당시 나라 전체가 심각한 빈곤을 겪고 있었음에도 온갖 사치를 부렸다는 사실을 지적한다. 이멜다는 신발을 3,000켤레나 사 모았다. 이 밖에도 성공한 기업 임원이나 사업가 중에는 돈에 중독된 사람이 많다.

어떤 유형의 중독이든 그 심각성이나 사람들의 삶에 미치는 영향 면에서 다 마찬가지라는 인상을 주고 싶지는 않다. 어떤 중독성 물질은 실제 독성이 있어 지속적으로 하다 보면 우리 자신을 망가뜨리고 만다. 필로폰 헤비유저의 평균 기대여명은 5년에서 7년 정도라고 한다.[12] 말인즉 스무 살에 헤비유저가 된다면 25세에서 27세 사이에 사망하게 될 거라는 뜻이다. 반면에 쇼핑이나 도박 같은 중독은 생명을 위협하지는 않는다. 하지만 삶의 질이나 다른 사람과의 관계, 기본적인 건강과 웰빙을 위태롭게 만드는 것만은 분명하다. 물론 완벽한 사람은 아무도 없다. 완벽하려고 애쓰지 않아도 된다. 각자의 '악습'이 무엇이든지 우리 모두의 삶의 목표는 최적의 건강과 웰니스라는 점을 기억한다면 보다 넓게 보며 자신을 되찾아갈 수 있을 것이다.

인간은 왜 이토록 중독에 약할까?

좀더 간단하게 설명해보자. 거의 모든 중독은 우리 뇌에서 같은 방식으로 작동한다. 인간으로서 우리는 즐거움을 찾도록 프로그래밍되어 있다. 갓 태어난 아기를 엄마 몸 위에 내려놓으면 아기는 천천히 젖꼭지가 어디 있는지 찾아 빨기 시작한다. 모유수유는 아기의 뇌에 영양을 공급하고 즐거움을 채운다. 그 밖에 살과 살이 닿는 것, 누가 안아주는 것, 입 맞추기와 같은 활동도 모두 아기의 생존에 필수적이다. 아기가 안전하게 느낄수록 아기의 뇌와 신체에는 긍정적인 화학물질이 더 많아진다. 우리 뇌가 즐거움을 느끼도록 하는 주요 화학물질 중에 도파민이라는 신경전달물질이 있다. 신경전달물질은 화학적 신호를 우리 온몸의 세포로 보내는 일을 한다. 어떤 즐거운 활동이든, 예를 들어 책을 읽는다거나 그림을 그리고, 자연 속에서 산책을 하거나 자전거를 타고, 사랑을 나누는 일 등은 모두 우리 몸속의 도파민 수치를 올릴 수 있다. 그런데 특히 중독성 약물은 뇌와 신체에 도파민을 엄청나게 퍼부어 숨길 수 없는 도취감을 선사한다. 일단 이 도파민 세례를 경험하면 계속해서 원하게 된다.

어떤 물질로 도파민 분비를 촉진한 사람은 그 물질을 더 이상 구할 수 없으면 다른 대체물질로 향한다. 동료인 마빈 세팔라Marvin Seppala 박사는 의사이자 중독 전문가이며 미국에서 가장 큰 회복 프로그램(이즐던베티포드재단-옮긴이)의 최고 의학 책임자인데, '도파민이 내게 그 일을 시켰다'라는 제목으로 강의를 한다. 어떤 사람들은 도파민이 끌어낸 긍정적인 감정이 더 많은 욕구를 촉발하지는 않는다. 하지만 중독 스펙트럼의 중증 끝으로 나아가는 사람들은 일단 이와 같은 보상 경로가 충분히 형

성되고 자극이 가해지면 욕구가 더욱 커져서 그 선택 물질이나 행동을
더욱더 많이 찾게 된다.

나는 어떻게 중독 스펙트럼을 따라갔나?

학부와 의대 시절 나는 형편없는 식사를 했고 비타민 D 결핍이었으며
운동이라곤 거의 하지 않은 데다 수면 부족이었다. 일과 학교 사이를 널
뛰듯 오가며 겨우 생활을 유지하는 형편이라 내 삶은 스트레스와 단절
감뿐이었다. 가족은 여전히 아프리카에 남아 있어, 나를 도와주는 건 매
우 제한적일 수밖에 없었다. 나는 당시 중독 스펙트럼의 중등도 범위에
있었고 주말이면 폭음을 하곤 했다. 그러나 내게 음주 문제가 있다고는
생각하지 못했다.

1989년까지는 포틀랜드의 랜들 어린이병원에서 소아과 의사로 일하
며 의대생과 레지던트를 가르쳤다. 정규 진료 시간 외에는 다른 진료소
의 소아과 과장으로 일하면서 금요일 아침마다 지역의 사례 연구회를
이끌었다. 도시 전역에서 소아과 의사와 레지던트, 의대생이 사례 발표
를 들으러 왔다. 그때가 내 전성기였다. 그리고 나는 알코올중독이었다.

나는 스스로 정한 규칙을 지켰다. 술은 일이 끝난 뒤, 그러니까 주로
저녁에만 마시고 야간 당직 때는 절대로 마시지 않았다. 그러나 중독 스
펙트럼을 따라 점점 진행하게 되면서 이 같은 규칙을 어기기 시작했다.
숙취가 가시지 않은 채 잠에서 깨는 순간 후회되고 부끄러웠다. "술 마셨
지. 너무 많이. 이제 끝이야. 정말 끊을 거야." 나는 이렇게 말했다. 그러
고는 다시 술에 취했다.

나는 해마다 12월 31일이면 내 인생을 돌아보는 시간을 가졌다. 잡지에서 잘라낸 그림이나 사진을 가지고 새해 목표를 표현한 화려한 포스터를 만들곤 했다. 1989년과 그 이후로 오랫동안 포스터의 피라미드 꼭대기를 차지한 첫 번째 목표는 '술 끊기'였다.

그러나 반복되는 신년 결심에도 불구하고 내가 완전히 술을 끊기까지는 13년 넘게 걸렸다. 2000년에 처음으로 AA(익명의 알코올중독자)* 모임에 참석했다. 당시 나는 3개월간 금주한 상태였다. 내가 알코올중독이라는 것을 알았고 술을 끊어야겠다는 의지가 매우 강했으며, 후원자까지 있었지만, 그것으로 충분치 않았다. 나는 단 한두 잔도 절대로 마시면 안 된다고 수천 번 다짐했다. 그러나 끊겠다고 자신에게 말하면서도 퇴근길에 주류 판매점으로 차를 모는 나를 발견하곤 했다. 자동차가 마치 제 나름 의지가 있는 것 같았다.

AA 모임에서 나는 후원자 브랜든에게서 알코올중독자들에게는 음주로부터 효과적으로 자신을 지킬 정신적인 방어기제가 없다는 말을 여러 번 들었다. 그러나 나는 그 말을 믿지 않았다.[13]

모임에 참석한 사람들과 나는 다르다고 생각했다. 나는 진짜 알코올중독자는 아니니까. '나'는 성공한 의사다. '저들'은 통제 불능이지만, '나'는 어쩌다 한두 번 살짝 정도가 지나칠 뿐이다.

그때 내가 중독 스펙트럼과 통합의학에 대해 알았더라면 중등도 중독에서 중증으로 진행하는 걸 막을 수 있다는 것도 알았을 텐데. 내가 무엇

* 1935년 밥 스미스(Bob Smith)와 빌 윌슨(Bill Wilson)이 미국 오하이오주의 애크런에서 AA를 시작하였다. 한국에서는 1976년 천주교 안성도신부가 처음으로 강원도에서 시작하였다. 한국 AA는 12단계와 12전통을 따르며, 가족들의 모임인 알아넌(Al-Anon), 자녀들의 모임인 알아틴(Alateen)도 운영한다. 자세한 내용은 aakorea.org를 참조할 것-감수자.

때문에 술을 마시는지 그 근본 원인을 밝혀 나의 신체와 뇌를 치유하고 술에 대한 욕구를 줄일 방법을 찾았을 텐데. 어떤 식으로 식단을 짜야 하는지 그리고 자기관리를 잘하는 방법과 이 책에 나오는 치료 방법을 내가 좀 더 일찍 알았더라면 고통과 아픔으로부터 나 자신과 내 가족을 몇 년 일찍 구할 수 있었을 텐데.

중독으로부터 회복하는 동안에도 나는 이 책에 쓴 내용을 알지 못했다. 이 책에서 독자들에게 전하고 싶은 것은 예전에 내가 알았으면 좋았을 지식이다. 즉 회복 과정이 더 순조롭고 성공할 가능성이 더 높은 지식 말이다. 내가 어떻게 회복했는지 남은 이야기는 회복을 향한 단계를 함께 차근차근 밟은 다음 6장에서 마저 들려줄 것이다.

노인과 사냥개 이야기를 혹시 들어본 적이 있을지 모르겠다. 한 노인이 자신의 사냥개와 함께 현관 앞에 앉아 있었다. 사냥개는 항상 울부짖으며 시끄럽게 굴었다. 어느 날 이웃 사람이 지나가다가 물었다.

"이집 개는 왜 이렇게 늘 울부짖는 겁니까?"

"그거? 이놈이 못 위에 앉아 있거든."

"아니, 그런데 못에서 왜 비키지 않나요?"

"그래야 할 만큼 아프지는 않은가 보지."

나는 사람들이 이 사냥개처럼 아파서 울부짖으면서도 정작 도움을 구할 만큼은 아니라고 평생 못 위에 앉은 채 지내지 않았으면 한다. 회복은 바로 그 못에서 비켜서는 행동으로부터 시작한다. 이 책에서 내가 독자들에게 제공하려는 것은 변화를 만들어낼 도구이다. 자유로움과 평온함으로 목적을 향해 나아갈 수 있을 것이다.

2장

중독에 관한
잘못된 믿음 10가지

오늘날 미국 성인의 절반 이상이 만성질환을 앓고 있다.[1] 완전히 진행된 중독 말고도 ADD나 ADHD 같은 주의력결핍 장애가 있는 사람도 있고 불안이나 우울증, 양극성장애(조울증) 같은 정신질환이 있거나 내분비교란으로 비만, 체중 문제, 갑상선 장애가 나타나는 사람도 있다. 여기에 더해 만성피로, 섬유근육통(광범위한 통증 장애), 알레르기와 자가면역질환 예컨대 천식, 당뇨병, 습진, 염증성 장질환, 셀리악병, 류머티즘성관절염 등을 앓는 사람도 많다. 게다가 1,500만 명의 미국인이 암을 갖고 있다.[2] 그런데 의사들이 잘 말해주지 않는 사실이 있다. 바로 우리 스스로 만성질환을 더 잘 관리하거나 때로 완전히 역전시킬 첫 번째 방어선은 바로 우리 집 마당(텃밭)과 아침 점심 저녁 우리 식탁이라는 사실이다. 무엇을 먹을지, 얼마나 먹을지, 심지어 어떻게 먹을지 등은 우리 몸과 뇌가 얼마나 잘 작동할지 좌우하는 가장 중요한 요소이다. 식습관에 이은 두 번째 방어선은 생활습관이다. 하루 운동을 얼마나 하는지, 햇빛을 얼마나 받는지, 야외에서 보내는 시간은 얼마나 되는지, 스트레스와 불안을 어떻게 관리하는지, 그 외 환경 독소와 해로운 화학물질에 얼마나 많이 노출되어 있는지(공기, 물, 가정용품, 화장품, 위생용품 등), 어떤 인간관계를 맺고 있는지 하는 것들이다.

그러나 중독 전문 의사들이 이와 같이 식습관이나 생활습관에 관해 질문할 거라는 기대는 하지 않는 게 좋다. 실상 식습관을 바꾸고 운동량을 늘리며 무독성 생활을 하는 게 중독과 건강 문제를 정복하는 첫걸음인 것 같다고 말하면 의사는 오히려 비웃을지도 모른다.

의사들의 냉장고와 찬장 속 음식을 슬쩍 보기만 해도 이유를 알 수 있다. 미국의 의사들 역시 보통 사람들과 마찬가지로 더 이상 진짜 음식을 먹지 않는다. 대부분의 사람들이 먹는 건 고도로 가공된 가짜 음식으로, 살충제와 제초제가 잔뜩 들어 있고 식품용 충전제와 첨가제(곰팡이 억제제 등)에다 석유계 '식용' 색소 범벅이다. 최근 주류 언론의 보도로 이미 사람들의 우려를 사고 있는 글리포세이트(제초제 '라운드업'의 주요 성분)는 빙산의 일각에 지나지 않는다. 우리 사회는 수십 년 동안 글루텐 함량을 높이기 위해 밀을 교잡해왔고 식품과학 기술을 이용해 살충제와 제초제에 강한 유전자 변형 작물을 생산했다. 또한 다른 종의 유전자 조각을 이어 붙여서 병아리부터 토마토에 이르기까지 더 빨리 자라게 만들었으며, 인공 향신료를 개발했다. 이 모든 결과로 만들어진 프랑켄푸드*는 사람들의 기분과 에너지 정도, 뇌에까지 영향을 끼쳐 건강에 심각한 타격을 준다. **중독은 기본적으로 뇌질환이다.** 중독자의 뇌에 프랑켄푸드를 공급

---

* 프랑켄슈타인(Frankenstein)과 음식(food)이 합쳐진 말로, 유럽이나 미국에서는 유전자 조작 기술을 이용해 만든 GMO 식품을 이렇게 부르기도 한다(401쪽 용어 설명 참고).

하고, 주로 앉아서 생활하는 습관을 고수하고(우울증을 일으킨다고 알려짐), 여기에 스트레스와 불안까지 더하면 상태가 악화되는 게 놀라운 일은 아니다.

화학물질 없는 되도록 자연 상태에 가까운 음식을 먹는 것은 중독뿐 아니라 모든 건강 문제와 관련해 우리가 할 수 있는 근원적인 첫 번째 조치이다. 그리고 치유 과정을 활성화하기 위해 우리가 할 수 있는 일들은 많다. 글루텐과 유제품을 줄이고, 매 끼니 자연 발효시킨 음식을 먹고, 고품질의 프로바이오틱스를 섭취하고, 가능하면 햇빛을 통해 비타민 D를 충분히 얻는 것 등이다. 그러나 중독 치료 의사 대부분은 영양에 대해서는 거의 수련하지 않으며, 최신 과학 문헌을 따라갈 시간도 없고, 신체의 자연 치유를 돕는 일 따위에는 관심이 없다. 그보다는 약을 처방하는 게 더 빠르고 쉬우니까. 의사들은 처방전을 쓰고 필요한 처치를 의뢰한 뒤 곧장 다른 환자를 보러 간다.

대부분의 의사들은 **장 염증을 치료하면 뇌와 자가면역 이상, 만성질환을 치유할 잠재력을 키울 수 있다**는 사실을 인식조차 하지 못한다. 그 의사에게 이런 이야기를 하면 아마도 다 안다는 듯 비웃거나 심지어는 우리들이 너무 어리석어서 온갖 '난센스' 같은 대체요법에 속는 거라고 조롱할지도 모른다.

1억 개가 넘는 신경세포가 우리 위장관에 분포해 있다.[3]
이는 우리 뇌가 장에 있다는 말이나 마찬가지다. 면역체계의 거의
70퍼센트도 장에 있다.[4] 그러므로 장을 튼튼히 하는 것은
면역체계를 강화하고 뇌를 치유하는 것이다.

일반적인 과정을 밟은 의사라면 질환을 대하는 방법이 거의 같다. 진단하고 처방전을 쓰는 것이다. 그게 효과가 없으면 다른 과나 전문가에게 진료를 의뢰한다. 환자가 거부하면 의사들은 힘든 환자라거나 말을 잘 안 듣는 환자라는 딱지를 붙이는데, 환자 차트에 아예 그렇게 써놓기도 한다. 안타까운 일은, 이런 의사들은 자신들이 무엇을 못 보고 있는지 아예 모른다는 사실이다. 그들은 사람의 몸이 하나의 총체이며 몸의 어느 한 부분을 고치려 할 때에도 '모든' 부분을 다 살펴보아야 한다는 것을 인정하지 않는다. 그뿐만 아니라 자신들은 온전한 한 사람을 치료할 지식도 없고 그런 훈련을 받지도 않았다는 사실을 인정하려 하지 않는다. 한편 이런 일을 하려고 노력하는 의사들이 있는데 바로 통합의학이나 기능의학 종사자들이다. 전통 의학에 기반한 일반 의사들에게는 개별 환자에게 무엇이 최선인지 밝히는 여정에 나설 만한 밑천이나 의욕이 없다. 시간 소모도 크고 고도로 개별화해야 하는 데다 때로 힘겨운 작업이기 때문이다. 모든 걸 포괄할 수 있고 어디든 두루 쓸 수 있는 '단일한 해결책'을 쓰거나 '올바른 대처 방법은 딱 하나'밖에 없다고 주장하는 편이 훨씬 쉽다.

의사들은 방어적이기도 하다. 새로운 아이디어와 새로운 사고방식에 위협을 느끼고, 역시나 빈약하게 먹거나 너무 많이 먹고, 너무 움직이지 않고, 너무 위생적이고, 너무 많은 독소에 노출되어 있음에 위협을 느낀다. 그들은 의약품으로 고칠 수 없으면 차라리 묵살해버리는 게 낫다고 본다.

중독은 복잡하다

중독 스펙트럼에서 위치는 고정적이지 않다. 몇 주 심지어는 몇 달 선택 물질을 사용하지 않다가 다시 시작하기도 하고, 중등도 지점에서 몇 시간 만에 중증을 향해 나아가기도 한다. 진실은, 물질 남용과의 싸움은 사람마다 다 다르다는 것이다. 그리고 **의지가 박약해서 중독이 생기는 것도 아니다. 이는 성격이나 의지 때문에 유방암이나 천식, 주의력결핍장애 같은 문제가 생기는 게 아닌 것과 마찬가지다.** 중독이 잘 자랄 비옥한 토양을 조성하는 것은 환경 독소(스트레스, 건강에 안 좋은 음식, 아동기 방임과 학대, 불안정한 가정환경 등)와 유전적 취약성이다. 생기가 넘치고 건강해지려면 새로운 생활방식을 수용하는 것이 필수적이다. 새로운 생활방식이란 유해한 음식과 사람, 환경을 피하고 진짜 음식을 먹는 것에서 시작된다.

중독 치료 분야 의사들을 포함해 많은 사람이 중독을 일으키는 원인과 중독을 이기는 방법에 대해 어떤 틀에 박힌 비관적인 관념을 갖고 있는 것 같다. 그러나 중독에 관한 우리들의 믿음 중 실제로는 사실이 아닌 것이 많다.

#1 중독은 중독자의 잘못이다

과거엔 대부분의 사람들이 이렇게 믿었고 여전히 이렇게 믿는 사람이 많다. 즉 약물중독자이든 알코올중독자이든 중독자가 된 건 '그 사람의 잘못'이라는 것이다. 이것은 사실이 아니다.

중독은 그렇게 단순하지 않다. 2011년 이후 중독을 이해하는 의료계의 관점에 중대한 변화가 나타났다. 80명이 넘는 전문가가 4년에 걸쳐 연구하고 협의한 끝에 미국중독의학협회American Society of Addiction Medicine, ASAM는 중독을 만성적인 뇌장애로 규정하는 새로운 정의를 발표했다. "중독은 뇌의 보상 시스템, 동기부여, 기억 및 이와 관련된 전기회로에서 발생하는 원발성* 만성질환이다. 이와 같은 회로의 기능장애 때문에 생물학적, 심리적, 사회적, 정신적인 증상이 나타나는 것이다. … 다른 만성질환과 마찬가지로 중독 역시 회복과 재발을 반복하는 경우가 많다."[5] 한때 도덕적, 정신적 실패로 여겨졌지만 오늘날 대부분의 의사가 이해하고 있는 것처럼 중독은 질병이다. 극단적인 형태로는 인지 저하와 장기부전, 조기 사망을 초래하는 만성 뇌장애이다.

중독이라는 질병의 양상에 대해서는 여전히 논쟁 중이다. 많은 이들이 중독을 기본적으로 행동장애로, 살아가면서 겪는 스트레스에 적응하기 위해 습득한 결과라고 본다. 나는 여기에서 심리적, 정신적, 사회적 측면이 의학적 측면만큼 중요하다고 생각한다. **중독은 실제로 '공중보건의 위기'를 드러내는 것으로서 사회가 위기에 처한 사람들을 보호하는데 실패했다는 징후이다.**

어떤 청소년이 중독에 빠졌거나 중독으로 가고 있다면 그 이유는 그 아이가 의지가 약해서가 아니라 교육 및 의료체계와 공중보건 의료기관이 실패했기 때문이라는 점을 기억한다면 더 나은 치료 계획을 만들어 낼 수 있을 것이다. 이에 대해서는 다음 장에서 자세히 이야기하겠다. 청소년들의 경우 중독의 진행을 돌이키려면 아이들 각자의 개인적인 측면과 사회가 책임져야 할 부분 양쪽에 모두 주의를 기울여야 한다. 중독은

● 원발성(primary): 그 자리에서 발생한 것 또는 최초로 발생한 것. 상대되는 말로는 속발성(secondary), 전이성(metastatic)이 쓰인다.

한 개인의 좌절이 아니다. 중독은 우리 모두가 책임을 느껴야만 풀 수 있는 '집단의 문제'이다.

#2 성공한 사람은 중독에 빠지지 않는다

많은 사람이 지적이고 질 높은 교육을 받은, 도덕적이고 의지력이 강한 사람은 알코올중독이나 약물중독이 되지 않는다고 생각한다.

한마디로 이것은 진실이 아니다. 진실은, 누구나 술이나 약물에 중독될 수 있다는 것이다. 실제로 발군의 영재가 불법 약물을 사용하거나 거기에 중독된 비율이 상대적으로 더 높다.[6] 중독은 낙오자에게만 일어나는 일이 아니라 누구에게나 일어날 수 있는 일이다. 중독으로 고통받는 사람들이 어리석은 건 아니다.

작가 찰스 디킨스는 아편중독이었다. 〈스타트렉〉의 주연배우 레너드 니모이는 알코올중독으로 힘들어했다. 19세기의 화가 고흐도 같은 처지였다. 포드 대통령의 부인인 베티 포드는 진통제 중독이었다. 중독자 재활을 돕는 베티포드센터는 바로 그 이름을 딴 것이다. 미국 문학계의 최고 거장 중의 한 명인 어니스트 헤밍웨이도 알코올중독이었다. 과학소설가인 필립 딕은 각성제인 암페타민 문제가 있었고(딕은 53세에 뇌졸중으로 사망했다), 공포소설로 유명한 세계적인 베스트셀러 작가 스티븐 킹은 중독에서 벗어나기 전까지 마약 칵테일이 있어야만 일상생활을 할 수 있었다. 우리가 만나는 의사, 내 아이의 선생님, 인기 있는 유튜버나 블로거, 배우, 가수 중에도 얼마든지 중독자가 있을 수 있다.

중독을 미화하려고 이런 사람들 예를 든 게 아니다. 약물 남용에 대해 미화할 건 아무것도 없다. 술 때문에 간경변이 생겨 죽어가는 상황에서 미화할 일이 뭐가 있겠는가. 중독은 흔히 지능이나 창의성이 제대로 쓰이지 못했다는 표식이지, 게으름이나 도덕적 실패, 어리석음을 뜻하는 게 아니라는 사실을 꼭 기억해야 한다.

#3 중독을 끊겠다는 의지만 있으면 된다

수백만 명의 미국인이 매년 향정신성의약품을 사용하지만 중독에 빠지는 건 그중 10퍼센트뿐이다. 그보다 더 많은 수가 도박을 하고 음란물을 시청하며 비디오게임을 하고 성관계를 즐긴다. 또 우리 모두는 살기 위해 먹어야 한다. 우리 중 거의 대부분이 스마트폰을 갖고 있다. 그럼 누가 중독자가 되는 걸까? 왜 어떤 젊은이는 게임이나 성관계처럼 대단히 쾌락적인 경험에 빠져들었다가도 미련 없이 떠날 수 있는 반면, 한 형제 중 어떤 사람은 중독자가 되고 마는 걸까?

"너 그렇게 꼭 술에 빠져 살아야겠니?" 내가 술 때문에 거의 죽을 뻔한 다음 날 어머니가 내게 던진 질문이었다. 그때 나는 열여덟 살이었고 우리 가족은 뉴햄프셔의 먼로에 집을 짓고 있었는데 동네 친구들이 나를 가비지캔 파티에 초대했다. 스와질란드의 기숙학교에서 온 시골뜨기였던 나는 그 검은색 쓰레기통(가비지캔) 안에 든 것이 독한 술에 쿨에이드 음료를 살짝 탄 것이라는 사실을 몰랐다. 그저 쿨에이드 음료 맛이 났을 뿐이다. 날은 더웠고 나는 그 액체를 600ml짜리 컵으로 마치 물을 마시듯 서너 잔 꿀꺽꿀꺽 들이켰다. 내가 기억하는 건 이게 전부다.

다음 날 오후 3시 잠에서 깼을 때 내 인생 최악의 두통에 시달렸다. 심술쟁이 요정들이 뾰족한 칼로 내 두개골 안쪽을 마구 찌르는 것 같았다. 끔찍한 경험이었다. 다시는 그렇게 취하고 싶지 않았고 스스로 그러지 않겠노라 다짐했다. 다음번에 술을 마시면 정신을 잃지 않아야겠다고 생각했다. 게다가 뒤따르는 숙취와 두통이 정말 싫었다. 그러나 나의 굳은 결심에도 불구하고 술을 마시면 나는 언제나 너무 많이 마셨다.

알코올이나 약물 중독자에게 이런 일은 의지력의 문제가 아니다. 의지력은 단지 술을 한 모금 마신 후 또는 원하는 약물의 한 알을 처음 삼킨 다음 두 잔째 혹은 두 알째를 지연시키는 것이다. 이 순간 갈망이 시작되고 선택하려는 의지를 잃는다. 중독자가 아니라면 곁에서 중독자의 행동을 지켜볼 때 아마도 이런 부분이 가장 이해가 안 될 것이다. 예외가 없는 건 아니지만 대부분은 술이나 약물을 또 하고 싶은 강력한 충동을 방어할 힘이 거의 혹은 전혀 없다. 무의식 속의 연결망과 학습된 행동 탓에 우리는 거의 반사적으로 지난번에 무슨 일이 있었는지 명확하게 보거나 기억할 능력을 잃고 만다.

사실 모든 알코올중독자와 약물중독자는 자신의 상태를 알고 있으며 끊어야 한다는 것도 알고 술과 약물, 행동 중독이 자신의 삶을 파괴할 뿐 아니라 다른 사람들까지 아프게 한다는 것을 잘 알고 있다. 그래서 필사적으로 끊고 싶어 한다. 그러나 중독은 중독자의 뇌에 영향을 주고 그 뇌를 아예 바꿔버리므로 중독자들에겐 더 이상 선택의 여지가 없다.

한두 잔만 마시고 멈출 수 있을까? 이미 알딸딸한 상태가 되었는데 그만둘 수 있을까? 그럴 수 없다면 그건 의지력이 없기 때문이 아니라 병을 앓고 있기 때문이다. 중독은 사람의 힘으로 벗어나는 게 불가능하다. 당연히 의지력만으로는 중독을 끊을 수 없다. 우리가 해야 할 일은 뇌를 치유하는 것이다. 그럼으로써 우리 자신의 삶에 대한 통제력을 가질 수 있다.

#4 알코올중독의 원인은 술, 마약중독의 원인은 마약이다

우리 장 속의 세균이 당을 발효시켜 알코올로 만들기 때문에 술 한 방울 마시지 않아도 우리 몸은 언제나 소량의 알코올에 노출되어 있다.[7] 우리 뇌 속에는 오피오이드 수용체와 칸나비노이드 수용체, 그 밖의 수많은 수용체들이 있어서 아주 자연스럽게 통증 완화와 쾌락을 느낄 수 있다. 좋은 느낌을 주는 걸 찾고, 체내에서 생성되는 엔도르핀과 아드레날린을 즐기며, 긴장을 풀고 재미있게 노는 걸 추구하는 건 모두 인간 본성의 일부분이다. 문제가 생기는 건 약물이나 술을 남용하거나 쾌락 행동이 지나칠 때이다.

문화에 따라 약물에 대한 태도도 다르다. 어떤 문화에서는 '나쁜 약물'인데 다른 문화권에서는 전혀 문제가 되지 않는다. 아마존에서 자라는 포도덩굴 같은 나무에서 추출한 환각물질인 아야와스카가 페루에서는 합법적이며 전통요법에 사용된다. 소말리아, 예멘 같은 무슬림 나라에서는 씹는 카트(잎이 많은 식물로 각성제 효과를 내는 케치논을 함유하고 있는데 미국에서는 케치논이 스케줄 1 등급 약물*이다)가 국민적인 기호식품으로 광범위하게 용인되지만 음주는 금기시된다.[8] 나는 통합의학 창시자 중의 한 명인 앤드루 와일 박사의 말에 동의한다. 와일 박사는 "아무리 악명 높은 약물이라도 이로운 방향으로 사용될 수 있다. 반면 관습적으로 허용되는 약물이라도 남용될 가능성이 존재한다. 절대적으로 좋거나 나쁜 약물이란 없다. 다만 그 약물의 사용 방법이 좋거나 나쁠 뿐이다."라고 했다.[9] 솔직히 말해 나는 약물에는 그다지 끌리지 않는다. 사람들에게 약물은 시도도 하지 말고 약물을 사용하는 사람과는 가까이 하지 말라고 말해주고 싶다. 그러나 나 역시 엄청난 창의력과 치유력이 술이나 약

---

* 스케줄 1 등급 약물: 미국에서는 통제 물질을 스케줄 1~5등급으로 분류한다. 스케줄 1 등급은 남용 위험이 높은 약물로, 의료용으로 인정하지 않으며 불법 약물로 규제된다. 헤로인, LSD 등이 여기에 속한다.

물에서 비롯하기도 한다는 사실을 모르지는 않는다.

오피오이드는 과잉 처방되고 있긴 하지만 일부 통증을 다스리는 데에는 분명 효과가 있다. 이에 대해서는 4장에서 더 자세히 살펴보겠다. 큰 수술을 하는데 통증을 완화시키는 모르핀이나 다른 마약성진통제를 사용하지 않는 건 잔인한 일이다. 문제는 통증이 사라진 뒤에도 모르핀을 계속 사용함으로써 중독된다는 점이다. 최소한 맨 처음에는 약물 자체가 중독을 유발하지는 않는다. 중독은 사람들이 약물을 남용할 때 생긴다.

가버 마테 박사가 언급한 것처럼, 어떤 약물 또는 행위 자체가 중독을 일으킨다면 쇼핑을 가는 사람은 누구든 쇼핑중독이 될 것이고 음식을 먹는 사람이라면 누구든 음식중독이 될 것이다. 결국 알코올중독이나 약물중독은 심리적, 신체적으로 더 큰 건강 문제가 증상으로 나타난 것일 뿐이다.

#5 아이들이니까 술과 약물을 시험 삼아 하는 건 괜찮다

워커는 고등학교 1학년 때 학교가 끝난 뒤 풀숲에서 친구들과 대마초를 피우기 시작했다. 리사는 열네 살 때부터 부모님의 술 장식장에서 와인을 훔치기 시작했다. 샘은 열다섯 살 때 약물 사용 문제로 어머니에게 꾸중을 들었지만 콧방귀도 뀌지 않았다. "엄마, 학교에서는 '모두' 약을 한다고요. 너무 심각할 것 없어요." 샘이 말했다. 그런데 샘의 삼촌이 코카인 과다 복용으로 30대에 사망한 걸 안다면 어떨까? 샘은 자신에게는 '결코' 그런 일이 일어나지 않을 거라고 철석같이 믿고 있다. "엄마, 저는 코카인은 '절대로' 안 해요."

진료 때 만나는 부모 대부분은 10대 때 약물을 실험해 보는 건 아무런 해가 없다고 생각한다. 그저 웃어넘기거나 어깨를 으쓱하며 이렇게 말한다. "별거 아니에요. 애들이잖아요." 우리 친구들의 자식들 역시 그런 실험을 하고 있기에 우리는 그게 정상이라고 확신한다. 이에 더해 술이나, 좀 더 최근에는 마리화나까지도 미화하는 광고에 둘러싸여 그 결과 이러한 잠재적인 중독물질이 그저 오래된 재미에 지나지 않는다고 생각한다.

그러나 성장 중인 뇌가 얼마나 취약한지에 대해 알면 알수록 어린 나이의 음주나 약물 사용이 '무해'와는 정반대라는 사실을 더 분명하게 깨닫게 될 것이다. 아이들이 술이나 약물을 시험 삼아 해보는 것은 전혀 괜찮지 않다. 결코 해가 없는 게 아니다. '그저 애들 장난'도 아니다.

음주나 약물 사용 시기가 빠르면 빠를수록 나중에 더욱 쉽게 중독에 빠진다는 사실은 의심의 여지가 없다. 실제로 나이가 어리면 어릴수록 훨씬 해롭다. 어린 뇌는 중독에 더 취약하다. 또한 어린 뇌는 훨씬 더 흥분한 상태로 즐거움을 느낀다. 실제로 아이들은 어른들보다 더 즐거워한다. 이 말은 곧 어렸을 때 우리 뇌가 약물에 노출되면 중독의 위험이 그만큼 더 커진다는 뜻이다. '재미'라고 하지만 이건 마치 불장난과 같다. 그 '재미' 때문에 평생에 걸친 싸움을 벌여야만 한다. 열다섯 살 전에 술을 마시기 시작하면 21세 이후에 음주를 시작하는 것에 비해 알코올중독이 될 확률이 6배 높아진다.[10] 어린 나이에 마리화나를 시작하는 사람은 중독될 확률이 거의 2배에 달한다.[11] 우리 집 아이들도 중독 때문에 고생했다. 우리 부부가 그에 대해 충분히 생각해보지 않았고 조기 노출을 막을 방법을 몰랐던 데에도 부분적인 책임이 있다. 나의 남동생 브루스는 당연히 나와 비슷한 유전적 성향을 지녔고 같은 환경에서 자랐다. 브루스의 두 딸은 약물 남용으로 고생한 적이 없다. 브루스와 그의 아내 미셸라는 중독으로 고생한 집안사람의 이야기를 숨기지 않았을뿐더러 딸들이 약물이나 술 근처에 가지 않도록 경계를 게을리하지 않았고, 약물 사용이나 음주가 '멋지거나 재밌거나 아무런 해가 되지 않는' 일처럼 보이지 않게끔 조심했다. 동생 부부는 딸들이 방과 후 활동으로 바쁘게 만들었고 남의 집에서 자는 걸 허락하지 않았다. 대신 친구들이 집에 와서 자는 건 허락했는데 그렇게 함으로써 항상 딸들이 어디에서 무엇을 하고 있는지 알 수 있었다.

꽉 짜인 스케줄로 움직이는 아이들 또는 부모의 과도한 감시 등에 대해 우리는 하루 종일 찬반 논쟁을 벌일 수 있다. 그러나 과외 활동을 많이 하고, 스트레스나 불안을 해소할 수 있는 긍정적이고 건강한 배출구가 있고, 어디서 누구와 무엇을 하는지 부모가 아주 가까이에서 지켜보고 있는 아이들이라면, 중독자가 될 가능성이 적은 게 사실이다. 10대 시절의 약물 사용은 해가 없는 게 아니다. 엄청나게 파괴적인 영향이 잠재해 있다.

#6 중독에서 벗어나려면 먼저 바닥을 쳐야 한다

대부분의 사람이 중독을 이겨내려면 '바닥까지 내려가야 한다', '바닥을 쳐야 한다'고 믿는다. 한마디로 사실이 아니다. 우리는 어느 역이든 중독 열차에서 내릴 수 있다. 기차 속도가 너무 빨라 끝내 탈선해 바다에 곤두박질칠 때까지 기다릴 필요가 없다.

자기를 파괴하는 기차에 올라탄 사람들은 대개 처음에는 온전하다가, 몇 달 또는 몇 년 뒤 절박한 상태가 되고, 결국 완전히 망가진다. 문제는 더 멀리 가면 갈수록 선택의 여지가 그만큼 줄어든다는 것이다. 그러나 여기서 진실은, 누구나 그 기차를 멈출 수 있고 멈춰 세워야만 한다는 데 있다. 꼭 바닥까지 내려갈 필요는 없다. 첫 시도에서 성공하지 못할 수도 있다. 그러면 다시 시도하면 된다. 진행 단계에 상관없이 이 책에 나와 있는 방법들을 이용해 스스로를 도울 수 있다.

#7 중독자 스스로 치료를 원하지 않으면 할 수 있는 일은 아무것도 없다

마이야는 며칠간 약물을 과용하지 않았다. 담당 의사는 마이야가 몰래 혼자서 모르핀 정맥주사를 놓고 있었다는 사실을 알지 못했다. 나 역시 몰랐다. 그러나 어느 날 저녁, 아이들과 나는 마이야가 밥을 먹다가 졸고 말할 때 발음이 불분명하며 걸을 때 비틀거린다는 것을 알아차렸다. 우리는 마이야를 잃게 될까 봐 겁이 났다. 나는 마이야의 문제에 개입하려고 준비했다. 우리 집 가족 상담사와 마이야의 친한 친구 셋, 마이야의 여동생과 내가 한자리에 모였다. 그전에 아내의 담당 의사에게 연락해 지역 치료 센터에 병상을 확보하고 건강보험회사의 사전 승인도 받아두었다. 마이야는 이 일로 충격을 받고 저항도 했지만 어쩌지 못해 치료를 받기 시작했다.

마이야는 낫고 싶어 했지만 약물을 끊으려고 하지는 않았다. 오피오이드를 쓸 수 없다면 결국 죽고 말 거라고 겁을 냈다. 실제로 많은 중독자가 이렇게 느낀다. 사실 오피오이드에서 벗어나는 건 매우 힘들고 고통스럽다. 애초에 마이야가 오피오이드를 시작한 것도 순전히 극심한 통증 때문이었다. 마이야는 여전히 자신이 오피오이드를 남용한다는 사실을 부인했다. "진짜 통증 때문이라고요. 당신들은 이해를 못 하는군요." 약물 사용에 대해 아무리 부드럽게 물어도 마이야는 이처럼 방어적으로 반응했다. 그러나 마이야를 사랑하는 사람들이 가족 상담사와 만나서 하나로 뭉쳤다. 마이야에게는 어떤 선택지도 주지 않았다. 그러자 마이야는 차에 타서는 울고 몸을 떨고 무섭게 화를 냈다. 다행히도 마이야는 자신을 가장 사랑하고 아끼는 사람들에게 둘러싸여 있었다. 마이야는 현재 15년 이상 약물을 끊은 채로 고통받는 다른 여성들의 후원자로 활동한다. 마이야는 구원받은 삶의 빛나는 모범이다.

본인이 정말로 절실히 원하지 않는 한 치료는 실패하고 말 거라는 이야기를 많이 들어보았을 것이다. 중독자들은 창피를 당하기도 하고 야단도 맞으며 더 조심하고 더 열심히 노력하라는 조언을 듣는다. 맞는 말이지만 이에 대해 할 말이 있다. 의지를 갖는 게 중독 스펙트럼의 중증에서 경증 끝으로 돌아가는 데 도움이 되지만, 치료를 시작할 준비가 되었다는 '느낌'이 들어야만 시작할 수 있는 건 아니다. 아직 준비가 되지 않았어도 치료받을 수 있다. 심지어는 마음속 깊은 곳에서 치료를 원하지 않는다는 걸 스스로 알고 있어도 도움은 받을 수 있다.

성인보다 10대에게 문제를 납득시키기가 종종 더 어렵다. 그러나 특정 나이 이하의 아이들의 경우에는 법적 보호자가 치료를 강제할 수 있다. 성인의 경우는 좀 더 까다롭다. 환자 가족이 강제 치료를 위한 법원 명령을 신청할 수 있다. 사랑하는 사람이 아프다면 낫도록 도와야만 한다. 우리 인생에서 소중한 사람이 중독자인데 치료를 원하지 않는다면, 그래도 우리는 할 수 있는 모든 노력을 기울여 그 사람을 도와야 한다.

#8 술이나 약물은 재미로 하는 거야. 늘 제정신인 건 지루하니까

인간의 뇌는 자극이 필요하다. 사람은 누구나 좋은 기분을 느끼고 싶어 한다. 앞에서도 이야기했고 다시 말할 기회가 있겠지만, 쾌락을 추구하는 건 전혀 잘못된 게 아니다. 우리의 회로는 즐거움을 찾고 고통을 줄이기 위해 할 수 있는 모든 일을 하도록 설계되어 있다. 당연한 말이다. 그런데 내가 찾아낸 즐거움이라는 게 사실은 나를 파괴하려고 기를 쓰고 덤비는 양의 탈을 쓴 늑대인데 내가 절친한 친구로 오해한 것이라면 문제가 된다.

일단 사용을 중단하면 다시는 재미를 느끼지 못하게 될까 봐 걱정하는 사람도 있다. 술이나 약물을 하면 친구들과 쉽게 어울릴 수 있으며, 다른 사람들과 같이 술이나 약물을 하면 보통 때 잘 느끼지 못한 친밀감과 절박함을 느낀다. 그러니 중독 프로그램이 확실한 효과를 거두려면 즐거움을 좇는 해로운 행동을 어떻게 하면 즐거움을 만드는 건강하고 중독성 없는 행동으로 바꿀 수 있는지 가르쳐주어야 한다. 무언가에 취하지 않아도 원하는 만큼 자주 즐거움을 느낄 수 있다! 게다가 이건 기분도 좋다! 다만 쾌락을 찾는 방법만 다를 뿐이다.

지난 크리스마스에 나는 AA(익명의 알코올중독자) 친구들과 함께 아주 멋진 음향 시스템을 갖춘 버스를 빌렸다. 우리는 아마 25명쯤 되었을 텐데 버스를 타고 포틀랜드의 도로를 달리며 크리스마스 불빛과 장식에 감동받아 목청껏 노래를 불렀다. 우리는 모두 어른이었고 취한 사람은 없었다. 몇몇은 자리에서 일어나 심장이 터지도록 춤을 추었다. 누군가 우리를 보았다면 우리가 탄 버스에 술이나 약물 같은 게 전혀 없었을 거라고는 짐작조차 못 했을 것이다. 순수하고 단순하며 맑고 깨끗한 재미. 우리는 우울하지 않다. 취하지 않아도 충분히 재미있다.

#9 모든 건 유전이다. 날 때부터 중독자가 되도록 정해진 사람이 있다

중독에 대해 무언가 비난할 대상이 필요할 때 유전자가 좋은 샌드백이 되어준다. 아직도 일부 과학자들은 중독에 관한 한 유전자가 '전부'라고 생각한다. 어떤 불행한 영혼이 중독에 굴복할 수밖에 없는 이유도 눈 색깔이나 머리카락 색깔처럼 피할 수 없고 필연적인 유전 때문이라는 것이다. 형제 특히 쌍둥이의 중독을 조사한 연구에 따르면 50~60퍼센트 정도가 유전적인 것이라고 한다.[12] 그렇다면 부모 둘다 또는 한쪽이 중독자라면 거기에서 태어난 자녀는 알코올중독이나 약물중독이 된다는 뜻일까? 물론 아니다.

오피오이드 중독으로 치료를 받을 때 아내가 담당 의사에게 혹시 알코올중독이 아닌지 물어본 적이 있다. 알코올중독은 그 의사의 집안 내력이었다.

"알 수 없죠. 저는 한 번도 술을 마셔본 적이 없어서요." 그는 자신의 유전적 운명을 시험해보지 않았다. 올바른 환경에서는 이런저런 유전적 소양이 있어도 문제가 되지 않는다. 잘못된 환경, 예를 들어 스트레스나 아동기의 방임, 영양부족, 임신 중의 약물 사용이나 음주, 어린 시절 유해 화학물질에 심하게 노출된 경험 등이 있다면 유전적 소양이 문제를 일으킨다. 중독은 유전이므로 환자가 특별히 할 일이 없다는 얘기를 흔히 한다. 그러나 '나쁜' 유전자를 가졌다는 말에 속아 넘어가서는 안 된다. 실제로 우리는 생활습관을 선택함으로써 유전자를 활성화하거나 비활성화할 수 있다. 바로 마이아의 의사가 그런 것처럼. 그는 알코올중독의 유전적 위험을 활성화시키지 않기로 선택한 것이다.

중독과 관련해 DNA가 역할을 하는 것은 분명하지만 사람의 행동은 단순히 유전자 스위치를 켜고 끄는 것보다 훨씬 복잡하다. 인생의 어느 시점에 자신이 중독 스펙트럼의 어디에 있게 될 것인가 하는 것은 자신의 유전적 취약성과 당시 삶의 환경이 어떻게 결합하는가에 따라 달라진다. 영양 섭취와 비타민 D 수치, 장내미생물군, 스트레스, 수면, 운동, 지지받는 사람 관계 구축 등을 소홀히 하면 할수록 중독 스펙트럼의 중증으로 진행할 가능성이 커진다.

유전자의 잠재성이 환경과 상호작용해 어떻게 발현되는가를 연구하는 것을 후성유전학이라고 한다. 유전과 후성유전 둘 다 우리 뇌의 통증 수용체와 쾌락 수용체에 영향을 미치지만 약물대사가 얼마나 빨리 일어날지, 각기 다른 치료약에 대한 반응이 어떨지에 대해서는 후성유전이 더 중요하다는 사실이 점점 더 분명해지고 있다. 반가운 소식이다. 우리가 유전자에만 얽매여 있지 않아도 되고 우리 삶에 유전자의 어떤 잠재성이 발현되게 할 것인지 선택할 수 있다는 뜻이니까. 즉 우리를 중독 위험에 빠뜨릴 수 있는 유전자가 실제 어떤 식으로 발현될 것인지에 대해 우리 스스로 영향력을 행사할 수 있다.

유전자는 운명이 아니다.

#10 생활습관 변화는 중독자에게 도움이 안 된다

전통적인 의학 연구들은 생활습관 같은 비약물적 개입을 통해 자가면역질환을 바로잡고 암을 치료하며 뇌 기능을 향상시킬 수 있다는 생각을 무시한다. 의사들 역시 생활습관을 바꿈으로써 중독을 바로잡을 수 있다는 생각을 받아들이지 않을 때가 많다. 유전적인 중독 위험인자를 몇 가지 밝혀내긴 했지만 유전자는 운명이 아니다. 조기 노출 또한 운명이 될 수 없다. 중독을 사망 선고처럼 받아들일 필요도 없다. 가장 순한 과잉행동(가버 마테 박사의 클래식 CD 집착 같은)에서부터 완전히 진행되어 치료가 불가능해 보이는, 즉 죽음에 가까워 보이는 중독도 이겨낼 수 있다. 내 눈으로 직접 목격한 사실이다.

생활습관을 바꾸는 것이야말로 실제로 약물 남용으로 나빠진 건강을 회복하고 중독을 극복할 수 있는 핵심이다. 이 책 전체에서 내가 말하고

자 하는 것은 식습관 개선, 운동량 증가, 스트레스 감소, 그리고 자연적
이고 건강하며 지속가능한 행복감(반대는 치명적인 위험성이 있는 약물로
유도된 행복감이다)을 느낄 수 있는 다른 방법을 찾는 것, 이와 같은 비의
료적 개입이 중독 치료에 결정적이라는 점이다.

생활습관의 변화는 말 그대로 내 생명을 구해주었고 회복할 수 있는
충분한 힘을 충전시켜 주었다. 나는 여전히 회복 프로그램을 잘 지키고
있고 건강한 생활습관을 실천하기 위해 늘 주의한다. 따라서 내가 다시
중독 스펙트럼의 중증 끝으로 되돌아가는 일은 없을 것이다. 중독에 구속
되어 있던 시간을 돌이켜보며 나는 이렇게 말한다. "절대 안 돼!"

누구나 이 책에서 말하는 변화를 실행하여 여태껏 경험하지 못한 평화
와 평온을 느낄 수 있다. 햇빛과 운동을 더 많이 즐기고 자연적인 통증완
화 방법을 찾고 스트레스를 줄인다. 더 좋은 음식을 먹고 피로가 풀리게
잘 자고 장내미생물군을 다양하게 유지한다. 약물이나 술 없이 긍정적인
생활방식으로 사람들과 가까운 관계를 유지한다. 이렇게 하면 재발 위험
이 줄어들 뿐만 아니라 모든 면에서 더욱 건강한 삶을 살 수 있다.

스펙트럼에서의 위치를 계속 확인하고 있으면 삶의 고난이 우리를 또
다시 굴복시키는 걸 막을 수 있다. 살아가는 동안 가족의 죽음이나 질병,
부상과 같은 심각한 사건이 생기더라도 더 이상 실패나 재발을 운명으
로 받아들이지 않는다. 이미 저항력을 기른 것이다. 충동적인 행동을 저
지르기 전에 잠시 멈추고, 그 상황에서 치유하려면 스펙트럼의 어느 방
향으로 나갈지 결정한다. 더 이상 인생에 맹목적으로 반응하지 않는다.
우리 앞에 일어나는 일에 어떻게 반응할지, 우리 의지로 통제한다.

생활습관을 바꾼 다음 그걸 완벽하게 지켜나갈 수 있을까? 아니, 그럴
수 없을 것이다. 중독 스펙트럼 중증에서 중등도 위치로 돌아가는 여정

을 시작하는 게 가치가 있을까? 당연히 가치가 있다.

나는 이 책에서 우리 삶에 통합할 수 있는 건강한 치유 전략을 제공할 것이다. 그러니 지금 당장 시작하자. 할 수 있는 한두 가지부터 시작하자. 오늘 바로 실천하자. 그리고 내일 또다시 실천하자. 일주일이 지나면 기분이 나아질 테고 그 느낌이 좋아서 계속하게 될 것이다. 이 과정을 감당할 유일한 방법은 지금 이 순간, 바로 오늘에 집중하는 것뿐이다. 하루 또 하루.

중독 스펙트럼을 따라가는 여정은 사람마다 다를 수밖에 없다. 각자 현재 자신의 위치에 대해 책임감을 가져야 한다. 우리는 매일 수없이 많은 사소한 결정을 내리며 그 결과가 중독 스펙트럼상의 우리 위치에 영향을 미친다. 이 책의 정보들과 삶을 치유할 수 있는 깊은 지식으로 무장하자. 이제 우리 자신이 책임자다. 우리는 더 이상 환경의 희생자가 아니다. 가장 어려운 도전이 곧 우리의 가장 큰 강점이 될 것이다.

3장

■■■■

우리를 중독으로 몰아가는 것:
의사, 제약회사, 식품업체 그리고 스트레스

다른 의사들처럼 나 역시 질병을 '진단'하고 '치료'하도록 훈련받았다. 거의 모든 의사는 진단과 치료가 의사가 해야 할 올바른 일이라고 생각한다. 환자에게 문제가 있다? 그럼 처방전을 써. 그러곤 다음 환자를 보면 돼. 문제 해결됐다. 그렇지?

만약 현재의 의료체계가 건강 문제를 해결하는 대신 오히려 없어도 될 문제를 '만들고' 있다면? 의사들이 사실 중독을 퍼뜨리는 데에 부분적으로 책임이 있다면?

태어나기 전부터 우리는 의약품에 노출되었을 거다. 한때는 모든 의사가 임신 중에는 '어떤 약도 쓰면 안 된다'고 경고했다. 그러나 요즘 의사들은 임신성 당뇨병에는 인슐린 주사를 적극적으로 홍보하고(생활습관과 영양 개선은 효과가 없다고 무시하면서), 타이레놀을 권하며(이미 아세트아미노펜이 모든 연령에 해롭다는 것이 알려졌음에도. 이에 대해서는 6장에서 다룬다), 인플루엔자 및 백일해 백신 접종도 해야 한다고 주장한다(하지만 예전에는 임산부들에게 접종을 하지 말라고 했다. 아직까지 장기간의 안전성 연구가 안 되어 있다). 또한 분만 시 통증을 줄이기 위해 흔히 무통 주사로 알려진 경막외마취를 권한다. 이 마취제의 주요 성분 중 하나인 펜타닐 은 중독성이 몹시 강한 오피오이드이며 태아의 혈류로도 들어간다. 그러 나 의사들은 이 사실을 말해주지 않는다.

중독은 어디에서 시작되는가

2016년 4월 21일, 천재 음악가 프린스가 겨우 57세의 나이로 집에서 숨진 채 발견되었다. 나 역시 전 세계 팬들과 마찬가지로 망연자실했다. 그 뒤 6월 2일에는 더욱 놀라운 뉴스가 있었다. 프린스는 술을 입에 대 지 않았으며 6,000㎡가 넘고 천만 달러를 호가하는 페이즐리파크에서 는 술과 마약을 완전히 금지했다. 그런 그가 우발적인 펜타닐 과다 복용 으로 사망했다는 것이다.[1]

펜타닐은 사촌 격인 불법 마약 헤로인보다는 30~50배 강하고[2] 모르 핀보다 50~100배 강한 약물이다. 펜타닐은 중독성이 강한 오피오이드 로 '1등급 약물'이다. 펜타닐은 헤로인보다 약효는 강하면서 값이 싸서 마약상들은 헤로인 속에 잘라 넣어 헤로인을 더 강하게 만들기도 한다. CNN의 의학전문기자인 산제이 굽타 박사도 뉴스 방송에서 "펜타닐은 단지 0.25mg만으로도 치명적일 수 있다."[3]고 경고했다.

나는 뉴스에서 펜타닐의 위험성을 다루는 걸 보고 반가운 마음이 들었 다. 프린스의 죽음을 계기로 많은 것이 알려졌다. 하지만 **펜타닐이 분만 시 통증을 완화시키기 위해 산모에게 투여하는 경막외마취제에 들어가는**

성분이라는 사실을 아는 사람은 별로 없다.

경막외마취제는 척추의 경막외 공간에 주사하는 국소마취제로 허리 아래쪽 감각을 무디게 만든다. 매년 미국 내 병원에서 분만하는 산모 중 60퍼센트 이상 즉 거의 2백만 명이 경막외마취를 받는다.[4]• 경막외마취제에는 오피오이드 종류인 펜타닐 또는 수펜타닐 외에도 국소마취제인 부피바카인, 클로로프로카인 또는 리도카인이 있다. 통증완화를 위해 산모가 복용하는 약물이 모두 그렇듯 펜타닐도 태아에게 전달된다고 알려져 있다.

미국 식품의약국[FDA]에서는 "진통 및 분만시 펜타닐을 사용해도 된다고 말할 만큼 데이터가 충분하지 않다. 그러므로 사용을 권장하지 않는다."고 경고한다. 또한 '임산부 대상의 적절하고 통제된 연구가 없다'[5]는 사실도 지적한다.

콜로라도 출신 루아나 조지는 원래 분만실 간호사였는데 30년 넘게 조산사로 일하며 천 명이 넘는 아기를 받았다. 조지는 석사과정에 있을 때 경막외마취가 모유수유에 미치는 영향에 대한 연구를 시작했다. "펜타닐은 태반을 빠르게 지나갑니다.[6] 신생아에게는 오피오이드에 대한 혈액뇌장벽••이 없기 때문에 약물이 들어오면 뇌의 수용체에 빠르게 달라붙습니다. 그 결과 신생아의 신경행동과 젖 빨기가 둔해지지요. 경막외마취를 한 산모들이 모유수유를 시작할 때 어려움을 겪는 것처럼 보였는데 그 이유가 바로 여기에 있었습니다."[7] 조지는 경막외마취를 한 산

• 2016년 11월 24일자 〈스포츠한국〉은 한국에서 자연분만하는 임산부 10명 중 9명이 무통분만을 한다고 보도했다. 제일병원 분만실은 2015년 무통분만이 전체 분만의 94퍼센트를 차지한다고 발표했다. 2003년 제일병원의 무통분만율 3.8%에 비하면 폭발적인 증가다-감수자.

•• 혈액뇌장벽 또는 혈뇌장벽(blood-brain barrier): 뇌와 혈관 사이에 있는 장벽으로, 혈류에 섞여 있는 해로운 물질이 뇌 조직으로 들어가지 못하도록 선택, 차단한다.

모가 낳은 아기들이 종종 수유가 곤란할 정도로 너무 졸려 하거나 젖을 잘 조절해 빨지 못하고, 심한 경우 엄마 젖을 찾지 못하는 경우까지 보았다. 조지는 경막외마취로 태어난 아기들과 약물 투약 없이 태어난 아기들이 눈에 띄게 차이를 보이는 것에 주목했다.

스웨덴 연구자들도 동일한 현상을 관찰하고 이를 영상으로 찍었다. 경막외마취를 한 엄마에게서 태어난 신생아들은 처음에 엄마 젖을 제대로 빨지 못했고 체온도 더 높았으며 갓 태어났을 때도 더 많이 울었다.[8] 위치토 주립대학의 과학자들 또한 분만 진통제가 아기의 젖 빠는 반사작용에 지장을 준다는 것을 발견했다.[9]

분만 때 아기를 오피오이드에 노출시키는 것이 바람직하지 않다는 것만은 분명하다. "부모는 분만 진통제나 경막외마취가 신생아에게 아무런 영향을 주지 않는다는 말을 들었을지도 모르지만, 이들 약물이 신경행동학적으로 신생아에게 중대한 영향을 끼치며 엄마와 아기의 관계에도 영향을 미친다는 연구 결과도 있다."[10] 간호사이자 수유 컨설턴트로서 매사추세츠주 모유수유연합 이사회의 일원인 마샤 워커는 이렇게 결론 내렸다.

그런데 신생아 때 아주 미량의 오피오이드에 노출된 것이 장기적으로 영향을 미칠까? 확실한 답은 알 수 없다. 그러나 불안하게도, 2015년 컬럼비아대학 연구팀이 경막외마취제 사용이 신생아의 뇌 각 부위의 크기와 관련되어 있음을 발견했다.[11] 내 동료 그레고리 스미스는 중독과 통증관리 전문가로 영화 〈아메리칸 애딕트American Addict〉의 제작자이며 캘리포니아 베벌리힐스에서 개업의로 일하고 있다. 스미스는 30년 진료를 하면서 경막외마취제를 수도 없이 투여했다. 그러나 지금은 가능한 한 쓰지 않으려고 할뿐더러 여성들에게도 거부하라고 조언한다. "이건 무해한 처치가 아닙니다. 거부하십시오. 저도 경막외마취를 안 할 겁니다."[12] 조산사 루아나 조지는 경막외마취제에 들어 있는 펜타닐에 대해 더 많이 이야기해야 한다고 했다. 또한 분만 시 과잉 관리와 과도한 약물 투약이 현재 미국에서 오피오이드가 급속히 확산되는 데에 부분적인 책임이 있는 건 아닐까 의심한다. "우리가 중독 문제를 인식하는 지금이 중독성 행동의 발병에 영향을 주는 요인들을 살펴보아야 할 때가 아닐까요. 경막외마취부터 시작할 수 있습니다."[13] 나도 같은 생각이다.

약장수

의료 전문가 단체의 의사용 지침, 보험제도의 경제적 인센티브, 여기에 의사평가 시스템이 더해져서 아기가 태어난 날부터 의사들은 의약품을 공격적으로 개입시킨다. 아기에게 습진이 생기면 스테로이드 연고를 처방한다. 유아가 천식에 걸리면 값비싼 흡입기를 권한다. 가벼운 귀 염증에서 폐렴까지, 소아 환자들에게 필요하든 필요하지 않든 무조건 항생제를 처방한다. 나는 영유아를 향정신성 약으로 치료한 적이 없지만 미국에서는 출생 후 만 한 살까지의 영유아 2만 6,400명 이상이 항우울제를, 22만 7,000명 이상이 항불안제를 처방받았다.[14] 이건 단지 아기 때에 한해서이다.

학령기 아동은 6명 중 1명꼴로 주의력장애 때문에 고생하고 있다. 그러면 리탈린이나 애더럴* 같은 각성제를 투약하는데 이 약물들은 필로폰

---

* 한국에서는 금지 약물이다.-감수자.

에서 겨우 한 발짝 떨어져 있을 뿐이다. 필로폰에 대해서는 5장에서 자세히 이야기할 것이다. 사정은 점점 나빠진다. 13~18세 청소년 4~5명 중 1명꼴로 불안이나 우울증 같은 정신건강장애로 고통받고 있다.[15] 하지만 의사들은 겁낼 필요 없다고 말한다. 이럴 때 쓸 수 있는 선택적 세로토닌 재흡수 억제제Selective Serotonin Reuptake Inhibitors, SSRI 같은 뇌를 변화시키는 약물이 많이 있으니까.

성인기에 접어들 때까지 집중력과 분별력을 유지하기 위해서 또는 불안, 만성습진, 천식, 불면증 등 온갖 건강상의 문제를 치료하기 위해서 의약품에 의존한다. 그러지 않은 사람이야말로 예외적인 경우다. 실제로 2015년 〈미국의학협회 저널〉에 발표된 연구를 보면 미국인의 거의 60퍼센트가 현재 처방약을 복용하고 있다고 한다.[16]

의사들은 처음부터 환자에게 약물 의존적인 태도를 길러주도록 교육을 받는다. 우리 의사들은 환자를 볼 때 표준 진료를 따라야 한다고 배우는데, 이 말은 곧 다른 의사가 하는 대로 진료해야 한다는 뜻이다. 종종 '최선의 치료 행위'로 여겨진 표준 진료는 수십 년 동안 혁신을 방해하기도 하고, 더 새롭고 더 안전하며 더 좋은 치료법 도입을 두려워하게 만들어서, 결국 시대에 뒤떨어지고 때로는 위험한 의료 접근법을 계속하도록 권장한다.

흔히 표준 진료를 따르면 좋은 의사라고 생각한다. 반면에 자신의 풍부한 임상 경험, 동료 심사를 거쳐 의학 학술지에 발표된 최신 과학 정보, 환자 개인의 필요 등을 고려해 표준 진료에서 '벗어난' 진료를 하는 의사들은 징계를 받거나 보험 승인이 거부되거나 심지어 고소당하기도 한다. 이러니 많은 환자가 중독되는 게 당연하지 않은가? 어린이와 10대들은 처음에는 의사가 처방해준 약으로 시작하지만 나중에는 불법적인 약물을 자가 처방하기에 이른다. 이들이 중독 스펙트럼을 따라가도록 도운 그 의사들은 약으로 문제를 해결하는 현대의 행동양식과 중독이 어떤 식으로 들어맞는지에 대해서는 주의를 기울이지 않은 채 가장 먼저 나서서 중독자들을 비난하고 무시할 때가 많다.

제약회사와 식품업계, 실리콘밸리는 물론이고 의료기관들까지도 처방약의 남용, 과식, 과도한 디지털 기기 사용, 심지어 약물 남용을 권장하는 등 24시간 내내 중독을 조장하고 부추긴다. 이 같은 나쁜 소식을 들으면 정말로 낙심하게 된다.

하지만 좋은 소식도 있다. 아는 것이 힘이라는 것. 중독이 어떻게 퍼져나가고 부추겨지는지 아는 것이 바로 저항의 첫 단계이다.

나는 건강과 웰니스를 증진시키기 위해 의사가 되었다. 그러나 의과대학 시절 산부인과 인턴을 할 때, 실제로 낙태하는 젊은 여성들을 진료하면서 '교훈을 주기 위해' 거칠게 대하라는 말을 들었다. 그래야 그 여성들이 앞으로 원치 않는 임신을 하지 않을 거라는 얘기였다. 듣기에도 끔찍하고 거슬리는 말이지만, 사실이다. 우리는 또한 임신이란 의사들이 제왕절개라는 방법으로 해결해야 하는 '문제'이며 복부 출산이야말로 대개의 경우 가장 안전한 방법이라고 배웠다(지금은 전혀 사실이 아님을 나는 알지만 내 동료들은 여전히 그렇게 믿고 있다). 정신과 인턴 때는 커리큘럼의 95퍼센트 이상에서 약물을 다루었다. 불안, 우울증, 경계성 성격장애, 조울증 및 자살 시도 환자에게 무슨 약을 쓸 것인가 하는 것이었다. 그때는 사람을 전체로 보는 게 중요하다는 개념이 없었다. 또한 근본적인 건강 상태가 우리 뇌에도 영향을 미치고, 우리가 먹는 음식과 운동량이 중요하며, 약이나 수술이 아닌 다른 치료법이 유용할 수 있다는 생각도 하지 못했다.

의사가 되고 오랜 시간이 지나서야 내가 처방 기계가 되었다는 사실을 깨달았다. 제약업계는 사람들의 건강보다는 약 파는 일에 더 관심이 있으며 질병을 조장한다고 할 정도인데 내가 거기에 속아온 것이다. 사실상 우리 의사들이 건강 쇠퇴와 중독 증가에 기여해왔다고 할 수 있다. 처음에는 나도 방어적이었다. 다른 동료들처럼 나 역시 모두가 하는 방법이 올바른 것이라고 믿는 실수를 저질렀다. 내가 실수를 했다는 걸 인정하고 싶지 않았다. 변화하려고도 하지 않았다. 그러나 일단 무슨 일이 벌어졌는지 스스로 깨닫게 되자 열린 마음으로 또 비판적으로 나의 처방 습관을 보게 되고 약을 쓰는 방식이 더 좋은 쪽으로 변했고 환자들도 더 건강해졌다.

다이애나의 이야기

헤로인 중독에서 회복 중인 다이애나는 옅은 금발, 녹색 눈에 미소가 환했다. 백인 중산층으로, 다이애나와 그의 여동생이 중독되기 전까지 집안에 헤로인 중독은 없었다. 다이애나의 이야기는 우리 클리닉에서 흔히 듣는 이야기였다. 다이애나는 열여덟 살 때 뇌수막염에 걸려 극심한 두통에 시달렸다. 의사는 진통제로 오피오이드를 처방해주었다. 그 의사는 편두통의 근본 원인을 찾아내야겠다는 생각을 하지 않았던 것 같다.

처음에는 약이 효과가 있었다. 그러나 2, 3년도 안 되어 다이애나는 마약성 처방약을 복용하기 시작했다. 계속 편두통이 있어서였는지 그 약을 먹었을 때의 느낌이 좋아서였는지 다이애나 자신도 분명하게 구별하지 못했다. 애나 렘키 박사는 자신의 책 《마약 판매상, 의사Drug Dealer, MD》

에서 중독과 관련해 과거 병력이나 위험인자가 전혀 없는 사람도 일상적인 치료 과정에서 오피오이드에 중독될 수 있다고 설명한다. "처방약의 범람, 무엇보다도 과잉 처방이 유행처럼 퍼졌다."[17]는 게 렘키 박사의 말이다. 오늘도 의사들은 뒤도 안돌아보고 아이들과 어른들에게 오피오이드를 나눠준다.

다이애나는 금세 약물에 빠져들었다. 몇 년 지나자 약을 먹지 않으면 정상적인 생활을 할 수 없었고 통증을 가라앉히는 데 점점 더 고용량의 약이 필요했다. 다이애나의 이야기는 의사들이 어떻게 환자를 중독 스펙트럼의 경증 끝에서 중증 끝으로 날려 보내는지 잘 보여준다.

"정말 편두통이 있었던 건지 아니면 약 먹었을 때
느낌이 좋아서 편두통이 있다고 확신했던 건지
실은 잘 모르겠어요. 알고 싶지도 않았죠.
얼마 후에 약이 없으면 움직이고 싶지도 않다는 걸 깨달았어요.
아무것도 하지 않고 가만히 앉아서 그 느낌이 들기를 기다렸어요.
바쁘게 지내다가 자칫 그 느낌을 놓칠까 봐서요.
그러면 약을 '헛되이' 쓰는 거니까요."
— 다이애나, 26세. 극심한 두통으로 처음 오피오이드를 복용한 뒤,
10대 초기에 오피오이드 중독자가 되었고 청소년기에 헤로인에 중독되었다

의사들은 결과를 전혀 고려하지 않고 다이애나에게 중독성 강한 오피오이드를 계속해서 처방했다. 정말로 무책임하고 화가 나는 처사다. 다이애나는 고등학교 때 사귄 남자 친구와 안정적인 결혼생활을 하고 있었고 아이가 셋 있었다. 의사들이 잘 몰랐을 거라고 말할 수도 있다. 사실 그럴지도 모른다. 그러나 의사들은 안타까울 정도로 쉽게 습관적으로 처방했다. 의사들에게는 돈벌이지만 환자들에게는 해롭다. 1년에 한 번 건강검진을 받는 것 말고는 병원 갈 일 없는 건강한 사람들은 통증을 치료하는 의사들(과 그와 연관된 모든 사람들)을 망하게 만든다.

다이애나는 7년간 진통제에 중독되어 있었다. 다이애나의 중독이 점점 통제할 수 없게 되었을 무렵 오리건주에서 의사들을 대상으로 오피오이드 과잉 처방에 대한 면밀한 조사가 시작되었다. 그동안 책임을 방기한 채 전혀 관심없던 주 보건 당국자들이 마침내 주의를 기울이기 시작한 것이다. 당국자들은 자신들이 발견한 사실에 충격을 받았고 걱정스러웠다. 통증 전문의에서 일반 의사에 이르기까지 무책임하게 중독성 강한 위험한 약물을 권하고 있었다. 오리건주는 미국에서 오피오이드 오용 비율이 최고로 높은 주 가운데 하나였고[18] 과잉 복용 비율도 급격하게 상승하고 있었다. 이런 상황은 지금도 여전하다. 서론에서 말한 것처럼 요즘은 오리건주를 비롯해 미국 36개 주에서는 교통사고 사망자보다 약물 과용으로 사망하는 사람이 더 많다.[19] 이런 사실이 드러나면서 의사들은 다이애나에게 여전히 비코딘이나 퍼코셋 같은 진통제를 처방했지만 소극적으로 양을 줄였다. 그러자 다이애나는 거리로 나가 불법적으로 처방약을 사 부족분을 메꾸기 시작했다. 그 당시 다이애나가 살던 오리건주 애슐랜드는 극장과 야외 레크리에이션, '보헤미안 시크' 같은 히피 문화로 유명한 고급 관광지였다. 다이애나는 다시 임신했다. 다이애나는 임신기간 동안 의사의 승인 하에 통증을 다스렸고(의사들은 다이애나가 처방보다 더 많이 복용한다는 사실을 몰랐다) 넷째를 출산한 뒤 퍼코셋 처방을 받고 퇴원했다.

몇 주 후 다이애나는 처음으로 블랙타르 헤로인을 투여했다. 구하기도

쉽고 불법적으로 진통제를 사는 것보다 더 쌌다. 다이애나는 그걸 했을 때 기분이 아주 좋았다

　　그 후 나는 다시는 진통제로 돌아가지 않을 거라는 사실을 알았죠. 도취에 이르는 좀 더 직접적인 방법을 발견했으니 누구라도 무척 흥분했을 거예요. 그 결과를 미처 깨닫지 못한 채로요. 심장이 정신없이 뛰고 흥분되며 엔도르핀이 증가하죠. 천하무적이 된 것 같고 원하는 건 뭐든지 할 수 있을 것 같아요. 나를 방해할 건 아무것도 없어요. 통증도 아픔도 없어요. 이건 좋은 일 아닌가요? 그래서 우리는 모든 부정적인 사건들, 예를 들어 "요리하다가 잠들어버렸어."라거나 "만사 제쳐두고 가방부터 사러 가야 해."라고 했던 일들을 간과하게 되지요. 시간 감각 또한 "5분 뒤에 올게."라고 말하고는 다음 날 오는 식이 되는 거예요. 이 정도로 나빠져요. 그때는 내가 어떻게 이런 것들을 못 봤는지 알 수가 없네요.

　　2장에서 말한 것처럼 약물중독자들은 감당하기 힘든 사회적 낙인에 직면한다. 중독의 책임은 고스란히 그들의 어깨 위에 얹혀 있고 인격적인 결함이 있거나 의지력이 부족한 사람으로 여겨지기 십상이다.
　　하지만 책임은 과연 어디에 있는 걸까? 의사가 하라는 대로 했다가 중독에 빠진 열여덟 살 소녀에게 정말로 책임이 있는 걸까? 열한 살짜리라면 어떤가?
　　다음은 최근에 어떤 엄마가 내 페이스북에 보내온 글이다.

　　제 아들은 경추융합이 있어서 견인기(교정 장치)를 착용하고 있습니다. 병원에서는 집에 올 때 딜리우디드(중독성 강한 아편제 하이드로모

르폰의 제품명)를 주었는데 그 약은 제가 열흘 만에 끊게 했습니다. 2주 후 동네 소아과에서 검진을 받았는데 의사는 여전히 통증이 있을 거라며 약을 줄 테니 그걸 다 먹어야 한다고 말했습니다. 저는 "아니요, 아이가 이제 아프다는 말 안 해요. 근육이완제가 목을 풀어줄 테니까 괜찮을 거예요." 하고 말했습니다. 의사는 "아뇨, 아드님은 여전히 통증이 있어요."라고 말하고는 옥시코돈을 120알 처방해주었습니다!!! 제 아들은 열한 살이라고요.

'약 공장'이라는 말을 들어본 적이 있는가? 부도덕한 의사들이 운영하는 병의원을 가리키는 말로 그곳에서는 대개 보험을 받지 않고 환자들에게 현금을 내도록 하며 의료기록을 위조하기도 한다(환자로 위장한 한 경찰이 이 같은 약 공장에서 진통제와 근육이완제를 처방받으려고 개의 엑스레이 사진을 냈는데 통과되었다고 한다).[20] 이들 병의원에서는 말 그대로 매주 수백 명의 사람에게 중독성 강한 마약성진통제 처방전을 써준다. 이런 의사 중 한 명인 모하마드 데라니[21]는 2017년 8월 미시간 디어본 의료센터에서 체포되었다. 그곳에서는 데라니의 진료를 받으려고 사람들이 밤낮없이 긴 줄을 서서 기다렸다. 데라니가 그해 1월부터 처방한 오피오이드만 50만 알이 넘었다고 전해지며 규제 약물에 대한 처방전도 하루 평균 43통 이상 써주었다고 한다!

헨리 베슬라라는 의사도 있다. 베슬라는 훈련 경력이나 자격 없이 2008년 가정의학에서 통증관리로 진료 과목을 바꾸었다. 수익성 높은 약 공장을 운영하던 이 라스베이거스 의사는 2017년 3월 옥시코돈 불법 처방으로 유죄판결을 받았다. 재판 중에 나온 이야기에 따르면 켄터키나 오하이오같이 먼 곳에서도 환자들이 찾아왔다고 한다. 베슬라는 진료 때 검사를 하는 법이 거의 없었으며 오로지 현금만 받았다고 한다. 베슬라는 매달 현금 9만 달러를 은행에 입금했다는데 한 번에 1만 달러 넘지 않게 입금해서 연방정부의 감시를 피했다.[22] 이런 사건을 지극히 예외적인 불법 의료 행위라며 무시하는 사람도 있겠지만 이건 체포된 예만 들었을 뿐이다. 전국의 의사들은 여전히 재고의 여지도 없이 습관적으로 무책임하게 중독성 강한 합성 오피오이드를 처방하고 있다. 그리고 이 모든 것들은 표준 진료의 범위에 속한다.

제약회사[P-harm-aceutical]의 사명은 돈을 버는 것이다 •

있는 그대로 말할 때가 되었다. 제약업계는 무가치한 연구를 수없이 많이 하고 온갖 미디어(텔레비전, 라디오, 신문, 잡지, 유튜브, 온라인 등)에 '…에 대해 의사와 상의하세요'라고 광고하느라 거금을 쓴다. 그러면서 사람들의 고통은 못 본 척한다. 제약회사는 자신들이 원하는 결과가 나오도록 '과학적' 연구 설계를 할 수 있는 전문가들을 고용한다. 자신들의 설명에 맞지 않는 데이터는 무시해 버리고 원하는 결과를 얻기 위해 정보를 조작하기조차 한다. 그 대표적인 예가 '담배 연구'이다. 제약업계의 부패에 관해서는 나도 책 한 권은 쓸 수 있다. 사실 이미 여러 권의 책이 나오기도 했다. 그러니 나는 책을 쓰는 대신 제약업계가 어떻게 움직이는지 상징적으로 보여주는 몇 가지 예를 들어보려고 한다.

• 저자는 이 제목에서 제약회사의 영문 'Pharmaceutical'을 'P-harm-aceutical'로 표기해 '해롭다(harm)'는 것을 강조한다.

제약회사 마일란은 에피펜 가격을 500퍼센트 인상했다. 2016년부터 2017년까지 에피펜 논란이 있었다. 에피펜은 사용법은 간단하지만 응급 상황에서 생명을 구할 수 있는 의약품이다. 에피펜은 위급한 전신 알레르기 반응인 아나필락시스 쇼크를 진정시킬 때 쓰는 주사약으로 주로 허벅지에 놓는다. 제조 원가는 약 30달러다.[23] 그런데 아이들의 음식 알레르기 발생률이 증가하자[24] 에피펜을 보유한 거대 제약회사인 마일란은 에피펜 가격을 500퍼센트 인상했다. 2009년 두 통에 100달러이던 에피펜 가격은 2016년 608달러가 되었다.[25] 생명을 위협하는 알레르기 질환이 있는 아이의 가정에서는 터무니없이 비싼 약값을 대느라 허덕이는데 마일란의 CEO는 해마다 거의 1,900만 달러에 달하는 수입을 챙겼다.[26] 이게 다가 아니다. 마일란의 CEO 헤더 브레시의 아버지는 미국 상원의원이며[27] 어머니는 전국 학교위원회를 감독하는 자리에 있었는데 그 위원회에서는 학교마다 에피펜을 구비해두어야 한다는 캠페인을 벌였다.[28]

학교에 에피펜을 구비해두는 건 물론 좋은 생각이다. 그러나 마일란은 술수를 써서 오로지 자사 에피펜만 구입하도록 계약을 맺었다. 이는 독점금지법 위반의 소지가 있는 행위였다. 비윤리적이며 불법적이다. 말도 안 되는 행위이니 처벌을 받았을 거라고 생각한다면, 너무 순진한 판단이다. 2017년 3월 CNBC의 보도에 따르면 마일란의 주가는 계속 오르는 중이다.[29]

인시스 제약회사는 암 환자로 속여서 약을 팔았다. 인시스는 2012년 펜타닐로 만든 진통제인 스프레이 설하제를 개발하여 미국 식품의약국의 승인을 받았다. 이 약은 아주 고가로 보험사의 사전 승인을 받아야 한다. 그런데 판매가 저조하자 인시스는 환자 파일을 조작하여(암이 없는 환자를 암 환자인 것처럼 꾸며서) 직접 문제를 해결했다. 인시스는 영업사원들에게 인시스 직원이라는 걸 감추고 마치 병원인 것처럼 보험회사에 승인 요청 전화를 걸게 했고 의사들에게 뇌물을 주어 그 약이 필요 없는 환자들에게도 처방을 내리도록 했다.

담배 연구

◌◌◌◌◌◌◌◌◌◌◌◌◌◌◌◌◌

우리는 대기업에 관해서는 쉽게 잊고 용서하는 경향이 있다. 그러나 담배 논란을 잠깐 살펴봐도 생각이 있는 사람이라면 업계가 후원한 '과학'이 종종 광고 이상의 효과를 낸다는 점을 충분히 알 것이다. 담배회사는 1950년대에 아마 자기네 제품이 암을 유발한다는 것을 알았지만, 흡연과 명백히 연관된 건강 문제에 대해서도 사람들이 '설마?' 하고 의심을 갖도록 수백만 달러를 써서 과학 연구를 조작했다.

제약회사는 제품을 홍보하기 위해 끊임없이 이중적인 방식으로 '과학'을 이용한다. 원하는 결과를 '증명'하고자 할 때 확증편향을 얻을 수 있는 연구를 설계한다. 부작용을 최소화하고 싶다면 장기적인 건강 문제가 드러나지 않도록 단기간 연구를 설계하거나 간단히 그 의약품에서 예상되는 실제 부작용을 제외시키면 된다. 하루 담배 한 갑을 피우는 흡연자와 두 갑을 피우는 흡연자의 연간 폐암 발생률을 비교하면 짜잔, 담배는 안전하다! 폐암 발병까지는 수십 년이 걸릴 뿐만 아니라 비흡연자는 이 연구에 포함되지 않았으므로 두 집단 간 폐암 발생률은 차이가 없는 게 당연하다.[30]

제약회사들은 진통제 비옥스, 항우울제, 주의력장애 치료제, 심지어 백신 등에도 이런 이중적인 방식으로 과학을 이용했다. 물론 그 제품들은 결국 시장에서 퇴출되거나 리콜되었다.

담배회사나 제약회사와 마찬가지로 거대 주류기업도 소비자를 조종하기 위해 결함이 있는 과학 연구를 권장하고 자금을 댄다. 미국의 진보 잡지 〈마더존스〉의 조사에 따르면 주류업계는 수백 건의 편향된 연구 지원에 수백만 달러를 썼다. 게다가 국립알코올남용 및 중독연구소NIAAA의 신진대사 및 건강 부서 책임자를 포함해 최소한 6명 이상의 정부 관료가 워싱턴을 떠나 주류기업에서 일자리를 구했다.[31] 과학적으로 잘 설계된 연구를 통해 과도한 음주가 건강상 문제를 일으킨다는 지적이 반복되고 세계보건기구WHO가 술을 발암물질로 규정했음에도[32] 대부분의 사람들은 쉽게 속아 넘어가서 술에 실질적이고 지속적인 건강상 이점이 있다고 믿는다. 그렇게 쉽게 속는 사람들에게라면 나도 플로리다에 팔려고 내놓은 습지가 있고 화성에도 소유권이 있는 땅이 있다는 걸 슬쩍 알려주고 싶다.

문제는 음식이다

우리 부부는 저녁이면 텔레비전 앞에 앉아 긴장을 풀곤 한다. TV를 켜면 어떤 프로그램을 보든 감자칩부터 새로 나온 패스트푸드까지 실험실에서 제조된 첨가물과 풍미 가득한, 진짜 음식을 닮은 가짜들에 대한 광고를 보게 된다. 시청자들은 이러한 쓰레기 같은 것을 진짜 음식이라 믿으며 행복으로 가는 길이라고 확신한다. 아름다운 여성이 샌드위치를 한

입 베어 물면서 관능적인 기쁨에 취한 듯 눈을 감는다. 햄버거에 토핑이 쌓이면서 남자다운 굵은 목소리가 흘러나온다. 이런 광고는 바로 그 '음식'처럼 우리의 가장 원초적인 뇌에 호소한다. 날씬하고 아름다우며 성적으로 매력적인 사람으로 보이려면 광고 속 멋있는 여성과 남성처럼 먹으라는 것이다.

그래서 많은 사람이 이렇게 먹는다. 우리는 표준미국식단Standard American Diet, SAD대로 먹고 있는데 그것은 슬플SAD 뿐 아니라 실은 우리를 아프게 한다. 그러한 포장식품들은 맛있는 것 같지만 화학물질과 환경호르몬이 잔뜩 들어 있으니 속으면 안 된다. 표준미국식단은 우리의 기분, 집중력, 소화기관, 심지어는 자신감에까지 부정적으로 영향을 미친다.

나는 최근에 전국적으로 유명한 소아과 의사의 어린이 건강에 대한 강의에 참석했다. 그는 특별한 유형의 수술을 하는 의사였다. 그가 보여준 첫 번째 슬라이드는 그를 초청한 도시의 '아름다움'을 강조하기 위한 것이었다. 클릭하자 패스트푸드 체인점의 햄버거와 감자튀김, 탄산음료 사진이 나타났다. 청중이 요란하게 웃었다. 그는 전날 저녁과 그날 아침을 먹으러 그 체인점에 갔었고 공항 가는 길에 다시 들러 점심을 먹을 거라고 으스댔다. 아이들에게 가공된 튀긴 음식과 설탕 범벅 음료를 주는 것은 아이들을 건강하게 키우는 방법과는 정반대이다. 그런데 매일같이 부모들에게 조언을 하는 여기 이 소아과 의사가 일군의 건강 전문가에게 패스트푸드를 옹호하고 있는 것이다!

오늘날 우리가 직면하고 있는 건강 문제는 상당 부분이 표준미국식단의 직접적인 결과물이다. 그럼에도 우리는 여전히 그대로 먹는다.

우리 부부는 아이들이 어렸을 때 둘 다 일을 했다. 우리는 바빴고 스트레스로 지쳤다. 솔직히 아이들의 뇌 발달과 건강 유지에 음식이 얼마나 중요한지 몰랐다. 마이야는 모유수유를 했지만 기간이 길지도 않았고 모유만 먹이지도 않았다. 우리는 아기에게 분유와 시중에서 파는 이유식을 먹였다.

왜 안 그랬겠는가? 그때는 우리 둘 다 병이나 캔, 봉지에 담긴 '음식'이 적정한 유통기한을 위해 고온 살균되었으며 영양소가 거의 없다는 사실을 몰랐다. 이 제품들은 의사들이 보증했고 우리는 TV 광고에 속아 넘어갔다. 이뿐만이 아니다. 모든 사람이 아이들에게 아침 식사로 박스에 든 시리얼과 토스터용 페이스트리, 냉동 와플을 먹인다. 점심엔 수프 통조림 라면, 런처블* 도시락. 저녁은 셰이크앤베이크**에서 나온 닭고기 요리에 크리스탈라이트*** 아이스티다. 게다가 와우! 아이들은 이 모든 음식을 아주 좋아하고 잘 먹는다. 우리 집에서는 쿠키와 머핀, 사과주스, 탄산음료와 함께 선명한 색깔의 달콤한 시리얼이 특히 인기였다. 사탕은 더 말할 것도 없다. 영화 볼 때나 핼러윈, 생일 등 해마다 돌아오는 온갖 특별한 날에는 사탕이 빠지지 않았다. 그리고 나는 정말로 우리 가족이 건강하게 살고 있다고 생각했다!

마이야와 내가 중독 때문에 그토록 오랫동안 고통받은 데에는 우리가 먹었던 좋지 않은 음식 탓도 있다는 사실을 지금은 잘 알고 있다. 정신적, 신체적으로 건강하려면 진짜 음식, 즉 유해한 살충제를 치지 않고 기른 채소, 나무에서 딴 과일과 견과류, 동물과 식물에서 얻은 양질의 단백질을 먹어야 한다. 미국 식품의약국에서는 하루 3~5인분의 채소를 먹으

-    미국에서 아이들이 학교에 가져가는 도시락 브랜드의 하나. 빵과 스낵류, 음료 등이 함께 포장되어 있다.
-    간편하게 튀긴 음식을 만들 수 있는 가공식품 브랜드.
-    음료 브랜드.

라고 권고하고 있다.[33] 우리는 이 권고 사항을 얼마나 잘 지키고 있을까? 매일 식사 때 녹색 채소 한 컵이나 다른 채소 반 컵씩을 먹고 있는가? 장담컨대 대부분의 사람이 그러지 않을 것이다. 나 역시 비록 지금은 더 잘 알고 있고 열심히 노력도 하지만 대개는 지키지 않는다.

중독 성향이 있거나 현재 온전히 중독 상태이거나 중독에서 회복 중일 때 음식의 탈을 쓴 쓰레기로 몸을 채우고 있다면 우리 몸은 통증이나 감염에 더욱 취약해지고 중독으로 되돌아가기 쉬워진다. 특히 정제 설탕처럼 고도로 가공된 음식은 온몸에 염증을 일으킨다. 몸속의 염증은 통증을 유발한다. 머리에서는 두통, 장에서는 복통이 생긴다. 관절이나 근육에서는 관절통이나 근육통을 유발한다. 나쁜 음식이나 지나친 스트레스 때문에 우리 몸에 염증이 생기면 우리는 피곤하다고 느낀다. 그래서 술이나 약물을 찾게 되고 악순환에 빠지게 되는 것이다.

건강에 좋고 신선한 유기농 식단은 누구에게나 이롭다! 그러나 **중독자는 다른 사람보다 훨씬 더 진짜 음식이 필요하다.** 우리는 너무 오랫동안 우리 몸과 뇌를 학대해왔으며 질병이나 감정 장애에 더 취약한 상태로 만들었다. 제대로 먹지 않으면 문제가 생기게 마련이다.

영양 상태를 좋게 하려면 다량영양소(단백질, 지방, 탄수화물)와 소량영양소(비타민, 미네랄, 식물영양소)가 필요하다. 잘 먹는데도 우리 몸이 영양소를 충분히 흡수하지 못해서 영양부족이 될 수도 있다. 진짜 음식을 먹어 소량영양소를 얻는 게 최선이지만 비타민이나 미네랄, 다른 보충제를 먹는 것도 여전히 유효한 방법이다. 보충제 중에는 중독에서 회복 중일 때, 두뇌, 간, 폐와 해독 경로를 지원할 때, 기분 또는 수면 문제, 불안, 피로감을 해소할 때 특별히 도움을 주는 것도 있다.

쇼핑을 가서 물건을 골라 계산대로 들고 갔는데 그 상품이 세일 중이라면 어떨까? 돈을 절약했을 때의 그 기분을 알 것이다. 우리 뇌는 갑자기 격한 행복감을 느낀다. 사람들은 마트에서 일반 포장식품이나 패스트푸드를 싸게 사는 게 현명한 쇼핑이라고 생각한다. 뇌에 도파민이 급증하고 스트레스가 줄어든 것처럼 느낀다. 돈을 절약하면 삶이 좀 더 통제 가능해진 것 같다. 그러나 미처 깨닫지 못한 사실이 있다. 나중에 만성질환이나 중독 관리에 큰돈을 지불하지 않으려면 지금부터라도 진짜 음식, 신선한 유기농 식품에 돈을 더 쓰는 게 훨씬 낫다는 것이다. 유기농 식품은 더 비싸지만 콩이나 쌀, 냉동 유기농 채소, 자연산 연어캔(참치보다 싸고 건강한 대안이 될 수 있다) 등 적당한 가격에서 대체 음식을 찾을 수 있다.

첨가물과 인공조미료로 가득 찬, 설탕이 많이 들어간 음식은 먹으면 먹을수록 더 먹고 싶어진다. 한 연구에 따르면, 오레오쿠키는 쥐에게 코카인이나 모르핀만큼 중독성이 있다고 한다.[34] '주식회사 미국'은 자

생각할 거리

- 내가 먹는 음식이 건강에 도움이 되는가 아니면 건강에 문제를 일으키는가?
- 내가 먹는 음식이 내 몸과 뇌에 필요한 모든 영양소를 공급하는가?
- 내가 먹는 음식이 내 몸과 뇌를 독소로 물들게 하는가?

가장 좋은 방법은 식사 일기를 쓰는 것이다. 사흘 동안 먹고 마신 모든 것을 적어보라. 가공식품이나 스낵류는 성분 목록도 찾아서 쓴다. 평생 먹어온 '음식'에 정제 설탕, 식용색소, 첨가물 등이 얼마나 많이 들어 있는지 알고 나면 깜짝 놀랄 것이다.

신들이 원하는 바로 그 지점에 우리를 데려다놓았다. 우리가 먹는 음식이 우리를 병들게 하면 우리는 병원에서 오랜 시간을 보내야 한다. 의사는 약을 점점 더 많이 처방하고 그러면 우리는 또다시 약국에서 오랜 시간을 보낸다. 우리는 식습관이나 생활습관을 바꾸지 않는다. 그러고 계속 병에 걸린다. 누가 이길까? 승자는 거대 식품회사와 거대 제약회사, 의료 전문가 들이다. 누가 질까? 우리 모두가 패자다.

우리 건강을 망치는 친숙한 음식

○ 가공육

○ 가당 음료

○ 다이어트 탄산음료와 일반 탄산음료

○ 백색 '강화' 밀가루*를 포함해 고도로 정제된 곡물

○ 버터 향료

○ 불필요한 첨가제(폴리소르베이트80 및 셀룰로오스검, 곰팡이 억제제 같은 안정제 등)가 들어간 모든 음식

○ 인공감미료, 특히 아스파탐

○ 인공 색소나 향신료가 첨가된 모든 음식

○ 트랜스지방 또는 부분경화유지(마가린, 식물성 쇼트닝, 커피크리머 등)가 들어 있는 모든 음식

○ MSG와 '자연 풍미'(대개는 결코 '자연'이 아니다) 같은 풍미증강제가 들어간 모든 음식

● 강화 밀가루: 철분과 칼슘, 경우에 따라 비타민을 첨가한 밀가루.

중독 스펙트럼의 X인자: 스트레스

ﾟﾟﾟﾟﾟﾟﾟﾟﾟﾟﾟﾟﾟ

의사들의 무지와 기업의 탐욕을 합친 다음 거기에 표준미국식단을 더하고 스트레스를 듬뿍 넣어 휘저을 것, 중독 레시피 대회의 금메달감이다.

스트레스는 여기서 어떤 작용을 할까? 나는 스트레스가 중독의 X인자라고 생각한다.

10대 시절을 떠올려보라. 아마도 사춘기 무렵 눈앞에 펼쳐진 성장의 무게와 중요도를 인식하기 시작했을 것이다. 몸이 변하고 호르몬이 날뛰는 가운데 우리는 세계를 이해하고 부모로부터 독립해 스스로를 책임지고자 노력한다. 아무리 사랑이 넘치는 행복한 가정에서 태어났더라도 아동기에서 성인기로 넘어가는 과정은 힘들다. 행복한 가정이 아니었을 수도 있다. 누군가는 하찮은 존재로 취급받았을지도 모른다. 볼기를 맞았거나 악몽이나 두려움, 상처 때문에 부끄러워하기도 했을 것이다. 너무 어려 뭔지도 모른 채 성이나 약물같이 접하면 안 되는 것에 노출되었을 수도 있다.

모든 부모는 의도하지 않은 채 실수를 저지른다. 다른 한편, 부모가 최선을 다하는데도 아이들은 스스로 무가치하다고 느끼거나 자신이 사랑스럽지 않고 사랑받지 못하며 누구도 원치 않는 존재라고 느낄 수도 있다. 어린 나이에 감당할 수 없는 스트레스에 노출될 수도 있고 이로 인해 이후의 삶에서 지속적인 어려움을 겪을 가능성도 있다.

가난, 문제 가정, 중독자 부모, 성적, 신체적, 정서적 학대, 부모형제 또는 친구의 죽음 같은 비극적인 경험, 이런 상황은 감당하기 어려운 스트레스를 야기할 수 있다. 10대 초반이든 청소년이든 아이들은 마음의 안정을 찾고 싶어 한다. 아이들은 외로움과 두려움, 이해받지 못한다는 느낌에 사로잡힌다. 완전히 지쳤다고 느낀다. 이때 대마초와 술, 오피오이드,

각성제, 그 외 온갖 물질이 이 공허함을 채워준다.

질병이나 피로감, 염증, 수면 부족, 불안, 우울증 등 무엇 때문이든 스트레스는 호르몬과 신경전달물질을 교란시킨다. 우리 뇌하수체에서 신체를 조절하는 주요 호르몬들을 분비한다. 이 중에 테스토스테론 생성을 유도해 에너지와 성욕을 갖게 하는 것도 있다. 부신피질자극호르몬ACTH은 부신을 자극해 코르티솔을 만들게 한다(코르티솔은 혈당에서부터 스트레스 관리, 혈압에 이르기까지 모든 것을 돕는 작용을 한다). 갑상선자극호르몬TSH은 갑상선을 자극해 갑상선호르몬을 생성하게 한다. 갑상선호르몬은 뇌의 발육, 에너지 생성 등 아주 많은 일에 필요하다. 그런데 만성적인 스트레스는 이러한 시스템을 망가뜨린다.

혹시 '부신피로증후군'이라는 말을 들어본 적이 있는가? 부신피로란 호르몬 메시지가 뇌하수체에 과부하를 주어서 호르몬의 수치가 낮아질 때 생긴다. 부신피로 증상으로는 피로감, 혈당 이상, 체중 증가, 우울증, 불안을 들 수 있다. 의사 중에는 부신피로라는 것이 실제로 있는지 문제제기하는 사람도 있다. 그러나 우리는 모두 피로를 느끼며 스트레스와 호르몬 교란이 틀림없이 그러한 기진맥진한 느낌과 깊이 관련되었을 거라고 생각한다. 스트레스는 피로를 유발하고 그러면 사람들은 기분 전환과 에너지 충전을 위해 술을 마시거나 약물을 사용하고 싶어진다.

자, 속고 있다는 것을 이제 알았으니…

무엇을 할 것인가? 철학자 르네 데카르트는 우리가 하는 모든 것, 우리가 느끼는 모든 것 그리고 우리가 왜 특정한 신념을 고수하는지를 조사해야 한다고 말한다. 우리는 상자 안에 들어 있는 우리의 신념을 꺼내 탁자 위에 펼쳐놓고 살펴보아야 한다. 어떤 확고한 신념체계를 바꾸는 것처럼 우리 인생에서 한두 번 하고 말 일이 아니다. 가능한 한 자주 하면서 유지할 신념과 버릴 신념을 골라내야 한다. 기꺼이 성장하고 변화하고 되돌이켜 생각하고자 한다면, 더 활기차고 더 집중력 있으며 더 매력적인 사람이 될 것이다.

더 잘 알면 더 잘할 수 있다. 우리는 모두 여태껏 속아왔지만 이제 때로 우리 마음을 바꿀 것이며 우리 삶을 개선하는 데 도움이 될 새로운 정보를 얻게 될 것이다. 이제 친구나 가족과 함께 TV를 볼 때 의약품이나 술, 음식인 척하는 먹을거리 등 사람을 현혹시키는 광고가 나오면 소리를 죽이거나 외면하거나 가차 없이 비판한다. 그것들이 왜 사람들을 호도하는지에 대해 말하고, 어떤 점이 마음에 들지 않는지 트윗을 하거나, 다른 SNS를 이용해 불만을 공유한다. 인간의 원초적인 욕구에 호소하는 숨겨진 메시지를 밝혀내고 광고가 떠먹여주는 거짓 약속과 거짓말을 비웃는다. 곧 이것이 대화를 시작하는 아주 훌륭한 방법이라는 것을 알게 될 것이다.

모든 시스템이 우리에게서 이익을 취하는 게 느껴지는가? 제약업계와 의료계, 거대 식품회사 들에 의해 조종당했다는 게 느껴지는가? 우리가 중독되고 고통받은 덕분에 아주 많은 사람이 부자가 되고 있다는 진실을 발견해내는 것은 회복 과정의 한 부분이다. 그 사람들을 빈털터리로 만들어 줄 때가 되었다.

우리는 풀뿌리 사회정의, 책임 있는 의료, 의료 선택의 자유, 유기농 식품 운동 등 온갖 종류의 운동에 참여할 수 있다. 이런 운동은 사람들을 교육시키고 세상을 변화시키고자 하는 열정적인 사람들이 모여서 만든 것이다. 이런 모임에 들어가 집회에 참석하고 열심히 활동하는 건 좋은 일이다. 일석이조 격이다. 이 책 전체에서 하게 될 이야기이기도 한데, 강한 사회적 유대감과 소속감은 재발의 위험으로부터 우리를 지켜준다. 컨퍼런스나 TED 강연*, 세미나 등 전문가들이 모여 독성물질에 노출을 줄이는 방법이나 통합의료에 대해 의견을 나누는 자리에 참여하는 것도 흥미로운 일이다.

직접 참석하는 편이 언제나 더 좋다고 생각하지만 온라인에 무료 회의도 많고 수십 편의 다큐멘터리 영화와 미니시리즈도 있다. 이 같은 회의와 영화를 통해 우리가 어떻게 체계적으로 현혹되고 있는지 눈을 뜰 수 있을 것이다.

현명하게 의사를 선택한다. 의사는 환자를 위해 일해야 하며 그 반대가 되지 않아야 한다는 점을 항상 명심한다. 의사의 웹사이트를 방문해보고 다른 환자들에게도 물어보고 혹시 그 의사가 쓴 책이나 논문이 있다면 읽어보는 것도 적절한 방법이다. 불행하게도 미국의 많은 의사가 암암리에 제약업계로부터 리베이트를 받는다. 이는 가장 나쁜 형태로 의사들의 처방 행위에 영향을 미친다.

내가 선택한 의사가 제약회사로부터 돈을 받지는 않는다 하더라도 환자의 건강 유지를 위해 전심전력을 다할까? 혹시 환자를 조립라인의 부품처럼 대하는 건 아닐까? 또는 자연 치유나 생활습관의 변화를 통한 회

• TED 강연(Technology, Entertainment, Design Talks)은 미국 비영리재단에서 운영하는 강연회로 기술, 과학, 교육, 비즈니스, 창의성 등 다양한 주제로 강연회를 열고 웹사이트로 동영상을 제공한다.

복 방법에 대해서도 이야기할까? 가장 좋은 방법은 기존 방식으로 교육 받은 의사가 아니라 중독과 건강 문제의 근본 원인을 규명한 다음 개별 맞춤 치료법을 고안해내는, 통합의학 또는 기능의학 교육을 받은 의사를 찾는 것이다. 목표는 약물에서 자유로워지고 건강해지는 것, 환자에게 투약 공세를 펼치는 의사가 아니라 환자가 제약회사로부터 벗어나게 돕는 의사를 찾아 함께 노력하는 것이다.

> *"세상에 정말 해볼 만한 가치가 있는 일은 대부분*
> *성공하기 전까지는 불가능한 일이라 여겨졌다."*
> — 루이스 브랜다이스(대법원 판사)

제약회사에 맞선다. 제약회사는 최대한 많은 약을 권해서 이익을 얻는다는 사실을 이제 여러분도 충분히 납득했기를 바란다. 우리 중독 클리닉을 찾아오는 환자는 입원했다가 곧바로 오거나 외래 진료를 받다가 오는 사람들이 많은데 대부분 복용하는 약이 많다. 항우울제로 SSRI(선택적 세로토닌 재흡수 억제제) 한두 종, ADD나 집중력에 대한 각성제, 통증이나 불안증에 대한 가바펜틴, 수면장애 약 한두 종, 오피오이드 중독 치료약으로 부프레놀핀이나 메타돈 등등을 가지고 있었다. 아마 이 책의 독자들 중에도 비슷한 경우가 있으리라. 내 환자들처럼 여러분도 이 약이 전부 필요하다고 믿고 있을지도 모르겠다. 그러나 치료를 시작하면 환자들은 금방 그렇지 않다는 사실을 깨닫는다. 여러분도 마찬가지다.

제약회사들의 약속과 광고, 약을 많이 처방하는 의사들의 말을 의심하는 것으로 거대 제약회사에 맞서야 한다. 그 약을 끊고 대신 자연적이고 안전한 대안을 찾아야 한다. 신경전달물질을 증가시키기 위해 우리 몸이

필요로 하는 것을 공급하고, 제약업계로 빠져나가는 돈을 완전히는 아니
더라도 대부분은 지키면서, 중독과 여러 건강 문제를 치료할 수 있는 방
법을 찾아야 한다.

식습관을 고친다. 먹는 것보다 더 중요한 것은 없다. 음식에 관한 수
만 가지 질문에 휘말리거나 유행하는 다이어트에 빠지기 쉽지만 단순하
고 현실적인 태도를 유지하는 것이 좋다. 가능한 한 유기농(살충제와 제
초제를 쓰지 않은)으로 키운 신선한 진짜 자연 음식을 먹어야 한다. 말인
즉 GMO(유전자변형농산물)를 피하고 마트 식품코너에서 벗어나 신선한
농산물과 허브, 달걀, 생선, 풀 먹인 고기 등을 산다. 포장식품과 캔이 진
열된 통로를 멀리한다. SAD(표준미국식단)에서 벗어나 신선하고 영양이
풍부한 진짜 음식으로 옮겨가는 데에는 시간과 끈기가 필요하다. 로마는
하루아침에 이루어지지 않았고 우리들의 식단 개선 또한 마찬가지다. 작
은 변화로부터 시작해(매 끼니 채소를 추가하고 간식은 초코바 대신 유기농
대추야자 열매나 건포도로, 페이스트리 대신 사과를 먹는 등) 더 나은 변화를
이어 간다.

전 세계적으로 유기농을 알리는 우프WWOOF* 운동도 있다. 자기가 오
고 가는 비용을 댈 수 있다면 유기농장에서 무료 숙식을 제공받고 일하

• 우프(WWOOF)는 1970년 초 영국 유기농 농장에서 'Working Weekends on
Organic Farms'(유기농 농장에서 주말에 일하기)란 이름으로 시작되었다가 차차 지역과
형태가 확장되어 'Willing Workers on Organic Farms'(유기농 농장에서 일하려는
노동자)로 바뀌었다. 그 뒤 우프가 자원봉사자 프로그램의 일종이므로 노동자 대신 지금
이름인 'World Wide Opportunities on Organic Farms'로 의미가 다시 바뀌었다.
우프를 하는 사람인 우퍼(WWOOFer)는 농장 소유자(host)의 집에서 숙식을 제공받는
대신 하루 4~6시간 노동한다. 한국에도 조직이 있다.

는 '우퍼'가 되어 자신만의 해독을 위한 거주 프로그램을 만들 수도 있다. 우퍼는 국내는 물론 해외에서도 가능하다.

한 달을 머물건 주말 하루 반을 지내건, 자신의 시간을 건강하고 신선한 유기농 음식과 맞바꾸는 건 서로에게 이익이 된다. 밖에서 여러 사람과 나란히 서서 일하는 동안 햇빛을 쬐어 비타민 D를 만들고 자연을 만끽하며 확고한 의지를 다진다. 하루가 저물 때면 집에 가져갈, 건강을 주고 삶을 변화시킬 수 있는 신선한 농작물 바구니가 생긴다. 아직 이런 자원봉사처럼 길게 머물 준비가 되지 않았다면 생산자 직거래 장터를 가볼 수도 있다. 유기농 재배를 하는 사람과 친구가 되는 것도 좋은 방법이다. 주택이나 아파트 양지바른 창가에서 바질이나 차이브, 파슬리 같은 허브를 키우는 것도 좋다. 결국 핵심은 음식 비슷한 식용물질을 먹는 대신 진짜 음식을 먹기 위해 노력해야 한다는 것이다.

스트레스에서 벗어난다. 삶이란 항상 우리에게 변화구를 던진다. 스트레스를 최소화할 수는 있지만 안타깝게도 매일매일의 스트레스나 인생의 트라우마를 완전히 없애버릴 수는 없다. 가장 중요한 것은 어떻게 스트레스를 다스리냐이다. 불안을 조장하는 광고가 잔뜩인 저녁뉴스는 꺼버린다. 밤에는 스스로 인터넷을 끊고(이에 대해서는 8장에서 자세히 다룬다) 우리를 중독에 들게 하는 유해하고 스트레스에 지친 사람들을 멀리한다.

자원봉사를 활용해보자. 우리 집 아이들과 내 환자들도 자원봉사를 통해 자기가 무엇을 좋아하고 싫어하는지, 자신이 어떤 성향의 사람인지, 스트레스를 줄이는 방법 중 자신에게 가장 알맞은 것은 무엇인지 알아낼 수 있었다.

자원봉사는 일자리를 구하는 좋은 방법이 될 수도 있다. 동물을 사랑하는 사람은 동물보호소나 지역 동물병원에서 자원봉사를 할 수 있다. 체육 수업을 받고 싶은데 형편이 안 된다면 수업 전후에 쓰레기통을 비운다든가 장비를 청소하는 등 허드렛일을 해주는 조건으로 교습을 받을 수도 있다.

　항상 바쁘게 지내고 다른 사람을 도울 방법을 고민하며 다른 사람에게 자신의 시간을 선물하는 일은 스트레스도 줄이고 중독 스펙트럼에서 올바른 방향으로 나아가게 해준다.

　충분히 자고 진짜 음식을 먹고 매일 운동하는 것 또한 스트레스를 다스리는 매우 효과적인 방법이다. 이 책에서는 앞으로도 내가 생각하는 스트레스 해소 방안과 이미 효과가 증명된 긴장 완화 기술에 대해서 더 이야기하게 될 것이다.

　네 자녀의 엄마로 헤로인에 빠져 있던 다이애나는 스트레스를 풀기 위해 장시간 자전거를 타고 달리기를 했다. 삶은 다이애나에게 몇 가지 심각한 도전 과제를 던졌다. 남편의 지병이 재발했고 자전거를 도둑맞기도 했다. 다이애나는 그 문제들을 잘 처리했다. 가족을 건사하고 직업을 갖고 지역 전문대에 다니면서 다이애나는 항상 즐거운 시간을 가지려고 노력했다. 다이애나는 자원봉사를 하거나 부모의 권리를 옹호하는 집회와 상원 청문회에 참석하는 등 여러 가지 방법으로 자신과 같은 생각을 하는 사람들을 찾아다녔다. 현재는 지역사회 보건원으로서 중독 회복자들을 위해 일한다.

　이제 제약회사와 의료 전문가, 식품회사가 중독자를 만들어내는 데 얼마나 중요한 역할을 하는지 알게 되었으니 중독 스펙트럼에서 개인의 위치와 관련해 이 문제를 생각해보자. 어떤 중독이든 중독과 싸우는 사람은 항상 중독 스펙트럼의 이쪽 저쪽으로 움직일 가능성이 있다. 살다 보면 모든 것이 좋고 안정된 시기도 있다. 그러나 그럴 때조차도 유해물질이 들어 있는 정크푸드를 먹거나 약을 많이 복용하면 중독 스펙트럼의 중증 끝으로 나아갈 태세를 갖춘 셈이다.

경증 끝에 머물거나 경증 쪽으로 돌아가려면 더 적극적으로 음식을 선택할 필요가 있다. 또 가능한 한 제약회사의 제품에서 벗어나고 신선한 유기농 자연식품에서 얻은 영양소로 우리 몸을 채워야 한다. 의사가 이런 얘기를 하는 게 이상하게 들리겠지만, 정말 솔직하게 말해 중독을 막으려면(중독 스펙트럼의 안전한 끝으로 가고 싶으면) 정크푸드와 약물, 제약회사, 거짓 광고를 피해야 하며 대개는 의사도 안 만나는 게 좋다!

점점 늘어나는 건강의 자유 운동가들 무리에 끼고 싶은가?

우리의 목적은 확고하다. 우리는 우리 아이들과 가족의 생명, 인류의 생존, 건강한 사회를 지키기 위해 싸운다. 먼저 자기 자신을 돌보고, 중독 스펙트럼의 경증 끝으로 돌아가라. 그런 다음 우리 시대의 영웅들과 함께 건강의 자유를 위해 싸우자.

우리 몸속에 넣을 것을 스스로 결정할 자유.

온갖 살충제와 제초제로 조작된 '음식'을 만들어내는 거대 농업회사로부터의 자유.

평생 약품에 의존하기를 바라는 제약회사로부터의 자유.

의료체계 및 의사로부터의 자유.

환경과 조화를 이루며 살거나 아니면 환경을 파괴하며 살거나 선택해야 한다. **우리 목표는 완벽해지는 게 아니라, 자유로워지는 것이다.**

2부

중독
자세히 들여다보기

4장

삶을 파괴하는 통증완화제,
오피오이드 중독

24세인 마일린은 아버지 차로 병원에 왔다. 마일린이 검사받는 동안 아버지는 대기실에 앉아 잡지를 뒤적이거나 전화기를 들여다보았다. 마일린은 뒤로 넘긴 긴 갈색 머리카락을 선글라스로 고정했는데 금발로 염색한 머리카락 끝이 반짝였다. 마일린은 전기 자재 물류 창고에서 일하는 남자 친구 사이에 18개월 된 아들을 두었다. 두 사람이 일하는 동안 남자 친구의 어머니가 아이를 돌봐주었다.

마일린은 열여덟 살 때 미용학교에 등교하다가 추돌사고를 냈다. 목에 경미한 부상을 입은 마일린은 통증이 심하지 않다고 말했지만 응급실 의사는 오피오이드를 처방했다. 마일린의 주치의는 그 약을 1년간 처방했다. 2년 뒤 스무 살이 된 마일린은 헤로인을 피우기 시작했다.

작가인 데이비드 셰프는 아들의 중독을 소재로 《뷰티풀 보이Beautiful Boy》라는 책을 썼다. 셰프는 그 책에서 아들이 10대 때 코카인, LSD 등 온갖 종류의 약물에 손을 댔지만 헤로인만은 절대 하지 않았다고 말한다.[1] 파티광인 아들 패거리 눈에도 헤로인 중독자들은 멋지지 않았다. 오히려 아주 한심해 보였다. 헤로인을 한다는 건 절망적이고 우울한 일이었다.

그러나 미국에서 헤로인이 값싸지고 구하기 쉬워지자 헤로인 중독자들의 얼굴이 바뀌었다. 마일린과 3장에서 이야기한 다이애나처럼 헤로인 중독을 치료하기 위해 찾아오는 환자 대다수는 맨 처음으로 거슬러올라가보면 진통제 처방이 있었다. 오피오이드(이 책에서 사용하는 용어로)란 천연이든 합성이든 뇌의 아편제 수용체에 결합해 작용하는 모르핀, 코데인, 펜타닐, 옥시코돈, 헤로인 등의 약물을 가리킨다. 많은 사람이 '아편제opiate'와 '오피오이드opioid'를 같은 의미로 사용하지만, 기술적으로 '아편제'는 아편에서 추출한 약을 가리킨다. '오피오이드'는 보다 현대적이고 포괄적인 용어다. 1장에서 언급한 요인들로 인해 중독에 빠지기 쉬운 사람은 오피오이드에 아주 강하게 반응하며 더 빨리 더 많이 갈구하게 된다.

아편제는 양귀비에서 채취하는데 양귀비는 따뜻하고 건조한 기후에서 잘 자란다. 양귀비의 최대 생산국(재배 면적 순서)은 다음과 같다.

1. 아프가니스탄   2. 미얀마   3. 멕시코

4. 인도   5. 라오스   6. 파키스탄

7. 콜롬비아   8. 이란[2]

양귀비는 또한 오스트레일리아, 태국, 터키 등 전 세계 어디에서나 자란다.[3] 미국에서는 양귀비 재배가 불법이지만 연방요원들이 캘리포니아,[4] 노스캐롤라이나,[5] 워싱턴[6] 주에서 양귀비 밭을 발견하기도 했다.

오피오이드에는 헤로인 같은 거리의 약도 있지만 비코딘처럼 의사가

합법적으로 처방하는 것도 있고 암시장에서 살 수 있는 약도 있다. 처방약 오피오이드는 기침이나 통증 치료를 위해 주로 쓰인다.

처방약 오피오이드[7]

- ○ 메타돈(돌로핀, 메타도스)•
- ○ 메페리딘(데메롤)
- ○ 모르핀(아스트라모르프, 카디안, 모르파본드, MS 콘틴, 오라모르프 SR)
- ○ 옥시코돈(옥사이도, 옥섹타, 옥시콘틴, 옥시패스트, 록시코돈)
- ○ 옥시코돈과 날록손(타기니크 ER)
- ○ 옥시코돈과 아세트아미노펜(엔도셋, 퍼코셋, 록시셋)
- ○ 코데인(복제약 형태로만 가능)
- ○ 펜타닐(앱스트랄, 액틱, 듀로제식, 펜토라, 온솔리스)
- ○ 하이드로모르폰(딜라우디드, 엑살고)
- ○ 하이드로코돈(하이싱글라 ER, 조하이드로 ER)
- ○ 하이드로코돈과 아세트아미노펜(로셋, 로탭, 노르코, 비코딘)

그 외 오피오이드

- ○ 헤로인
- ○ 크라톰
- ○ 아편
- ○ 양귀비 차

합법이든 불법이든, 합성이든 천연이든 모든 유형의 오피오이드는 신체적 고통과 정신적 불안을 완화시켜준다. 오피오이드를 복용하면 인생과 삶의 문제들에 좀 더 잘 대처할 수 있을 것 같은 기분이 든다. 그러나

•   한국에서는 불법 약물이다-감수자.

오피오이드는 그 자체로 사람들의 건강을 파괴하고 뇌를 손상시키며 웰빙에도 해를 끼친다. 오피오이드를 해본 사람은 그 느낌을 알 것이다. 오피오이드의 작용기전은 복잡하지만 기본적으로 뇌, 척수, 위장관을 비롯해 여러 신체 기관에 있는 세포의 수용체에 달라붙어서 통증 감각을 줄이고 쾌락 감각을 높이는 작용을 한다.

공중보건의 위기

오피오이드 남용은 미국의 심각한 공중보건 문제이다. 의약물을 치료와 무관하게 사용하여 응급실을 찾는 환자의 수가 7년 만에 50만 명에서 125만 명으로 2배 이상 늘어났다. 특히 오피오이드 관련 응급 상황은 2004년 대비 2011년에 183퍼센트 증가해 31만 5,000명 넘게 응급실을 찾았다.[8] 2015년에는 12세 이상 미국인 중 진통제 오용을 처음 경험한 사람이 210만 명에 달했다. 오늘날 약물 과용 사망자의 대다수는 오피오이드와 관련이 있다. 2000년에서 2016년까지 약 40만 명이 오피오이드 약물 과용으로 사망했다*. 지금은 평균적으로 매일 115명의 미국인이 같은 이유로 사망한다.[9]

2015년 이후 급증한 이 비극적인 변화는 펜타닐이 마약단속국이 단속하는 약물 명단에 이름을 올렸기 때문이다.[10] 빠르게 작용하며 모르핀보다 100배나 강력한 오피오이드인 펜타닐에 대해서는 3장에서 이야기

---

* 　2017년 한 해 동안 오피오이드 남용으로 인한 사망자는 4만 7,600명이었다. 2017년 10월 26일, 미국의 트럼프 대통령은 처방약 오피오이드 남용으로 인한 사망이 급격히 늘어나자 '공중보건비상사태'를 선포하며 철저한 관리를 촉구하였다-감수자.

한 바 있다. 펜타닐은 호흡중추를 정지시켜 목숨을 앗아간다. 내 생각에는 마약상이나 오피오이드 사용자 모두 펜타닐의 효과가 얼마나 강력한지 잘 모르는 것 같다.

최근의 한 중독 컨퍼런스에서 나는 그보다 훨씬 더 걱정스러운 약물에 대해 알게 되었다. **카펜타닐이라고 하는, 모르핀보다 만 배 강력한 새로운 오피오이드이다.** 상품명은 윌드닐이다.[11] 이 약은 수의사가 코끼리를 마취시킬 때 사용한다. 소금 한 톨보다 적은 양으로도 치명적인 결과를 낳는다. 나는 '아무리 마약상이라 해도 이런 걸 사람들에게 팔진 않겠지' 하고 생각했다. 정말 안 팔았을까? 2017년 1, 2월 동안 오하이오주 데이턴에서 발생한 100건의 약물 과용 사고에 대한 예비 조사 결과, 99퍼센트가 펜타닐 양성 반응을 보였고 3명은 카펜타닐로 인해 사망한 것으로 나타났다.[12]

니키의 이야기

33세의 멕시코계 미국인 니키는 고등학교 때는 치어리더였으며 교회 성가대에서 노래를 불렀고 6명의 형제자매(생물학적 형제 2명, 입양된 형제 4명)가 항상 가장 우러러보는 존재였다. 니키는 열한 살 때 언니의 강요로 처음 마리화나를 피웠다. 그다음은 흡입제였다. 친구들과 스프레이 페인트나 방향제 캔을 사서 낡은 천을 씌우고 그 속에 머리를 들이밀어 정신이 몽롱해지거나 기절할 때까지 가스를 들이마셨다.

열다섯 살이 되었을 때 니키는 데이트를 시작했다. 남자 친구네 집에서는 대마초를 길렀다. 대마초는 구하기도 쉽고 공짜였다. 니키는 임신을 했고 두 사람은 결혼을 했다. 니키는 태어날 아이에게 최선의 환경을 마련해주고 싶어 4년간 마약을 하지 않았다. 그러다가 다시 시작하고 말았다. 언니(나중에 약물 과용으로 사망했다)가 다이어트 약이라며 건네준 캡슐에 든 필로폰이 시작이었고 그다음은 헤로인이었다. 피우기 시작해 주사로 이어졌다. 니키도 처음에는 겁을 냈지만 새 남자 친구와 그의 친구들이 니키를 부추겼다고 한다. 니키의 말투는 부드럽고 조리 있었지만 이 시기의 삶에 대해 말할 때는 슬퍼 보였다. 그때 한 일을 부끄러워하는 듯 했는데 간혹은 스스로도 믿지 못하겠다는 눈치였다.

"그들은 피우는 건 돈 낭비라고 계속 말했어요." 니키가 기억을 떠올리며 말했다. 그날 니키는 새까만 머리카락을 뒤로 넘겨 하나로 질끈 묶고 회색 후드티를 입고 있었다. 짙은 갈색 눈이 진지해 보였다. "주사로 맞으면 더 빨리 취해요. 그때 전 보조 간호사였어요. 정맥 찾는 법도 알고 있었죠."

매일 아침 출근 전에(니키는 항상 직업이 있었다. 중독이 가장 심했을 때조차) 다른 사람들이 잠에서 깨어 커피 한 잔 마시는 것처럼 니키는 헤로인 주사를 한 대 놓았다. 헤로인이 정맥을 따라 흐르면 니키는 하루를 시작할 준비가 되었다. 오늘날 대부분의 헤로인 중독자는 흔히들 생각하는 마약쟁이의 고정관념에는 잘 들어맞지 않는다. 이들은 우리 같은 보통 사람들로 대개 대학 캠퍼스나 직장, 체육관 같은 데서 친구들로부터 오피오이드를 사기 시작한다. 어두운 골목에서 마약 판매상에게 약을 사는 게 아니다. 쇠약하고 초라한 행색으로 약을 구하려고 범죄를 저지르는 노숙자 같은 사람이 아니다. 최소한 처음에는. 그리고 대개 몇 년 동안은.

당신도 오피오이드 중독 위험이 있을까?

의사들은 환자에게 중독 병력이나 위험인자에 대해 묻지 않고 오피오이드를 진통제로 처방하곤 한다. 여러 데이터로부터 얻는 정보를 종합해보면 대부분의 사람은 통증 관리를 위해 처방받은 오피오이드를 주의해서 복용한다.[13] 그러나 위험을 제대로 인식하는 것이 중요하다. 우리 모두는 중독 스펙트럼의 어딘가에 속한다는 점을 명심해야 한다. 오피오이드제를 복용하면 아주 빨리 중독에 빠져들게 된다.

오피오이드를 잘 복용하는 핵심은 가능한 한 빨리 거기에서 벗어나는 것이다. 수술을 받아야 한다면 수술 후 어떤 통증이 있을지, 통증이 사라지는 데 어느 정도 시간이 걸릴지 의사에게 물어본다. 그리고 의사가 말하는 걸 전부 적어놓는다. 수술 날짜와 예상 회복일도 달력에 표시해둔다. 그날까지 통증이 사라지지 않으면 의사와 상담한다. 수술 후 예상 회복 기간이 넘으면 오피오이드를 복용하지 않도록 한다. 기간이 길어지면 중독될 위험이 있다.

마이야는 어떻게 중독 스펙트럼을 따라갔나?

마이야는 28세 때 턱이 벌어지지 않았다. 낯설고 발음도 어려운 측두하악관절 장애(턱관절 장애)라고 하는데 턱뼈와 두개골 뼈를 연결하는 관절이 원천적으로 움직이지 않는 질환이다. 부기를 줄이기 위해 스테로이드를 주사했지만 소용이 없자 의사들은 수술을 결정했다. 마이야는 턱뼈에 인공 플라스틱 관절을 이식하는 큰 수술을 받았고 그 뒤 몇 달간 몹시 고통스러운 물리치료를 이어나갔다.

그 통증에 대해 더 읽고 싶지 않다면 여기 세부 사항들은 건너뛰어도 된다. 수술이 끝난 다음 물리치료사가 마이야의 입속에 확장기를 넣고 강제로 턱을 벌렸다. 그 때문에 찢기고 상처가 생겨 통증은 더 심해졌다. 마이야에게는 고문이었다. 마이야는 일상생활을 유지하기 위해 항상 오피오이드 진통제를 복용해야 했다. 그게 끝이 아니었다. 외과수술로 이식한 프로플라스트 인공관절에 문제가 있는 것이 밝혀져 리콜되고 있었다. 그 인공관절이 미세입자를 침출시켜 만성염증과 관절 손상, 통증을 유발한다는 것이었다. 그러나 마이야는 캘리포니아에서 오리건으로 이사를 한 바람에 입속의 그 관절이 오작동하고 있다는 연락을 제때 받지 못했다.

10년이 넘도록 마이야는 여러 차례 수술을 받아야 했다. 먼저 프로플라스트 관절 제거 수술, 그다음엔 귀 연골 이식 수술, 측두근 근막 이식 수술, 마지막으로 양쪽 발가락에서 턱으로 온전한 관절을 이식하는 획기적인 수술을 했다. 앞의 수술들은 실패했지만 마지막 수술은 기적적으로 성공했다. 여기서 거의 알려져 있지 않은 사실 한 가지를 말하자면, 아내는 양쪽 발 모두 발가락이 네 개씩인데 발가락 관절을 턱에 이식하는 수술에 성공한 최초의 사람 중 한 명이다. 아내가 발가락을 꼼지락거릴 때마다 턱이 움직인다(우리 부부가 늘 하는 농담이다). 통증을 견디고, 직업을 유지하고, 가족을 돌보고, 어린 시절의 어두운 기억을 다루는 사이 마이야는 자신도 모르게 진통제에 중독되어 있었다.

마이야는 오피오이드 없이는 하루도 견딜 수 없었다. 매일 진통제의 약효가 떨어지면 극심한 금단증상에 시달렸다. 이 통증은 애초 치료받아야 했던 턱의 통증과 구별도 쉽지 않았다. 아내는 간호사였고 트라우마

생명의 구원인가, 생명의 파괴인가?

사고를 당해 다치거나 뼈가 부러지면 급성 통증이 찾아오고 이때 오피오이드가 필요하다. 오피오이드는 중증의 만성통증에도 큰 도움이 된다.

심하지 않은 만성통증에 오피오이드를 쓰는 것은 까다로운 문제다. 오피오이드는 고작 한두 주만 투여해도 내성이 생길 수 있다. 똑같은 통증완화 효과를 얻으려면 용량을 점점 늘려야 한다는 뜻이다. 내성이 심해질수록 우리 뇌도 거기에 적응한다. 오피오이드를 계속 투여하면 예전에 경미하거나 보통 수준의 통증을 유발하던 것에도 실제로 심한 통증을 느끼게 된다.[14]

나는 환자를 진료하면서 이런 현상을 여러 번 봤다. 먼저 내 환자들이 종종 끔찍한 진짜 통증을 겪는다는 것을 말해두어야겠다. 그러니 오피오이드 양을 줄일까 봐 겁내는 것도 당연하다. 그런데 열에 아홉은 약을 끊으면 통증이 사라지기 시작한다는 것을 알고 놀란다. 상식에 반하는 것처럼 보이지만, 오피오이드 용량을 줄일수록 환자가 느끼는 통증도 줄어든다.

이 같은 임상 관찰을 뒷받침하는, 동료심사를 거친 연구도 있다. 2017년의 한 연구에 따르면 고용량 진통제를 복용하는 환자들의 경우 통증 강도는 더 심해지고 삶의 질은 더 저하되었다.[15]

의사들이 통증 때문에 오피오이드를 계속 처방하고자 한다면 더 책임감 있게 행동해야 한다. 진통제 중독 위험이 있거나 진통제가 아닌 다른 어떤 물질 때문에라도 중독 스펙트럼 위에 있는 사람에게 오피오이드를 처방하는 것은 비윤리적이다. 의사는 생리적인 의존성을 촉발하지 않도록 가능한 한 모든 조치를 취해야 한다. 의사는 이를 대체할 통증 관리 방법을 제공하고, 오피오이드를 더 주의해서 처방하고, 복용 중인 환자를 면밀하게 모니터링하며, 가능한 한 빨리 약을 중단할 수 있게 도와야 한다.

센터 집중치료실에서 일했다. 아내는 상대적으로 오피오이드에 쉽게 접근할 수 있었다. 의사들은 언제나 기꺼이 처방전을 써주었다. 그 탓에 내성이 길러졌고 아내는 몇 년 동안이나 중독 스펙트럼의 중증 끝에 붙들려 있었다.

왜 우리는 통증을 그렇게 겁낼까?

제약업계가 '처방약' 오피오이드는 중독성이 없다고 믿게 만들어 오피오이드 제품을 시장에 성공적으로 선보였을 때 나는 의과대학을 막 졸업한 의사였다. 그 마법 같은 생각은 제약회사의 지원하에 의사들 사이에서 들불처럼 퍼져나갔고 의사들은 아주 경미한 통증과 고통에도 오피오이드를 처방하기 시작했다. 상태가 호전되지 않으면 우리 의사들은 더 많이 처방했다. 의사들의 이런 태도가 가벼운 목 부상을 당한 열여덟 살 마일린에게 오피오이드를 처방하는 결과를 낳은 것이다.

성분이 추가된 확장형 옥시콘틴은 1995년에 처음으로 상용화되었다.[16] 나는 제약회사가 후원해 만들어 의사들에게 공짜로 배포하는 잡지에서 논문 몇 편을 읽었다. 옥시콘틴은 안전하고 효과적이며 효과가 오래 지속되고 중독성이 없다는 것이었다.[17] 돌이켜보면, 생각 있는 의사라면 곧바로 꿰뚫어보았어야 할 거짓말이었다. 그러나 어떤 의사도 그러지 못했다. 지금은 중독 전문의들뿐만 아니라 일반 대중도 오피오이드는 어떤 종류든 중독을 유발할 수 있다는 사실을 안다.

내가 2009년에 중독 클리닉을 열었을 때 찾아온 환자의 50퍼센트 이상이 옥시콘틴에 중독되어 있었다. 복용하는 사람도 많았지만 대부분은 약을 부수어 코로 흡입하거나 주사로 맞았다. 내 환자들은 그 약의 효과를 헤로인에 견주었다. 같은 해에 나온 정부 통계에 따르면 12세 이상 인구 중 비의료적 목적으로 옥시콘틴을 처음 접하게 된 새로운 사용자가 50만 명에 이르렀다.[18] 옥시콘틴을 판매하는 제약회사는 2010년에 제조법을 바꿔 가루로 만들 수 없게 했다. 그러자 옥시콘틴 중독자들은 헤로인으로 갈아탔다.[19] 요즘 치료 받으러 우리 클리닉을 찾아오는 오피오이드 중독자를 보면 대개 헤로인 사용자들이다.

어째서 의사들은 그렇게 눈이 멀어 있었을까? 모든 증거가 오피오이드는 중독성이 있으며 주의 깊게 써야 한다는 걸 보여주는데 왜 의사들은 오늘날까지도 해로운 처방 습관을 계속하고 있는 것일까? 일단 의사들은 '전문가'를 존중하도록 훈련받았다는 점을 들 수 있다. 의대를 졸업하려면 똑똑해야 할뿐더러 열심히 노력해야 한다. 그런데 그렇게 똑똑한 의사들이 말도 안 되는 소리를 떠들어대는 '유명한 전문가' 앞에서는 뇌를 잠시 쉬게 하는 것처럼 보인다. 의사들은 환자의 통증을 치료하기 위해 자신들이 최선을 다하고 있다고 진심으로 믿었다.

1990년대 초 미국 보훈부와 공동위원회는 제약산업의 후원을 받아 '통증은 중요한 생명 신호Pain Is a Vital Sign'라는 캠페인을 펼쳤다. 이 캠페인은 개별 환자의 통증 수준을 평가하도록 의료진을 훈련시켜 통증을 의학적으로 관리할 수 있게 만들었다. 통증 평가를 하지 않는 병원과 의사는 부주의한 것으로 간주되었다. 그 결과 오피오이드 진통제 사용이 크게 증가했다.

게다가 통증을 적절하게 치료하지 않는다는 이유로 의사가 소송을 당하는 일도 생겼다. 의료계에 널리 알려진 '버그먼 대 친 소송'에서 캘리포니아 배심원은 폐암 투병 중 심한 요통을 앓은 윌리엄 버그먼이 통증 치료를 제대로 받지 못했으니 150만 달러를 버그먼의 자녀들에게 지급하라고 판정했다. 윌리엄 버그먼은 1998년에 사망했는데 3년 뒤 버그먼의 담당 의사였던 윙 친이 노인 학대 혐의로 유죄 판결을 받았다. 위스콘신대학의 한 생명윤리학자는 〈LA 타임스〉에서 '이 나라의 부적절한 통증 관리의 슬픈 역사를 보여주는 흥미로운 평결'이라고 말했다.[20] 의사들은 소송을 겁낸다. 그 이후 심한 통증과 경미한 통증 둘 다에 오피오이드 처방이 더욱 늘어났다.

'통증은 중요한 생명 신호' 캠페인에서 우리가 가져와야 할 것은 통증은 유용한 정보라는 사실, 즉 뭔가 조정이 필요하다고 우리 몸이 보내는 신호라는 점이다. 치유와 웰니스를 위해 일하는 의사의 첫 번째 임무는 건강의 근본 문제를 찾아 고치고 신체가 다시 균형을 회복하도록 하는 것이다. 그러나 의사들은 이렇게 하는 대신 중독성 강한 약물로 통증을 치료하고 그 결과는 무시하는 처방 로봇이 되어가고 있다. 내 동료 의사 대부분은 자신들이 통증 환자에게 오피오이드 의존성을 유발하고 있다는 사실을 전혀 모르거나 단호하게 부인한다.

내 아내의 사례가 모든 것을 말한다. 누군가가 중독 스펙트럼을 따라 걸어가는 걸 보고도 아무것도 해줄 수 없어 무력감을 느끼면서, 나는 적어도 내 환자에게는 이런 문제가 일어나지 않도록 최선을 다하겠노라고 맹세했다. 10년 이상 소아과 의사로서 1만 3,000명이 넘는 아이들을 진료하면서 나는 딱 두 번 오피오이드 처방전을 썼다. **나는 환자가 극심한 통증을 겪을 때 단순히 증상을 치료하는 것이 아니라 근본 원인을 알아내고 싶다.** 절대 해서는 안 되는 일이 바로 조기에 통증을 가림으로써 추가 진단이나 즉각적인 치료가 필요한 중요한 진단(수막염이나 충수염, 심각한 관절 손상 같은)을 놓치는 일이다.

통증은 정보다. 뭔가 조정이 필요하다고
우리 몸이 보내는 신호이다.

제시카, 통증의 근본 원인을 찾다

°°°°°°°°°°°°°°°°°°°

36세의 광고 책임자 제시카는 끔찍한 두통에 시달렸다. 몇 년간 아프다 말다 했지만 어쨌든 점점 나빠지는 것 같았다. 제시카는 CT 촬영을 했고(뇌종양 가능성을 배제하기 위해) 여러 전문가와 상담했으며 진통제 세 종류를 복용해 보았다. 진통제는 도움이 되었지만 제시카는 중독될까 봐 걱정스러웠다. 약을 먹으면 머릿속이 뿌예지는 느낌이 들어서 싫었다. 하지만 약을 거르면 그때마다 두통이 완전히 원래 상태로 되살아났다. 좋지 않았다. 제시카는 집중하는 게 어려웠고 자주 실수를 했다. 절망감이 들기 시작했다. 제시카의 주치의는 오피오이드를 계속 먹으라고 했고 항불안제를 처방하기 시작했다. 제시카는 의사에게 우울감과 불안을 느끼는 건 맞지만 자기 생각에는 점점 심해지는 두통 때문에 불안감이 생기는 것 같다고 말했다. 의사는 15분 만에 제시카와 상담을 끝내고 벤조디아제핀(향정신성 약물로 중독성이 아주 강한 항불안제) 처방전을 써주고는 다음 환자를 보러 갔다.

최후의 수단으로 제시카는 내 동료인 기능의학 의사를 찾아갔다. 그 여의사는 단순히 증상을 치료하는 게 아니라 건강 문제를 일으키는 근본 원인을 깊이 파고들도록 훈련받은 사람이었다. 또한 풀리지 않는 건강 문제를 해결하는 데 기꺼이 시간을 들이고 어려운 과제에 도전하는 일에 늘 흥분을 느끼는 사람이었다. 그 의사는 제시카에게 일반적인 질문말고도 철저하게 병력을 묻는 수십 가지 질문을 하고 대답을 경청했다. 그 의사는 제시카의 주치의와 달랐다. 문진표를 그대로 따르지도 않았고, 제시카가 말할 때 그저 모니터만 들여다보면서 답변을 쳐넣는 일에만 열중하지도 않았다. 첫 번째 진료는 거의 두 시간쯤 걸렸다. 의사는 제시카에게 일주일 동안 식사 일기를 쓰고 매번 두통이 있을 때마다 그 시간을 기록하라고 권했다. 여태껏 그런 일을 시킨 의사는 없었다.

제시카와 의사는 두통을 일으키는 근본 원인 두 가지를 같이 찾아냈다. 제시카가 일에서 스트레스를 많이 받고 있고 음식을 제대로 만들기가 힘들어서 포장식품이나 패스트푸드를 점점 많이 먹는다는 것이었다. 전통적인 미국 가정에서 자란 제시카에게 버거나 튀김 같은 패스트푸드는 위안을 주는 음식이었다. 간장으로 맛을 낸 볶음요리는 제시카가 아주 좋아하는 '6시에 집 도착, 6시 반에 저녁식사'를 위한 메뉴 중 하나였다. 나초 풍미의 옥수수칩, 박스에 든 마카로니와 치즈, 프라이드치킨, 피자는 물론 간장소스 볶음요리를 포함해 제시카가 규칙적으로 먹는 거의 모든 음식에는 글루탐산나트륨MSG(미국에서는 '중국 소금'이라고도 한다)이 들어 있었다. 그동안 제시카의 식단이 두통의 원인일 거라는 생각을 해본 의사는 없었기 때문에 아무도 MSG가 두통 또는 편두통까지 유발할 수 있다는 사실을 말해주지 않았다. 지금은 MSG는 종종 '천연조미료'로 탈바꿈해 보이지 않게 음식 첨가제로 사용되기 때문에 사람들은 흔히 MSG를 먹는 줄도 알지 못한다.

의사가 생각한 또 다른 범인은 제시카의 속옷이었다. 제시카가 입고 있는 언더와이어 브래지어의 끈이 너무 꽉 끼어서 목과 어깨를 압박하고 있었다. 제시카는 처음엔 완전히 회의적이었다. 물론 제시카 역시 이론적으로는 '건강한 식습관'에 대해 알고 있었다('건강하게 먹는 것'이 중요하다는 건 누구나 아는 사실이다). 하지만 그녀는 먹고 자란 음식을 계속 먹을 뿐이었고 어렸을 때는 두통이 없었다. 가슴이 큰 편이라 고등학교 시절 운동할 때 불편해 스포츠브라를 두 개씩 껴입어야 했지만 제시카는 그런 선택이 건강에 문제를 일으킬 거라고는 생각하지 않았다.

의사는 제시카에게 식단을 바꾸고, 옷장을 다시 들여다보고, 정서적 섭식 문제를 다루는 치료사를 만나볼 것을 권했다. 치료사와 의사 덕분에 제시카는 생활습관을 신속하게 바꾸는 데 필요한 지원을 받을 수 있었다. 제시카는 가공식품을 끊고 MSG가 없는 타마리 간장으로 바꾸었으며 식단 대부분을 신선한 유기농식품으로 채우기 위해 노력했다. 또한 식품첨가제를 피하기 위해 성분표를 읽기 시작했다. 꽉 조이는 언더와이어 브라 대신 천연섬유 브래지어로 바꾸었으며 퇴근해서 집에 오면 곧바로 브래지어를 벗었다.

성공! 제시카는 두통이 완전히 사라졌다. 예전 주치의의 충고를 계속 따랐더라면 제시카도 아마 중독 스펙트럼의 중증 끝까지 갔을지도 모른다. 제시카에게는 중독성 강한 처방약은 필요 없는 것으로 드러났다. 그녀에게 필요한 것은 냉장고와 옷장 그리고 불안에 대한 점검이었다.

중독 스펙트럼의 경증 끝을 향해 나아가거나
건강의 모든 측면을 회복하는 데 필요한 생활습관의 변화는
이해하기는 쉽지만 실행하기는 어렵다.

도움을 청하는 동기는 무엇일까?

때로는 직장 상사나 배우자, 부모의 강요로 치료를 생각해보기도 한다. 직업, 결혼생활, 살 곳을 잃을지도 모른다는 생각이 강력한 동기가 된다. 그러나 내 경험으로는 이런 건 오히려 예외적인 동기다. 대개는 중독자 스스로 너무 아프고 지친 나머지 더 이상 견딜 수 없어서 도움을 구한다. 이유야 무엇이든 약물이 주는 행복감과 긍정적인 효과는 금방 사라져버리고 자기 인생이 더 많은 약을 찾아 헤매는 끝도 의미도 없는 여정 위에 있음을 깨닫는다. 금단의 고통이 언제나 코앞에 도사리고 있다. 친구와 가족에게 거짓말하는 것도 지쳤다. 이미 돈은 다 떨어졌고 다른 사람 돈으로 약을 살 때의 수치심도 더 이상은 감당할 수 없는 지경이다. 한때 자신이 숭배했던 바로 그것의 노예가 된 것 같다. 여전히 그것을 숭배하고 바라고 꿈꾸고 기대하지만 이제 그만 끝내고 싶다.

내 환자 중에는 오피오이드 특히 헤로인 때문에 사랑하는 사람이 죽음을 당하는 것을 지켜봐야 했던 사람들이 있다. 중독 스펙트럼의 중증 끝자락에 있던 가까운 친구나 가족이 실수로 마약을 과다 복용하거나 계획적으로 자살을 하거나 약물로 인해 사고를 당하는 것이다. 상식적으로는 이해가 안 되지만 내 경험으로는 사랑하는 사람을 잃는 이런 끔찍한 사건도 회복을 굳게 다짐하는 동기가 되지는 않는 것 같다. 오히려 그 반대인 경우가 더 많다. 맨정신으로는 감당할 수 없기에 친구의 죽음을 겪으면 다시 중독된다.

독자들 중에도 끊으려고 노력했지만 실패하고 마는 게 어떤 느낌인지 알 것이다. 삶이 너무 힘들어서 맨정신으로는 견딜 수가 없다는 게 어떤 느낌인지도 알 것이다. 어쩌면 몇 달 혹은 몇 년 약을 멀리했을지도 모른다. 하지만 결국 무언가가 당신을 되돌려 놓았다. 부끄럽고 의기소침해져서 절망적일지도 모르겠다. 그러나 나와 함께, 포기하지 말자. 우리는 할 수 있다. 자신에게 친절하자. 불완전함을 받아들이자. 그리고 계속 읽어 나가자.

필요한 것은 오직 의지와 솔직함

내가 중독자들에게 묻는 핵심 질문은 변화하려는 동기에 관한 것이다. 변화를 더 간절히 원할수록 성공할 가능성도 높아진다. 그러나 동기가 강한 사람이라도 약에 취하는 삶을 포기하는 건 쉽지 않다.

언제나 솔직하겠다고 약속한다면 나는 기꺼이 함께 노력할 것이다. 내가 가장 바라는 건 오로지 솔직함과 더 나은 삶을 위해 노력하겠다는 의지뿐이다.

> *질문: 통나무 위에 개구리 세 마리가 나란히 앉아 있다.*
> *그중 한 마리가 연못 속으로 뛰어들기로 결심했다면,*
> *통나무 위에 남아 있는 개구리는 모두 몇 마리일까?*
>
> *정답: 세 마리. 결심을 행동으로 옮기기 전까지는 아무것도 변하지 않는다.*

위해저감법은 어떤 사람에게 유용할까?

위해저감 방법은 약물 과용이나 주사기 재사용 위험을 줄이기 위해 그

동안 사용해온 오피오이드 대신 안전한 대체물로서 메타돈이나 부프레놀핀을 매일 투여하는 것이다. 이런 식으로 하면 중독자 본인은 물론 사회에 해를 덜 끼친다. 금단증상도 예방할 수 있다. 이 약물들은 고용량으로 투여해야 하고 통제와 면밀한 모니터링이 필요하므로 반드시 의사가 처방한 '고용량'만 허용된다.

메타돈은 설탕 용액에 핑크색 음료를 타서 만들어 '액체 수갑'이라는 별명이 붙었다. 한동안 매일같이 정해진 병원, 정해진 의사를 찾아가야 한다. 많은 환자가 평생 꼼짝없이 메타돈을 복용하게 될 거라고 생각한다. 헤로인에서 벗어나겠다는 절박한 심정으로 진료소를 찾았다가 고용량 메타돈을 복용하도록 내몰리고 실제로는 오피오이드를 끊는 것조차 좌절될 수 있다.

메타돈이나 부프레놀핀을 고용량 투약하는 표준 위해저감법은 본질적으로 사람들을 평생 주 정부가 지원하는 중독자로 만든다. 매일 고용량을 처방하는 것이나 모든 사람에게 한 가지 방법만 적용하는 건 적절하지 않다고 생각한다. 특히 장기간 오피오이드를 사용한 적 없는 10대나 청소년들의 경우에는 더욱 부적절하다. 게다가 이 방법은 환자의 뇌하수체 기능을 억제해 갑상선호르몬과 성호르몬을 줄이고 부신을 억제하는, 의도치 않은 결과를 초래한다. 다른 나라에서는 오히려 메타돈 과다 복용이 증가한다며 신랄하게 비난받는다. 미국 질병통제예방센터에 따르면 메타돈 과다 투약만으로 2012년에 5,000명이 사망했다고 한다.[21]

마이클의 이야기

〰〰〰〰〰〰〰〰〰

실제로 오피오이드에 헤로인까지 하고 또 중독에서 벗어나는 일이 아무리 어렵다 해도, 그 말이 곧 사형선고라는 의미는 결코 아니다. 나는 심지어 노숙자 헤로인 중독자가 자기의 인생을 되돌리는 것을 보았다. "저를 쫓아내실 거라는 걸 알아요." 마이클이 눈물을 흘리며 말했다. 콧구멍 주변의 피부는 거의 그의 눈만큼 붉었다. 마이클은 과거에 필로폰을 코로 흡입했고 헤로인 주사도 직접 놓았다. "이제 죽을 일만 남았어요."

마지막으로 보았을 때 마이클은 치료에 대한 반응이 있는 것 같았다. 하지만 그 뒤 몇 달간 보이지 않았다. 어느 날 아주 낡은 티셔츠를 입고 나타났다. 바깥 날씨가 꽤 추웠는데 마이클이 외투를 입지 않았다고 기억한다. "왜 돌아온 거니?" 내가 부드럽게 물었다. 마이클은 스물네 살이었고 나도 그만한 나이의 아들이 있었다. 내 아들처럼 마이클의 팔도 문신으로 덮여 있었다. 마이클은 양쪽 눈썹에 하나씩, 코에 하나, 윗입술에 하나, 은으로 된 피어싱을 하고 있었다. 그리고 극심하게 고통스러워했다. 마이클은 머리를 숙인 채 대답하지 않았다.

"오늘은 크리스마스이브야." 나는 잠시 틈을 두었다가 말했다. "근데 넌 여기 온 거야. 그건 네가 문제를 바로잡고 싶고, 도와달라고 말하는 걸 두려워하지 않는다는 뜻이야. 오늘 너를 거리로 내쫓는 일은 절대 없어. 누구나 실수를 해. 네가 할 수 있다는 걸 알아. 난 널 믿어."

우리는 차트를 같이 검토했다. 피검사 결과 마이클은 비타민 D 수치가 낮았다. 포틀랜드에서는 겨울에 충분한 햇빛을 쬐는 게 거의 불가능하다. 마이클은 마약에 너무 절어 있었고 보충제 복용도 중단한 상태였다. 비타민 D는 뇌 기능과 기분 조절에 중요한 역할을 하므로 비타민 D 수치가 낮은 사람은 우울증이 생길 위험이 높다. 게다가 마이클은 헤로인을 끊도록 내가 처방해준 부프레놀핀도 복용을 중단한 상태였다. 운동도 더는 하지 않았고 몇 주 동안 제대로 된 음식을 먹지 않았음은 말할 필요도 없다. 많은 중독자에게 공통적으로 나타나는 수면장애도 겪고 있었다.

우리는 이 상황이 어떻게 사형선고가 아니라 후퇴인지 이야기를 나누었다. 실패를 통해 어떻게 다시 시도할 여지를 만들지, 또 이번 크리스마스가 얼마나 힘들지 이야기했다. 나는 마이클에게 일주일치 부프레놀핀 처방전을 써주었고 비타민 D를 보충해주었으며 레몬밤 차에 중독성 없는 허브 카바카바*를 넣어서 마셔보라고 했다. 자기 전에 한두 잔 마시면 밤새 괜찮을 테니 수면 습관을 바로잡을 수 있게 바로 그날 밤부터 시작하라고 강조했다. 우리는 마이클이 마약상과의 접촉을 피하고 어떻게 다시 운동을 시작하면 좋을지 계획을 세웠다. 덧붙여서 마이클에게 다음 한 주 동안 빼먹지 않고 식사 일기를 쓰겠다는 약속도 받아냈고, 그다음 진료 때 마이클과 함께 그 일기를 살펴볼 수 있었다.

"아마 좀 짧을지도 몰라요, 선생님." 하고 마이클이 웃었다.

마이클의 마약 사용은 너무 극단적이어서 살려는 의지를 파괴하고 있었다. 나는 마이클에게 매주 진료만은 꼭 와달라고 부탁했다. 혹시 헤로인을 다시 하게 되더라도 나를 만나러 와야 한다고 말했다. 마이클은 부끄러워할 필요도 없었고 당연히 사라지지 않아도 되었다. 마이클은 노력해보겠다고 약속했다. 정기적 진료를 시작한 지 4개월이 지나자 마이클

---

* 카바카바: 남태평양 군도에 서식하는 후추과 관목으로 뿌리에 함유되어 있는 카바락톤이라는 물질이 수면 촉진, 불안감 해소, 근육이완, 진통 등의 효과가 있는 것으로 알려져 있다.

은 진료 시간에 맞춰 웃는 얼굴로 클리닉에 나타나서 진료실 매니저와 농담도 하고 편안하게 행동했다. 크리스마스이브 이후로 마이클은 마약 없이 지냈다. 그 당시 마이클은 자신을 믿어주는 사람과 일년 중 가장 힘든 시기를 잘 넘길 수 있는 구체적인 계획이 필요했던 것이다.

마이클과 나는 진료실 소파에 앉아서 부프레놀핀을 점점 줄여 나가서 결국 끊는, 우리가 함께 만든 시간표를 살펴보았다. 마이클은 약을 줄이고 싶다는 동기가 아주 강했기 때문에 견딜 수만 있다면 다른 환자보다 약의 용량을 더 빨리 줄일 수 있겠다는 데에 둘 다 동의했다. 마이클은 겁을 내면서도 흥분했다. 나 역시 그랬다.

우리는 둘 다 모든 게 잘되면 마이클이 향후 2, 3개월 안에 부프레놀핀에서 벗어나게 될 거라는 사실을 깨닫고 잠시 조용히 앉아 있었다. 나는 여전히 마이클을 추적 진료하고 있는데 아마도 6개월 뒤에는 더 이상 함께하지 않아도 될 것 같다. 기쁘면서도 약간 아쉽다. 마이클은 우리 클리닉이 더 이상 필요 없을 정도까지 자신의 인생을 재건했다. 우리가 원했던 바로 그것이다. 그런데 나는 그가 그리워질 것 같다. 우리는 이미 가족이 되었으니까.

닥터 폴의 처방: 오피오이드 습관을 벗어던지려면

중독과 싸우기 위해 왜 좀 더 종합적인 방법이 필요한지 이해가 되었을 거라고 생각한다. 나는 중독을 통합적인 관점에서 접근한다. 중독자들이 직면한 신체적, 정서적 건강 문제를 규명하고 치유하는 것과 점진적 감량 처방을 결합한 특별한 치료 절차를 활용한다.

왜 부프레놀핀을 쓰는가?

부프레놀핀은 부분 작용제로서 아편제 수용체를 활성화하는 작용도 하고, 부분 대항제로서 아편제 수용체를 막는 작용도 한다. 아편제 수용체를 절반만 활성화시키고 절반은 차단시킨다고 생각해보자. 고용량 오피오이드를 쓰던 사람이 부프레놀핀을 쓰면 제대로 취할 수 없고 오피오이드가 주는 강력한 쾌감도 느끼지 못한다. 어떤 사람들에게는 이것이 문제가 될 수도 있다.

그런데 이미 오피오이드를 쓰는 환자이지만 부프레놀핀을 과다 투여하지 않는다면 부프레놀핀은 중독자를 돕는 가장 안전한 약물이 될 수 있다. 부프레놀핀을 투여하되 용량을 서서히 줄이면 아주 심한 금단증상은 겪지 않을 것이다. 일부 의사들은 더 고용량을 처방하는데 나는 그건 잘못됐다고 생각한다. 부프레놀핀을 끊기가 더욱 힘들어질 것이기 때문이다. 16mg 용량이면 아편제 수용체의 90퍼센트(절반은 차단, 절반은 활성화하면서)를 커버할 수 있으므로, 그 이상은 결코 필요하지 않다고 본다.

그렇다면 어떻게 환자들이 오피오이드에서 벗어날 수 있을까? 지난 10년간 시도해본 결과 부프레놀핀으로 시작하는 것이다. 나는 3~5년간 매일 오피오이드를 사용한 사람은 일반적으로 하루 16mg 용량의 부프레놀핀이 필요하다는 것을 발견했다. 이런 식으로 1~4개월쯤 지나면 대개 12mg 용량으로 줄일 수 있다. 금단증상을 겪지 않을 만큼 충분히 투여하는 게 좋다. 이 정도 용량이면 부프레놀핀을 복용하는 동안 헤로인이나 다른 오피오이드를 사용해도 효과가 없도록 해준다. 동시에 나는 이 과정에 수반되는 불안과 우울증, 수면장애, 주의력장애와 근본적인 건강 문제를 관리하기 위해 환자와 함께 노력한다.

하루 16mg 용량의 부프레놀핀이면 대개 기분이 나아지고 에너지가 올라간다. 환자는 오피오이드를 너무 많이 복용해서 늘어졌다가 약효가 떨어져 극심한 금단증상을 겪는 중독 롤러코스터를 더 이상 타지 않아도 된다. 부프레놀핀이 모든 불안을 다 없애주지는 않겠지만 도움은 될 것이다. 중독 환자의 신경전달물질은 오랜 시간 동안 망가져왔다. 중독에서 벗어나려면 스스로에게 친절해야 하고 이 과정을 참을성 있게 견뎌야 한다. 균형 회복과 치유가 일어나려면 시간이 필요하다.

용량을 16mg에서 12mg으로 낮추면 처음에는 기운이 없거나 약간의 수면장애, 불안 같은 경미한 금단증상이 나타날 수도 있다. 이런 증상은 대개 이삼 일 정도면 사라진다. 한두 주면 우리 뇌는 줄어든 용량에 적응해 12mg으로도 16mg일 때처럼 기분이 좋아진다. 성공이다! 나는 최소 한두 달 정도는 12mg을 유지하다가 환자가 안정된 것 같으면 이후 1~3개월마다 용량을 1~2mg씩 계속 낮춘다.

4mg 이하가 되면 오피오이드에서 완전히 벗어나는 결승선에 들어섰다는 뜻인데 그다음이 가장 어렵다. 어떤 환자들은 하루 용량을 2mg으로 낮췄다가 1.5mg, 그다음 1mg, 마지막으로 0.5mg으로 계속 낮춰가자 정말로 힘들어했다. 평균적으로 걸리는 시간이 1년이 넘는다. 이 시기가 되면 종종 주변 사람들은 환자가 부프레놀핀에서 완전히 벗어나기를 간절히 바란다. 나는 최소한의 용량으로 환자들이 최대의 효과를 보도록 도와야 한다. 천연 수면보조제나 클로니딘(불안에 쓰는 중독성 없는 약)을 쓰고 아주 강한 정서적 지지를 보내기도 한다. 부프레놀핀의 용량을 줄이면 근육통이 따르는 게 일반적인데 때로 통증이 상당히 심할 수도 있다. 일부 중독 치료 의사들은 이럴 때 근육이완제를 처방하기도 한다. 우리 클리닉에서는 환자들에게 비타민 D와 K_2, 칼슘과 마그네슘 보

충제를 복용하도록 한다. 그러면 대개 문제가 해결된다.

현재 우리 클리닉에는 매일 고용량의 헤로인을 만성적으로 사용하다가 지금은 저용량 부프레놀핀으로 낮춘 환자가 40명쯤 있는데, 이렇게 되기까지 2~4년이 걸렸다. 이 환자들은 16mg에서 8mg으로 줄이는 데 평균 7개월이 걸렸고, 6mg으로 낮추는 데 다시 4개월, 4mg으로 낮추는 데 또다시 4개월이 걸렸다. 그 과정 내내 모두가 일을 하거나 학교를 다닐 수 있었고 아주 잘해냈다.

나는 또한 중독에서 회복된 사람들 중에는 뇌의 화학적 성질이 너무 심하게 손상되어 부프레놀핀을 완전히 끊으면 뇌 기능을 충분히 회복할 수 없는 사람이 있다는 사실을 알게 되었다. 이러한 환자들에 대해서는 사전에 짠 엄격한 계획대로 용량을 줄이라고 더 이상 압박하지 않는다. 우리는 최선을 다해 환자들이 원하고 감당할 수 있을 정도의 적절한 용량으로 줄여나가도록 할 뿐이다. 바로 이 점이 내 환자들 중에 사망자가 거의 없고 중독 치료 실패도 비교적 적다고 자부하는 가장 큰 이유라고 생각한다.

물론 내 방법이 완벽하다고 말할 생각은 없다. 목표는 마약을 완전히 끊고 유지 약물도 더 이상 복용하지 않는 것이다. 그러나 또한 잊지 말아야 할 것은 중독에서의 회복이란 불완전함을 받아들이며 스스로에게 친절하고 온화하며 인내심을 가져야 한다는 것이다.

중독을 끊는 전 과정은 환자와 의사가 함께 참여하는 회복 여정이어야 한다. 이제 더 이상 약물을 사용하던 예전 삶으로 돌아간 자신의 모습을 볼 일은 없다. 약물을 끊겠다는 목표를 스스로 받아들였으며 성공을 지지하고 믿어주는 의사도 있다.

더 솔직하게 공개하자면 내 환자들은 대부분 치료를 시작할 때 매일 대마초도 사용한다. 나는 대마초 절대 금지 규칙을 시행하면 환자들에게 필요한 도움을 차단해버린다는 사실을 알게 되었다. 그러나 대개는 서서히 용량을 줄이거나 완전히 끊게 했다. 그러면 환자들의 눈빛이 살아난다. 대마초에 대해서는 7장에서 자세히 다룬다.

오피오이드 중독을 벗어나는 나의 점진적 감소법은 환자의 회복을 지원하는 통합적인 해결책 및 생활습관 개선과 짝을 이루어 작용한다. 그 7단계는 다음과 같다.

1. **진짜 음식을 먹는다.** 유기농 음식과 가공하지 않은 식품첨가제나 정제 설탕이 들어 있지 않은 음식을 먹는다면 최선이다. 질 좋은 단백질뿐만 아니라 아보카도, 올리브, 코코넛 같은 질 좋은 지방을 적당량 매일 먹는 것도 필요하다. 또한 지금까지보다는 채소를 좀 더 많이 먹어야 한다. 특히 철분과 섬유질이 풍부한 녹색 채소와 다양한 색깔의 채소를 먹도록 하자. 통증완화를 위한 음식에 대해서는 다음에 좀 더 설명할 것이다.

2. **비타민 D를 충분히 섭취한다.** 비타민 D는 면역체계에서 중요한 역할을 하며 적절한 뇌 기능을 위해서도 필수적이다. 적도 가까이 살거나 밖에서 셔츠를 벗고 일하는 사람이 아니라면 보충제 없이 비타민 D를 최적 수치인 50~80ng/dL*로 유지하는 것은 매우 어렵다. 비타민 D3를 하루 5,000IU**씩, 특별히 겨울에는 좀 더 많이 섭취하기를 권한다. 자신의 비타민 D3 수치를 점검하고 그에 따라 보충제를 섭취한다.

- 　나노그램(ng)은 10억분의 1g, 데시리터(dL)는 1/10l.
- ● 　International Unit, 비타민을 계량하는 단위.

금단증상

오피오이드 중독에서 벗어나려고 할 때 다음과 같은 금단증상이 있을 수 있다.

- 관절통
- 근육통
- 눈물, 콧물
- 동공 확대(정상보다 커진 상태)
- 발한
- 복통
- 불면증
- 불안
- 설사
- 소름
- 식욕부진
- 오한
- 전반적인 불쾌감(한 중독자는 개미가 기어다니며 무는 느낌이라고 표현했다)
- 초조감
- 흥분

3. **걱정거리를 해결하기 위해 노력한다.** 사람은 누구나 스트레스가 있다. 나 역시 그렇다. 애초에 오피오이드 중독에 빠지게 만든 그 문제는 말할 것도 없고 실은 오피오이드에서 벗어나는 일조차 스트레스를 준다. 스트레스는 우리의 면역체계를 손상시켜 통증과 염증을 일으킨다. 돈 걱정, 직장에서의 문제들, 건강하지 못한 인간관계 등은 물론이고 뉴스와 스마트폰 알람 같은 것도 모두 우리 몸의 스트레스 호르몬을 자극한다. 3장에서 이야기한 것처럼 스트레스는 중독의 X인자이다. 일상적인 스트레스와 더불어 어쩌면 어린 시절부터 있었을지 모르는 스트레스를 모두 해결해야 중독에서 회복될 수 있다. 스트레스를 완전히 없앨 수는 없지만 조금이나마 스트레스를 줄이거나 더 잘 대처할 수 있는 방법은 찾을 수 있다.

4. **수면의 질을 높인다.** 수면은 우리 몸이 균형을 회복하고 스스로 치유하게 함으로써 원기를 되찾게 해준다. 사람은 대부분 7~9시간의 수면이 필요한데 사실 그만큼 자는 사람은 거의 없다. 수면 해결법에 대해서는 이 책 181~183쪽과 344~350쪽을 참고하기 바란다.

5. **운동한다.** 우리는 피곤하고 아프다. 모든 게 상처를 입힌다. 가능한 한 움직이고 싶지 않다. 차라리 알약 하나를 꿀꺽 삼키는 게 낫다. 그러나 운동은, 심지어 조용하고 평온하게 천천히 하는 운동조차 통증이나 고통에 도움이 된다.

6. **장내미생물군을 치유한다.** 사람 몸에는 수조 개의 미생물(박테리아, 바이러스, 그 외 미생물 등)이 살고 있다. 이 미생물들은 우리 몸 안팎(바이옴)에 서식하는데 위장관* 특히 대장에 많이 산다. 아마도 세균은 나쁘다는 말을 많이 들으며 자랐을 텐데 사실 박테리아나 다른 공생 생물체는 우리에게 도움이 될 뿐만 아니라 우리 생존에 필수적이다.

건강하고 다양한 장내미생물군이 우리 몸의 염증을 줄여주고 자가면역 상태를 회복시킬 수도 있다는 사실이 지금은 많이 알려져 있다. 필수 비타민 일부는 실제로 위장관 속 유익한 박테리아가 만들어낸다. 우리가 음식에서 많은 영양소를 얻을 수 있는 것도 박테리아가 음식물을 분해하는 데 도움을 주기 때문이다. 도파민이나 세로토닌 등 뇌 기능과 감정에 필수적인 수많은 신경전달물질도 미생물군의 영향을 받는다.

장내미생물군을 치유하는 것은 뇌를 치유하는 과정의 일부이다. 미생

• 위장관: 위와 창자를 포함하는 소화계통의 한 부분.

물군을 치유하는 데 도움이 되는 방법으로는 프로바이오틱스를 복용하거나 콤부차,* 자우어크라우트**, 김치 같은 발효식품을 먹거나 프로바이오틱 요구르트(양, 염소, 젖소, 코코넛 등으로 만든)를 식단에 추가한다.

7. 주변에 중독되지 않은 사람들로 네트워크를 만든다. 인간은 공동체 안에서 건강하게 잘 살 수 있다. 중독에 빠지면 고립되고 혼자라고 느낀다. '친구들' 무리에 섞여 재미있는 것처럼 행동할 수 있을지라도 마음 깊은 곳에서는 공허함과 외로움을 느낀다. 지지체계를 구축하는 것이야말로 오피오이드 없이 삶을 즐길 수 있는 열쇠다. 친구들도 대부분 중독자일 가능성이 높다. 아마도 가족구성원 중에도 중독자가 있을 것이다. 그러므로 회복 여정의 초반에는 친구들과 아는 사람 연락처를 완전히 새로 만들어야 한다. '어떤 나이든' 친구를 사귀는 건 힘든 일이다. 중독자에게는 더욱 힘든 일이다. 왜냐하면 종종 사교적인 상황(처음 약을 시작하게 되는 이유 중 하나다)에서는 아무래도 어색하기 때문에 오피오이드가 없으면 훨씬 불편하게 느낀다. 그러나 새로운 부류를 찾을 수 있고 또 찾아내게 될 것이다. 현명한 한 친구는 자기 딸에게 이렇게 상기시켜 주었다. "딱 한 명이면 돼." 친절하고 이해심 깊고 나를 지지해주는 친구가 삶을 바꿀 수 있게 도와줄 것이다. 단 한 명이면 된다. 새로운 지지체계에는 일대일 상담 치료사, 병원이나 중독 클리닉의 외래 환자 그룹, 12단계 모임, (당연히)우리 진료실, 그리고 약물을 사용하지 않으며 나의 나쁜 점까지도 비판하지 않고 있는 그대로 받아줄 오랜 친구들도 포함된다.

- 콤부차(kombucha): 설탕을 넣은 홍차나 녹차에 유익균을 첨가해 발효시켜 만든 음료.
- 독일식 양배추절임이다.

통증 치료, 근본 원인부터 통증완화까지

몇 년 전 수술을 받고 나서 마취에서 깨어날 즈음 의사가 내게 마취약 효과가 떨어질 때 통증이 어떤 정도인지 평가해보라고 했다.

"아, 10점 기준에 3 내지 4점이에요." 내가 대답했다.

"말도 안 돼." 의사가 말했다. "더 좋아질 거예요." 의사는 내게 모르핀 정맥주사를 놓아주라고 간호사에게 말했다. 주사 후 즉시 내 몸속에 평온함과 건강함이 흘러넘치는 것 같은 몹시 경이로운 느낌을 받았다.

"아까 10점이었던 것 같아요!" 하고 내가 의사에게 말했다.

나는 만성부비동염으로 고생하고 있었다. 고통이 완전히 사라진 건 10년이 넘도록 처음 느껴보는 놀라운 경험이었다. 나는 그때 사람들이 오피오이드가 유발하는 이 경이로운 감각을 왜 그토록 갈구하는지 충분히 알 수 있었다.

내 경험에 따르면 우리를 중독 스펙트럼의 출발선에 서게 만드는 것은 주로 통증이다. 통증은 신체적인 것일 수도 있고 정서적인 것일 수도 있다. 신체적 통증은 종종 사람들을 오피오이드로 안내하는 최초의 계기가 되는데 그 원인은 대개 염증일 때가 많다. 편두통이나 두통이 있다면 우리 뇌에 염증이 생긴 것이다. 관절에 통증이 있다면 관절에 염증이 생긴 것이다. 이와 같은 염증을 줄일 열쇠는 우리가 이 책에서 이야기하고 있는 것처럼 술이나 약물을 사용하지 않고 가장 기본이 되는 것들을 일상생활에 통합하는 것이다.

중독 환자들이 묘사하는, 헤로인이나 여러 오피오이드 약물을 사용했을 때의 느낌은 다음과 같다.

"저의 모든 문제가 사라졌어요."

"차분하고 평화로운 기분."

"고통스러운 경험이 죄다 사라졌어요."

"온몸이 따뜻한 햇빛을 받은 것 같아요."

"내 생애 처음으로 사랑에 에워싸였어요."

"'이걸 느낄 수 있다면 난 또 할래'라고 생각했어요."

신체적이거나 정서적인 고통이 있는가? 아프길 바라는 사람은 아무도 없다. 통증은 무시하기 힘들다. 그러나 통증을 오피오이드로 가려봤자 소용이 없다. 오피오이드 용량을 차차 줄여나가면 신체적 고통도 줄어들 거라고 말해도 환자들은 내 말을 절대 믿지 않는다. 하지만 사실이다. 맨처음 진통제로 오피오이드를 썼을 때에는 마치 마법 같았을 것이다. 그러다 언젠가부터 약효가 나지 않게 되고 의사는 용량을 늘린다. 그러면 다시 약이 듣기 시작한다. 그다음 또다시 약이 안 듣는다. 그럴 때 다행히 의사의 가호가 있으면 합법적인 처방전으로, 그게 아니면 불법적으로 진통제나 헤로인, 펜타닐 용량을 더 늘린다. 내성이 생기면 그 결과 우리 뇌에 새로운 아편제 수용체가 활성화한다. 아편제 수용체는 통증 수용체이므로 정상적인 상태라면 충분히 처리할 수 있는 통증도 훨씬 더 심하게 느낀다. 다시 말해, 오피오이드 투약을 중지하면 통증도 덜 느낀다. 통증의 근본 원인과는 상관없이 환자가 느끼는 통증은 약의 용량을 줄이고 앞의 일곱 가지 전략을 실천함으로써 호전될 수 있다(143~146쪽 참고).

통증의 근본 원인을 규명해야 한다. 앞에서 언급한 대로 통증이란 대개 염증 때문에 생기는데 염증은 우리 몸이 손상을 입었을 때 나타나는 자연스런 반응이다. 염증은 보통 치유를 돕지만 너무 지나칠 때도 있다. 때로는 우리 몸에 만성적인 염증이 생기기도 한다. 그러면 면역체계가 우리 자신의 조직을 외부 침입자로 오인해 공격하는데 이런 종류의 염증은 고통스럽고 사람을 지치게 하며 쇠약하게 만든다. 따라서 만성통증과 싸우기 위한 첫 번째 단계는 염증의 근본 원인을 찾는 것이다. **사람들이 겪는 통증의 가장 큰 원인은 대개 음식이다.** 나는 이 책의 모든 장에서 음식 이야기를 한다. 나는 독자들을 질리게 만드는 위험도 감수할 것이다. 주의를 기울여야 하므로 음식 이야기를 계속할 수밖에 없다. 고도로 가공되고 첨가제로 가득 차 있으며 GMO가 포함된 음식은 염증을 유발하며 자가면역 문제를 일으켜 결국 우리 몸이 스스로를 공격하게 만든다. 오피오이드 없이 통증 없는 삶을 살려면 가공식품을 먹지 말아야 한다. 수많은 조건 중에서도 일반적으로 글루텐과 유제품을 멀리 하는게 도움이 된다. 어떤 사람들은 히스타민이 많은 음식을 피해야 한다.• 모든 상황에서 MSG와 '천연조미료'(신경독의 암호명), 석유계 식용색소, 방부제를 피해야 한다.

항염증성 음식을 식단에 포함시키면 통증완화에 도움이 된다. 강황은 열대 기후 지역에서 잘 자라는 생강과 식물의 뿌리로 인도와 아프리카 요리에 사용된다. 강황에는 강력한 천연 항염증 성분이 들어 있어서 염증과 통증을 완화하는 효과가 있다. 볶음 요리를 할 때 강황을 첨가하거나, 다른 뿌리채소와 같이 굽거나 양념으로 사용하거나, 사과소스에서부터 팬케이크 반죽까지 모든 음식에 건강 첨가제로 넣거나 또는 즙을 내어 사용한다. 기름진 생선(연어나 정어리 같은)은 일본과 지중해 식단의 표준 구성요소로서 세계적으로도 아주 건강한 음식으로 여겨진다. 기름

• 한 예로, 두드러기 환자들은 히스타민 함량이 높은 소시지, 등푸른 생선, 돼지고기, 시금치, 녹차 같은 음식을 섭취하면 천식, 비염이 생길 수 있으므로 피하는 것이 좋다.

진 생선도 강황처럼 항염증 식품이다. 시간이 좀 걸리겠지만 강황을 매일 식단에 포함시키고 일주일에 한두 번 생선을 먹으며 나머지 식습관을 개선하고 생활습관을 바꾼다면 신체적인 통증은 눈에 띄게 줄어들 것이다. 그 밖의 항염증성 음식으로 브로콜리, 올리브, 치아시드, 블루베리와 여러 가지 신선한 과일, 녹차, 다크초콜릿 등이 있다.

통증을 완화시키는 음식 해결책

1. **언제나 진짜 음식을 먹는다.** 신선한 유기농 과일과 채소를 먹기 위해 노력해야 한다. 달걀, 닭고기, 생선 그리고 풀을 먹여 방목한 가축의 고기 등 고품질 단백질 식품, 아보카도, 코코넛, 올리브, 엑스트라버진 올리브오일, 견과류 등 질 좋은 지방을 먹는다. 고구마, 얌, 쌀 등 건강한 탄수화물과 발효시킨 채소와 플레인 요구르트 등 프로바이오틱스 식품을 먹는다. 냉장고를 냉동 유기농 채소로 채운다. 껍질째 먹는 깍지콩, 케일, 완두콩 등(종종 세일을 한다!)을 준비해두고 아침은 스크램블드에그, 오후에는 샐러드, 그리고 저녁으로 무얼 먹든 이런 유기농 채소를 추가한다.

2. **정제 설탕을 피한다.** 설탕은 염증을 일으키고 혈당을 급격히 올리고 내리며 여드름을 비롯한 여러 가지 문제를 일으킨다. 어떤 연구자들은 설탕이 질병을 일으킬 뿐 아니라[22] 과다한 설탕 섭취가 수많은 미국인이 암과 싸우는 이유 중의 하나라고 생각한다. 초코바와 탄산음료, 케이크, 쿠키를 피한다. 단 것을 안 먹겠다는 원칙을 완벽하게 지킬 필요는 없지만 솔직히 말해 통증이 있건 없건 이런 음식은 피하는 게 최선이다. 건강을 유지하기 위해서는 흰 정제 설탕을 천연식품으로 대체한다(사과, 말린 망고, 으깬 파인애플, 자두, 대추야자, 건포도, 얌, 베리 종류, 잘 익은 바나나, 잘게 찢은 코코넛 등을 추천한다).

3. **강황을 복용한다.** 약 230l의 물에 강황 4분의 1작은술이면 두통을 치료할 수 있지만 아마 1작은술 정도는 필요할 것이다. 4분의 1작은술로 시작해서 효과가 나타날 때까지 용량을 늘려나간다.

4. **정제 어유를 섭취한다.** 하루 2,000mg씩 복용하고 일주일에 한두 번은 기름진 생선을 먹도록 노력한다.

5. **식사 전에 효소를 섭취한다.** 평생 건강에 나쁜 음식을 먹어왔거나 중독 때문에 소화기관에 과도한 부담을 주었다면 몸이 음식을 제대로 소화시키지 못한다. 건강한 음식을 먹어도 몸이 영양분을 흡수하지 못하면 영양실조가 될 수 있다. 마흔 살이 넘으면 위에서 분비되는 소화효소가 줄어들기 시작한다. 식사 전에 질 좋은 효소를 먹는 게 도움이 된다. 또한 씹는 걸 잊으면 안 된다. 한술에 스무 번씩 씹는 걸 목표로 하면 소화에 도움이 될 것이다.

운동도 도움이 된다

염증을 막는 두 번째 방어선은 운동이다. 미국 사무직 노동자는 하루 평균 10시간 이상 앉아서 생활한다. 〈예방의학저널〉에 발표된 1만 2,500명이 넘는 미국인을 대상으로 한 최근의 연구에 따르면 19세가 60대만큼 앉아서 생활하는 것으로 나타났다.[23] 매일 이렇게 오래 앉아 있으면 건강할 수 없다. 식탁에 앉아 이 글을 쓰고 있는 나 역시 창밖에 붉은 오리나무와 오리건 흰떡갈나무를 내다보다가 벌써 몇 시간 동안 꼼짝 않고 앉아 있었다는 것을 깨달았다. 일어나 잠시 스트레칭을 하고 동네 산책을 해야겠다.

자, 어디까지 했더라?

올림픽 선수가 될 필요는 없다. 운동을 '좋아할' 필요조차 없다. 하고 싶어 하지 않아도 된다. 투덜거려도 괜찮다. 경기에 나가는 것도 아니고 운동 실력이 '뛰어나야' 하는 것도 아니다. 그러나 만성통증을 줄이려면 자리에서 일어나 가능한 한 많이 움직여야 하고 매일 운동에 시간을 할애해야 한다.

매일 45~60분간 가벼운 신체활동을 하는 것을 목표로 하자. 개를 산책시키거나 조깅이나 달리기, 역기 운동, 수영, 춤, 크로스핏(요즘 내가 좋아하는 것) 등 뭐든지 자기가 즐기는 것이면 된다. 매일 운동을 하면 통증이 줄어들고 기분도 좋아진다. 사랑을 나누는 것도 중요하다. 성관계는 엔도르핀 분비를 증가시키고 통증을 감소시키며 오피오이드 없이도 기쁨을 느끼는 것이 가능함을 상기시켜준다. 오피오이드에 의존적으로 되었다면 정상적인 성호르몬이 너무 억압되어 더 이상 욕구를 느끼지 못하거나 성생활 능력을 잃어버렸을지도 모른다. 오피오이드 사용을 줄여나감에 따라 성 욕구가 돌아오는 것도 기대해봄직하다.

대단한 게 아니더라도 하루 중 아주 집중해서 몸을 움직이는 시간을 갖는 것도 도움이 된다. 한 번에 단 몇 분이어도 괜찮다. 승강기 대신 계단을 이용하고 자기 나이만큼 팔벌려뛰기를 하거나 작업환경을 바꿔 하루 중 일정한 시간은 서 있거나 목적지에서 1km쯤 떨어진 곳에 주차하고 걸어간다. 최선을 다하면 된다. 불가능한 얘기로 들릴 수도 있다. 특히 자신의 바람보다 몸무게가 많이 나가거나 건강이 아주 안 좋거나 하면 더 그렇겠지만, 매일 운동함으로써 얻을 수 있는 건강상 이점은 헤아릴 수 없을 만큼 크다.

허리 통증을 치료하는 통합적인 해결책

나는 대학 다닐 때 책 박스를 들다가 허리를 다쳤다. 바닥에 넘어져 마비된 상태로 몇 시간 동안 움직일 수가 없었다. 의사는 내게 진통제와 근육이완제를 주었다. 나는 약으로 부족한 부분은 술로 때우면서 몇 주 동안 끔찍한 고통을 겪었다. 10년도 더 지나서 나는 디스크가 부어 있다는 것을 알게 되었다. 다친 허리를 또 다칠 때마다 진통제와 근육이완제를 더 많이 먹었던 것 같다. 그러다가 나는 통합의학 공부를 시작했고 동료가 카이로프랙틱 치료를 권했다. 단한 번의 교정만으로 바로 통증이 완화되었다. 나는 허리 통증이 사람을 얼마나 쇠약하게 만드는지 경험으로 안다.

만성 허리 통증이나 근골격계 통증 때문에 고통을 받고 있다면 아래와 같은 여러 가지 방법으로 도움을 받아 보자.

침술: 침술은 한의학에서 사용하는 치유 기법으로 얇은 바늘을 피부 안으로 찔러넣어 신체 특정 부위를 자극하는 방법이다. 침이 허리 통증을 완화하는 데 효과적인 방법이라는 연구 결과도 있다.[24] 침술은 아주 효과가 좋아서 스칸디나비아 지역 나라들에서는 분만 시 진통을 완화시키기 위해 사용하기도 한다.[25] 내 친구 중에 침술 덕을 톡톡히 본 사람이 있는데, 그녀는 침술이 긴장을 풀어주어서 시술하는 동안 잠이 들었는데 깨어났을 때 원기가 회복되고 통증이 사라진 것을 깨달았다고 한다.

카이로프랙틱 요법: 척추나 목이 바르지 않은 사람들이 많다. 스트레스를 받거나, 오랜 시간 앉아서 생활하고, 자주 아기를 안아 올리거나, 또는 스마트폰을 들여다보느라 장시간 고개를 숙이고 있는 사람들에게 흔히 나타나는 문제다. 정골요법 또는 카이로프랙틱은 척추를 똑바로 정렬시켜 등과 목을 바르게 하는 것이다. 만약 이것이 문제의 근본 원인이라면 환자는 즉각적으로 편안함을 느낄 것이다. 생활습관을 더욱 인체공학적으로 잘할 수 있는 방법에 대해 카이로프랙틱이나 정골요법 치료사에게 물어보자. 차 시트에 요추를 적절히 받쳐주는 지지대를 두거나, 책상도 서서 일하거나 걸으면서 일하는 방식으로 바꾸

는 등 일상생활에 좀 더 많은 움직임을 포함시키자. 20~30분마다 1~2분씩 걷고 스마트폰 사용 시간을 줄일 것을 권한다.

명상: 목이나 허리 통증이 불안 또는 스트레스 때문에 생긴 것이라면(혹은 통증이 있다는 사실이 스트레스가 되면) 명상 같은 스트레스 완화 방법이 대단히 성공적일 수 있다. 명상은 오피오이드 진통제나 근육이완제만큼 즉각적인 효과는 없지만 우리 삶의 모든 면을 개선할 수 있는 방법이다. 명상 수업에 등록해 꾸준히 참여하거나 묵상을 한다. 지역 명상센터, 온라인 명상 수업도 있다.

근력 운동과 스트레칭: 우리 몸의 코어(복부와 허리 근육)와 다리를 강화하면 허리 통증 치료에 도움이 된다. 물리치료사가 개인의 요구에 맞춰 일련의 운동을 짜줄 수도 있고 복부 크런치(윗몸일으키기는 피한다), 허벅지 뒤쪽인 햄스트링 스트레칭, 골반 경사운동을 통합해 매일의 일과 속에 포함시킬 수도 있다. 근력 운동과 스트레칭을 동시에 할 수 있는 요가 또한 허리 통증의 예방과 치료에 효과적이다.[26] 자신의 몸에 주의를 기울인다. 기분이 좋아지는 근력 운동과 스트레칭 방법을 찾아보고 허리에 무리가 되는 운동은 피한다.

마사지 치료 요법: 허리 통증의 근본 원인은 근육 긴장이나 만성 스트레스일 때가 많다. 마사지 치료는 원인이 무엇이든, 원치 않는 부작용(머리가 뿌연 느낌과 피로)이 나타날 수도 있는 근육이완제 처방보다 치료 효과가 훨씬 뛰어나다고 생각한다. 통증이 사라질 때까지 일주일에 한 번 마사지를 받기를 권한다. 마사지 치료사에게 통증 치료에 효과가 있는 녹나무(장뇌), 라벤더, 유칼립투스가 함유된 오일을 써달라고 얘기할 수도 있다. 또한 아르니카 로션으로 통증 부위를 마사지하는 것도 좋다.

체중 감량: 허리 통증은 과체중 때문일 수도 있다. 체중 감량은 매우 어렵지만(모두가 잘 안다) 통증을 줄이기 위해서는 꼭 필요한 일이다. 정크푸드와 프랑켄푸드, 가공식품, 설탕을 줄여야 한다. 혼자 하는 건 권하지 않는다. 웨이트워처스*나 헬스클럽의 체중 감량 프로그램에 참여하거나 같이할 친구를 찾는 것만

으로도 성공에 가까워진다. 그리고 물론 진짜 음식을 먹고 충분한 운동을 하며 수면의 질을 높이는 것도 체중 감량에 도움이 된다.

감정적 고통도 치유해야

감정적인 고통을 느끼는 데에는 이유가 있다. '모든 건 머릿속에서 일어나는 일'로 간단히 치부할 수 없다. 우리가 느끼는 외로움이나 죄책감, 우울증의 원인을 찾아내면 근본 원인을 다룸으로써 실제로 감정을 치유할 수 있다. 중요한 건 한 번에 한 걸음씩 나아가는 것이다. 삶의 한 측면이 확고히 뿌리를 내리면 삶의 다른 조각들도 제자리를 찾기 시작한다.

이런 일이 바로 조이에게 일어났다. 27세인 조이는 키가 크고 마른 남성이다. 조이에게는 끔찍이도 사랑하는 두 살배기 아들이 있지만 함께 살지 않는다. 조이는 지난 2년간 극심한 불안과 정서적 고통으로 힘들어했다. 그런데 오늘 만난 조이는 침착했고 이마의 주름도 사라져 있었다. 몸을 비틀지도 않고 가만히 앉아 있었다.

"오늘 좋아 보이네요. 무슨 일 있나요?" 내가 말했다.

"아들을 다시 만나고 있어요. 일도 나아지고 있고요. 힘들었던 돈 문제도 이젠 괜찮아요." 조이의 얼굴이 환하게 빛이 났다.

조이의 변화는 거의 기적이라 할 만했다. 조이는 자신의 삶을 붙잡고 있는 스트레스의 가장 큰 요인들을 차근차근 제거하기 시작했다. 업무용

•   웨이트워처스(Weight Watchers): 체중을 관리하는 제품 및 서비스를 판매하는 업체.

차가 생긴 덕분에 조이는 제시간에 아들을 데려와 정말 필요한 부자간의 시간을 가졌다. 조이가 시간을 잘 지키자 그의 전 부인은 좀 더 친절하고 다정하게 대해주었고 조이가 직장에서 좋은 평판을 받을 수 있도록 도와주었다.

스트레스를 줄인다. 가장 큰 스트레스 요인들을 파악하고 한 번에 하나씩 줄여나가기 위한 계획을 세운다.

지원 시스템과 연계한다. 12단계 상담을 선호하는 사람도 있지만 일대일 상담이 불편하다면 근처의 AA(익명의 알코올중독자)나 NA(익명의 마약중독자) 모임을 찾아본다. 지역 병원이나 교회 등에도 중독자를 지원하는 모임이 있을 것이다. 정부의 약물 남용 및 정신건강 서비스 웹사이트에서 현재 진행 중인 중독자 지원 모임 목록을 찾아볼 수도 있다.

나쁜 조력자들을 멀리한다. 약물을 사용하고 싶다는 욕구를 촉발하는 사람이나 사건, 사물을 멀리한다. 스스로의 삶을 회피하려는 핑계로 내 중독을 이용하는 친구나 가족이 있다면 당분간 피하는 것이 최선이다.

회복 일기를 쓰기 시작한다. 스마트폰이나 녹음기에 음성 녹음을 하거나, 사진 또는 그림으로 스크랩북을 만들거나, 종이나 컴퓨터에 글을 쓰거나, 다른 사람들이 볼 수 있게 인터넷 블로그를 하는 등 다양한 형식이 있다. 매일 실천할 목표(최소 한 문장 이상)를 설정한다. 자신의 목표, 바람, 분투, 재발, 먹은 음식 등 모든 것을 기록한다. 이 기록을 항상 지니고 다니면 의사나 소중한 사람들의 질문에 대답할 때 도움이 될 것이다.

다른 사람을 돕는다. 자기 삶이 너무 엉망이라 다른 사람을 도울 수 없다고 생각할 수도 있다. 하지만 다른 사람을 돕는 것은 아직 회복 중이라 하더라도, 스스로가 완전히 깨끗해질 수 있는 최선의 방법이 된다.

재발 가능성은 있다. 그러나 필연은 아니다

현실적으로 접근해보자. 오피오이드를 끊는 건 어려운 일이다. 동기부여가 아주 잘되어 있는 중독자들조차 가끔 되돌아간다. 알코올이나 약물 문제가 있는 사람들 중 60퍼센트가 치료 후 1년 이내에 다시 술이나 마약으로 되돌아간다고 한다.[27] 특히 헤로인 중독자들은 재발과 만성적인 정신건강 문제를 겪을 위험이 높을뿐더러 사망 위험도 높다.[28]

중독은 만성적이며 재발하는 질환이다. 이 말의 의미를 생각해보는 게 중요하다. 예로 습진 환자를 보자. 음식과 운동에 신경쓰고, 독성물질을 피하고, 약물치료로 습진을 잘 관리하다가 뭔가 잘못 먹거나 만져서 또는 단순히 스트레스 때문에 갑자기 확 재발하기도 한다. 그런데 우리는 대개 약물중독 재발에 대해서는 이런 식으로 생각하지 않는다. 중독자는 '당연히' 중독을 통제하려는 의지를 가져야 한다고 여기기 때문이다. 그러나 갑자기 재발하더라도 그게 도덕적으로 실패했거나 나쁜 사람이라는 의미는 아니며, 또 한 번 감당할 수 있을 거라고 생각한다면 다시 중독을 끊는 게 조금 더 쉬워질 것이다.

"재발할 가능성은 있지만 재발이 필연은 아닙니다." 나는 환자들에게 먼저 이렇게 말한다. 환자를 사랑하고 응원하는 사람들(환자가 평가자로 포함시켜도 된다고 인정한 사람들) 앞에서도 이렇게 말한다.

왜 나는 처음 만나는 환자에게 이런 말을 할까? 대개의 경우 중독 물질을 갑작스럽게 완전히 끊는 것은 비현실적이고 무리한 일이다. 중독과 싸우려고 노력할 때도 재발은 일어날 수 있다. 아무리 끝나기를 간절히 바란다 해도, 또는 '당장은' 끝났다 하더라도, 인생은 보통 그런 식으로 흘러가지 않는다. 중독 스펙트럼의 지금 위치에 이르기까지 몇 년이나 걸렸으니 심한 중독 상태에서 벗어나는 데에는 훨씬 더 오랜 시간이 필요할지도 모른다. 환자와 환자를 지원하는 팀은 재발이 일어난다는 점을 알고 있어야 한다. 그리고 그런 일이 생기면 다시 시도한다.

실수하거나 심지어 실패하더라도 또다시 회복을 위한 노력을 해야 한다. 어떤 상황, 어떤 생각, 어떤 사람 들이 우리로 하여금 다시 약에 취하고 싶다는 생각이 들게 하는지 파악해야 한다. 자신을 촉발시키는 방아쇠가 뭔지 안다면 그걸 피하는 방법도 배울 수 있다. 욕구가 촉발될 때 뜨거운 불꽃으로부터 반사적으로 물러나듯이 욕구에서 도망칠 수 있는 새로운 기술이 필요하다.

"당신에겐 두 다리가 있어요. 그래서 걷거나 뛸 수 있죠." 나는 어맨다에게 이렇게 말한다. 어맨다는 헤로인 중독에서 회복 중인 30세 여성으로 우리 클리닉에 온 지 채 1년이 되지 않았다.

어맨다는 지난주에 여자 친구들이 함께 약을 하자고 초대했는데 뭐라고 말해야 할지 몰랐다고 했다. 학대 가정에서 자란 탓에 어맨다는 자기주장을 어떻게 해야 하는지 전혀 배운 적이 없었다.

"그냥 큰 소리로 말해요. '깜빡 잊었는데, 지금 누구 만나기로 했어.' 그러고는 그 자리를 떠나는 거죠." 하고 내가 어맨다에게 말했다. 말은 쉽지만 실천이 어렵다는 건 나도 안다. 그러나 나는 어맨다에게 차가 없다거나 휴대전화를 가져오지 않았다거나 하는 건 문제가 안 된다고 말해주었다. "두 다리가 있잖아요. 당신은 그 자리를 벗어날 수 있어요."

아기가 걸음마를 배우는 걸 본 적이 있는가? 일어났다가 넘어지고 멍이 들고 울기도 하고 사랑하는 사람이 안아서 달래주기도 한다. 그러면 아기는 다시 일어나서 걸음마를 시도한다. 만약 아기가 실수를 할까 봐 겁내면 평생 기어 다녀야 할 것이다!

환자를 지지하는 팀에게 보내는 메시지

환자를 지원하고 도와주려면 재발 징후가 무엇인지 알아야 한다. 부프레놀핀으로 치료받는 환자의 재발 징후는 다음과 같다.

- 과도한 졸음
- 어눌한 발음
- 이상하거나 취한 듯한 행동

우리는 때때로 성공하기 위해 실패를 해야 한다.

모든 일에 다 해당하는 삶의 중요한 교훈이다. 때때로 우리는 성공을 위해 실패해야 할 필요가 있다.

나는 우리 클리닉에 온 환자는 아무도 실패하지 않기를 바란다. 그리고 모든 사람에게 꼭 해주고 싶은 말은, 환자들이 나한테 솔직하기만 하면 여러 번 시도하게 되더라도 내가 도울 거라는 점이다.

나는 재발에는 대처할 수 있다. 내가 참을 수 없는 건 거짓말과 속임수 아니면 시스템을 가지고 장난을 치거나 나를 마약 판매상으로 이용하려는 시도 같은 것이다. 부프레놀핀을 구할 목적으로 진료소를 찾아와서 그 약을 다른 사람에게 팔고 그 돈으로 마약을 사려는 사람은 도와줄 수도 없고 도와주지도 않을 것이다. 그러나 중독을 끊으려는 사람은 언제나 곁에서 응원할 것이다. 멀고도 험한 길을 함께 걸어가 보자.

오피오이드는 미국에서 약물 과다로 인한 사망의 주요 원인이다. 독자들이 이 책을 4장까지 읽는 시간이면 무려 6명이 죽었을 것이다. 우리 자신이 그 통계에 포함될 필요는 없다.

개구리 이야기를 기억하는가? 중독 환자라면 회복의 여정에 '뛰어든' 사람이 되어야 한다. 좋아지기 위해 바쁘게 움직이자. 너무 늦기 전에 중독 스펙트럼의 경중 끝을 향해 가도록 하자. 어쩌면 오피오이드가 당신의 유일한 고난의 십자가가 아닐 수도 있다. 다른 약물을 사용하지 않는 드문 헤로인 중독자나 다른 종류의 오피오이드 중독자도 있다. 그러므로 우리는 다른 중독에도 대비해야 한다.

5장

브레이크 없는 차를 타다: 필로폰, 각성제 중독

    우리 클리닉에 2년 정도 다닌 조시는 오늘 진료 시간에 15분쯤 늦게 비틀거리며 나타났다. 비가 오는 날이었고 조시는 카키색 바지와 회색 운동복 셔츠에다 적갈색 컬러 셔츠를 받쳐 입고 있었다. 꽤 거칠어 보였다. 눈 밑엔 그늘이 져 있었고 유령처럼 창백한 피부에 찌든 담배 냄새가 풍겼다. 실내가 따뜻한데도 조시는 살짝 몸을 떨고 있었다. 양 옆은 짧게 치고 윗부분은 길게 기른 갈색 머리를 손으로 쓸어넘기며 조시는 초조한 듯 두 다리를 떨었다. 조시는 또 소변검사를 통과하지 못했고 우리는 면담 내내 어떻게 하면 조시가 마약을 끊고 감옥에 가는 일만큼은 피할 수 있을지에 집중했다.

    조시가 돌아가고 나는 기운이 빠졌다. 이렇게 똑똑하고 호감 가는 활기찬 아이가 어쩌다 그런 나쁜 선택을 하고 말았을까? 오늘날 조시나 많은 젊은이가 마약 없이 삶을 마주하는 게 왜 그토록 힘든 걸까? 나는 조시의 차트를 정리하면서 이런 물음들을 떠올렸다. 우리 클리닉에서 수많은 성공 사례를 만들었고 나 자신 원래 낙천적인 성격임에도 조시 일은 정말 어렵다. 아무리 해도 좋게 포장할 수가 없다. 이런 중독은 진짜 싫다. 신이시여, 왜 조시가 필로폰을 할까요?

필로폰이라는 상품명으로 잘 알려진 메스암페타민은 쓴맛이 나며 흰색 가루나 알약 형태로 된 각성제이다. 푸른빛을 띨 때도 있는데 돌이나 수정처럼 보여서 '크리스털' 또는 '크리스털 메스'라고 불린다. 필로폰은 가장 강력하면서도 값싼 마약으로 1980년대 초부터 미국에서 인기를 끌었다.[1] 얼음, 유리, 티나, 트위크 스피드, 크랭크 등 필로폰을 부르는 다양한 은어를 들어본 적이 있을지 모르겠다. 필로폰은 1893년 일본의 화학자 나가이 나가요시가 인도 아유르베다*와 한의학에서 사용하던 식물로부터 처음 합성해낸 약물이다.[2] 가루로 빻아서 코로 흡입하거나 복용할 수도 있고 유리관에 넣고 피우거나 주사로 놓기도 한다.

필로폰은 뇌 속의 도파민을 정상 수치의 100배까지 높이기 때문에 강력한 쾌감을 준다. 1장에서 언급한 것처럼 도파민은 '좋은 기분'을 느끼게 하는 중요한 화학물질이다. 도파민은 맛있는 음식을 먹거나 사랑을 나누는 것 같은 즐거운 활동을 할 때 뇌에서 분비되는 신경전달물질인데 주의력과 집중력에도 도움이 된다. 어떤 환자는 필로폰을 했을 때의 쾌감을 강력한 오르가슴에 비유하기도 했다. 다른 점이라면 그 쾌감이 몇 시간 동안 지속된다는 거다. 그러니 일단 필로폰을 시작하면 끊기가 그만큼 어렵다는 게 놀라운 일은 아니다.

• 아유르베다: 고대 힌두교의 약 또는 건강관리 방법으로 오늘날에도 인도, 네팔, 스리랑카 등에서 많이 사용한다.

과거의 무분별한 약 판매가 마약 재앙으로 되돌아오다

3장에서 오늘날 제약회사와 의사 들이 수익을 높이기 위해 사람들에게 약물을 권장함으로써 결국은 중독을 전파하고 장려하는 결과를 초래한다는 점에 대해 이야기했다. 불행히도 이건 새로운 현상이 아니다. 코카인 (또 다른 불법 각성제)처럼 필로폰은 의사들이 수년간 합법적으로 사용했다. 아돌프 히틀러의 의사였던 베를린의 테오도르 모렐은 히틀러에게 필로폰 주사를 놔 준 것으로 유명하다.[3] 제2차세계대전 동안 양쪽의 군인들은 종종 필로폰과 암페타민 등 각성제를 복용했는데[4] 잠을 자지 않고 경계를 서기[5] 위해서였다(오늘날 일부 장거리 트럭 운전수들이 그러는 것처럼).[6] 1944년 미국의 제약회사 애벗래버러토리에서[7] 만든 필로폰이 FDA(미국 식품의약국)의 공식 승인을 받았다.[8] 당시에는 알코올중독에서부터 비만, 우울증에 이르기까지 모든 치료에 필로폰이 사용되었다. 제2차세계대전 후의 호황기 동안 미국의 제약회사들은 온갖 종류의 암페타민을 소비자들에게 쏟아냈다.[9] 주부를 대상으로 한 잡지 광고에서는 필로폰이 원치 않는 지방을 분해하고 피를 맑게 정화하며 우리 몸을 더욱 건강하게 만드는 '마법의 가루'라고 과장했다.[10] 암페타민은 식욕억제제, 코막힘 완화제, 원기 회복제로 팔려나갔고 사용이 급격히 늘었다.[11] 제2차세계대전 이후 10년간 50만 명이 넘는 미국인이 암페타민을 사용했다. 암페타민이 광범위하게 사용되자 그 유해성에 대한 보고도 나타났다. 이와 같은 중추신경계 흥분제는 특히 고용량일 때 심신을 쇠약하게 만드는 부작용이 있음이 곧 밝혀졌다. 또 필로폰이 불안, 불면증, 편집증, 발작, 환각, 심지어 심장마비를 일으킬 수도 있다는 게 드러났다.

필로폰이 가져다주는 행복감 또한 매우 중독성이 강한 것으로 판명되었다. 1970년 '포괄적 마약류 남용 예방과 통제법'에서 필로폰을 스케줄 2등급 약물*로 분류하자 처방약 필로폰 사용은 꾸준히 감소했다. 그 후 1970년대는 코카인이 각성제로 유행했고 1980년대 중반에는 '얼음, 크 랭크 또는 크리스탈 메스'가 거리에 등장하면서 새로운 약물 남용이 나 타났다. 제2차세계대전이 끝날 무렵 의료계에서 시작된 각성제 남용은 1980년대에 크리스탈 메스의 폭발적인 증가로 잠시 가려졌다가 ADHD 치료에 각성제 처방이 급증하면서 다시 살아났다.

헤로인보다 나쁘다고?

헤로인보다 나쁜 약물은 별로 없다고 생각하겠지만 필로폰이 거기에 해당할 것 같다. 1993년부터 2003년까지 필로폰 치료를 위한 입원이 폭발적으로 증가해 1993년에 2만 8,000건이던 것이 2003년에는 거의 13만 6,000건으로 급증했다.[12] 이후 10년 동안 신규 사용자가 줄어들다 가 2012년에는 백만 명이 넘는 사람이 필로폰을 했는데 그해에만 13만 3,000명의 신규 사용자가 생겨났다.[13] 최근 오리건주에서는 필로폰 사 용으로 체포된 사람(2016년에 1만 5,308명)이 헤로인 때문에 체포되는 사람(4,990명)보다 '3배'나 많았다. 또한 2014년부터 2015년까지 오리 건주의 필로폰 치사율도 44퍼센트 증가해 헤로인 관련 사망자보다 필로

* 미국의 5단계 통제물질 등급 중 스케줄 2등급 약물은 남용 위험성이 높고 정신적, 육체적 의존성도 높지만, 엄격히 제한된 조건하에서는 의학용으로 사용될 수 있는 약물로 분류 된다. 메타돈, 옥시코돈, 펜타닐, 모르핀, 아편, 코카인, 암페타민, 메스암페타민 등이 이 분류에 속한다.

폰 관련 사망자가 많아졌다.[14] 미국 서부 해안으로 쉽게 들여온 필로폰은 오리건주 어디에서나 구할 수 있는데 주로 멕시코 마약 카르텔이 밀수 입한다. 전 세계적으로 필로폰 남용은 여전히 해결하기 힘든 문제로 남아 있다. 예컨대 유엔은 전 세계에 암페타민 사용자가 3,700만 명 있을 거라고 추산하는데 이는 코카인 사용자와 헤로인 사용자를 합한 것보다도 많은 수이다.[15]

중독 전문가와 응급실 의사들은 '트위킹(경련)'(초심자가 필로폰에 취했을 때를 가리키는 속어)이 일어나는 게 명확한 징후라는 것을 잘 알고 있다. 또 과도한 에너지, 발열, 동요, 초조감, 극심한 불안, 편집증, 망상, 환각 등이 나타나는데 이 중에서 망상과 환각은 필로폰 사용자가 잠재적으로 폭력성을 갖게 한다. 필로폰과 헤로인을 둘 다 해본 사람이라면 경험적으로 알고 있을 것 같다. 심한 초조감, 서성거림, 끝없이 말을 늘어놓는 것 등 필로폰을 복용했을 때 나타나는 증상은 헤로인이나 다른 오피오이드 약물을 남용한 뒤 나타나는 가라앉고 무기력하고 우울하며 물속에 잠긴 듯한 느낌과는 극명한 대조를 이룬다.

필로폰 사용으로 얻는 강력한 쾌감과 행복감 뒤에는 도파민, 세로토닌, 노르에피네프린이 심각하게 고갈되어 우울증과 무기력함이 찾아온다. 필로폰 중독자들은 아무것도 느낄 수 없고 불안에 떨며 감정도 기운도 없으며 한마디로 그저 비참함을 느낄 뿐이다. 오로지 더 많은 필로폰만이 그들의 신경전달물질 수치를 높여서 최소한의 생활을 가능하게 해주고 불안이나 우울증, 무기력을 완화시켜줄 수 있다.

또 한 가지 어려운 점은 오피오이드와 달리 필로폰은 효과를 차단해줄 약물이 없다는 것이다. 필로폰에 대해서는 부프레놀핀 같은 적절한 약리학적 대체물 또는 부분 작용제 같은 게 없다. 필로폰 과용을 되돌릴 방법도 없다. 필로폰 중독은 치료하기 어렵다는 말은 너무 완곡한 표현이다. 그러니 과거에 필로폰을 했는데 더 이상 하지 않는 사람이 있다면 칭찬 받아 마땅하다. 앞으로는 결단코 절대 필로폰을 다시 하는 일이 없어야 한다! 도망쳐야 한다면 말 그대로 진짜 도망쳐야 한다.

필로폰은 그 쾌감이 유혹적인 만큼 정신적, 신체적 건강을 파괴한다. 필로폰이 어떻게 노화를 촉진하고 치아를 썩게 만들며 피부를 칙칙하게 하는지 직접 보고 싶다면 방법이 있다. 사진을 올리면 필로폰을 오래 했을 때 어떻게 바뀌는지 보여주는 웹사이트와 앱이 있으니까(예를 들어 'Your Face on Meth').

필로폰 사용이 건강에 미치는 단기적인 악영향

- 공격성 증가
- 과민 반응
- 과잉 행동
- 구역질
- 망상
- 불안
- 수면장애 및 불면증
- 체중 감소
- 탈진(약효가 떨어졌을 때)

필로폰 사용이 건강에 미치는 장기적인 악영향

- 간, 신장, 폐 손상
- 뇌 손상
- 뇌혈관 손상
- 심각한 충치
- 심박수 증가(빈맥)
- 심장마비나 장기 손상을 일으킬 수 있는 부정맥(불규칙적으로 뛰는 맥박)
- 영양실조
- 우울증
- 착란
- 혈압상승

조시, 영재가 중독자가 되다

⸺⸺⸺⸺⸺⸺

나는 조시를 치료하는 동안 그가 어쩌다 마약에 걸려들게 되었는지 이야기를 나누었다. 때때로 조시는 명료하고 또렷하게 발음했다. 어떤 때는 불완전한 문장으로 말을 하면서 통찰력 있는 관찰과 생각의 흐름을 잃은 듯한 조리에 맞지 않는 얼버무림 사이를 오갔다. 조시는 어렸을 때 활발한 아이였다고 말했다. 열세 살 무렵 태권도 검은띠를 땄다고도 했다. 한편으로는 반항적이어서 권위에 대항해 말썽을 일으키곤 했으며, 꽤나 문제가 많은 가정 출신이라고 말했다. 여동생은 마약을 한 적이 없지만 조시는 이 책 1장에서 언급한 중독자가 되기 쉬운 유전적 소인이 있었다. 조시의 아버지는 알코올중독이었고 분만실 간호사인 어머니는 오피오이드 중독이었다.

조시는 이른 나이에 약물에 노출되었다. 7학년 때 오른팔이 부러졌는데 그때 처음 오피오이드를 경험했다. 9학년 때 후드산 시즌권을 쓴 첫날, 스노보드를 타고 엄청난 속도로 점프하다가 어깨 성장판이 부서졌다. 외과수술을 받고 진통제를 써야 했는데 의사들은 가족력을 고려하지 않은 채 조시에게 오피오이드를 주었다. 그 무렵 이미 조시는 자신이 오피오이드 약효를 즐기고 있음을 알았고 의사들을 속여 약을 더 처방받을 수 있는 방법도 쉽게 알아냈다. 그리고 고등학교 2학년 때 대마초를 시작했다.

조시와 몇 분만 이야기해보면 그가 얼마나 영리하고 고정관념에 얽매이지 않는 사고를 하는지 금방 알아차릴 것이다. 초등학교 때 IQ 검사를 했다면 아마 영재로 판명났을 거다. 조시는 가톨릭 사립학교에 다녔는데 끊임없이 말썽을 일으키고 항상 똑바로 앉아 있으라는 말을 들었으며 반항적이었다. 재능 있고 활력이 넘치는 아이는 우리의 학교 체계 안에서 실패하는 경우가 종종 있다. 조시는 활력과 호기심을 분출할 창의적인 출구를 찾고 거기에 집중하도록 돕는 통합적인 기법들을 시험해보는 대신, 집중력 향상을 위해 암페타민을 투약받았다.

집중력 장애가 있는 사람들 특히 남성은 일반적으로 약물중독과 관계가 깊은데 그중에서도 필로폰 중독이 많다. 한 연구에 따르면 아동기에 ADHD를 진단받은 성인과 그렇지 않은 성인 200명 이상을 비교했을 때 ADHD가 있었던 사람이 약물중독이 될 가능성은 2배였다. 또한 기저에 주의력장애가 없는 사람에 비해 알코올중독에서 약물중독이 될 가능성은 거의 4배였다.[16] 의사와 연구자들은 지역에 상관없이 필로폰 중독자의 20[17]~70퍼센트는 평생 ADHD로 어려움을 겪었다고 추정한다.[18]

"저한테 중독에 대한 유전적 성향이 있는 것 같아요. 아이들에게 각성제와 아편제는 정말로 위험해요." 조시는 자신이 어떻게 중독에 빠지게 되었는지 돌아보고는 이렇게 말했다.

필로폰과 각성제 종류

∞∞∞∞∞∞∞∞∞∞∞

필로폰 즉 메스암페타민은 암페타민•의 한 종류이다. ADD나 ADHD가 있는 사람이라면 애더럴(암페타민-덱스트로암페타민), 리탈린(메틸페니

• 암페타민은 스케줄 2등급 약물로 의학적 목적으로만 제한적으로 처방받을 수 있다. 그러나 한국에서는 암페타민이 불법 약물이어서 처방할 수 없다.

데이트), 바이반스(리스덱스암페타민), 포칼린(덱스메틸페니데이트 염산염) 등과 같은 합성 각성제와, 다른 방식으로 똑같은 화합물을 방출하는 여러 가지 새로운 약제에 익숙할 것이다. 이러한 각성제는 일반적으로 집중력 장애에도 처방되는데 주의력을 증대시켜 학교나 직장에서 성과를 높이는 데 도움이 된다고 널리 알려져 있다. 암페타민은 과거에 기면증 약으로 처방되었지만 사용이 줄어들고 있다.[19] 이런 약물은 도파민을 더 많이 분비시키거나 도파민이 체내에 더 오래 머물게 함으로써 도파민 효과를 증대시킨다.

메스암페타민과 다른 ADHD 각성제는 구조는 유사하지만 효과 면에서 차이가 난다. 특히 약효의 강도가 다르다. 어쨌든 암페타민류는 심각한 부작용을 일으키는데 고용량일 때 더욱 그러하다. 부작용에는 불면증, 식욕 부진, 체중 감소, 심박수 증가, 조급증, 환각, 우울증 등이 있다. 가끔 암페타민이 진정 효과를 내기도 해서 사용자는 졸리거나 '정신이 나간' 듯한 표정을 짓기도 한다.

3장에서 분만 시 신생아가 펜타닐과 여러 오피오이드 약물에 노출될 우려가 있다고 이야기한 바 있다. 거기에 더해 어린아이들이 암페타민에 노출되는 것도 걱정스럽다. 1980년대 후반과 비교하면 각성제 처방을 받는 아이들이 거의 10배나 늘었다. 그중에서도 6~12세 아이들이 가장 많다.[20] 소아과 의사로서 쓸 수 있는 약이 많다는 건 다행스러우나 결코 잊어서는 안 될 질문이 있다: 어린아이와 10대를 뇌를 변화시키는 물질에 일찍 노출시켜 성인기에 중독자가 되는 것뿐만 아니라 더욱 문제가 많은 약물을 하도록 조장하는 것은 아닌가?

나도 어렸을 때 지나치게 활동적이었다. 그러나 어떤 약도 쓴 적이 없다. 나는 교실에서 늘 뒤쪽 구석 자리를 골라 앉았다. 내가 가만히 못 있고 계속 꼼지락거려도 선생님과 친구들에게 가능한 한 방해를 덜 주기 위해서였다. 그런데 나는 운도 아주 좋았다. 나는 아프리카에서 초가지붕에 교실이 하나밖에 없는 초등학교를 다녔다. 쉬는 시간이 충분해서 우리는 오전과 점심, 이른 오후 쉬는 시간마다 밖에 나가 뛰어놀았다. 아프리카에서는 초등학교와 중고등학교 내내 오후에는 야외 스포츠활동 시간이 있어서 힘을 분출하기에 충분했다. 내가 교실에서 어느 정도는 집중하며 가만히 앉아 있었던 것도 꾸준한 야외 활동 덕분이었다.

아이들과 어른들 모두 몇 시간 내내 가만히 앉아만 있으면 학습효과가 나지 않는다. 그러나 안타깝게도 미국의 교육가와 정책입안자들은 휴식과 체육, 스포츠, 비구조화된 놀이의 중요성을 잊어버린 것 같다. 하루 일과에서 신체 활동의 기회를 줄이면 실제로 집중력 장애가 있는 아이들뿐만 아니라 다수의 아이들이 학습에 어려움을 겪게 된다. 그럼에도 불구하고 오늘날 미국에서는 학과 공부를 위해 체육과 휴식 시간을 제한하고 있다.

신체 활동이 필요한 아이들은 더 오래 앉아서 생활하고, 주의력결핍장애ADD 진단 기준은 더 포괄적이 되었다. 미국정신의학회에서는 '부주의로 실수를 저지른다', '자기 차례를 기다리는 데 어려움을 겪는다' 등도 진단 범위에 포함시킨다.[21] 제약회사에서 직접 한 연구나 제약회사의 투자로 이루어진 연구에서는 의사들에게 주의력 문제에 약을 처방하라고 권장한다. 교육가들은 특수교육이 필요한 아동을 위한 연방 또는 주 정부의 기금을 더 타내기 위해 부모를 부추겨 자녀들이 그런 진단을 받게 만든다.[22] 그 결과 미국에서는 예전에 비해 더 많은 아이들이 ADHD로 진단받고[23] 아이, 어른 모두 암페타민 복용이 기록적으로 늘면서[24] 제약회사는 떼돈을 벌었다. 현재 각성제 처방약 매출은 2002년보다 5배 늘었다.

동시에 대부분의 아이들이 영양학적으로 균형이 맞지 않는 식사를 하고, 기록적인 수준으로 독성물질에 노출되어 있으며, 스크린타임이 더 길어지고(이는 8장에서 이야기할 주제이다), 비타민 D 결핍이다. 모두 다 우리 뇌에는 해로운 것들이다. 제초제 '라운드업'의 주요 화학 성분인 글리포세이트가 미국에서 재배되는 대부분의 옥수수와 콩에 살포되는데, 글리포세이트는 신경전달물질의 전구체*인 티로신과 트립토판 생성을 방해한다고 알려져 있다.[25] 어쩌면 글리포세이트의 광범위한 사용이 아이들의 ADD 증가와 관련이 있을지도 모른다.[26]

유독한 환경과 SAD(표준미국식단) 식습관, 운동 및 야외 활동 시간과 자유 시간의 부족이 이전 세대에 비해 오늘날 아이들에게 ADD와 ADHD가 더욱 심하게 나타나는 결과를 낳은 게 아닌가 한다. 그리고 ADD가 아주 심하면 학교생활을 제대로 할 수 있도록 약물 치료가 필요할 때도 있다.

연구에 따르면 많은 대학생이 시험 공부를 하거나 시험을 보기 위해 각성제를 사용하기 시작했다고 한다. ADD나 ADHD에 대해 공식적으로 진단을 받지 않았거나 뇌에서 이미 충분한 도파민을 생성하는 사람도 대부분은 이런 약물을 처음 복용하게 되면 주의력과 집중력 면에서 도움을 받는다. 이런 경험은 또 하고 싶은 강력한 유혹으로 작용한다.

ADHD 약도 중독 위험이 있을까? 제약회사들은 이 약들이 순하다고 주장하며 의사들도 종종 환자들에게 ADHD 약은 중독성이 없고 '아스피린보다 안전하다'고 말한다.[27] 한마디로 사실이 아니다.

• 　전구체는 다른 화합물에 선행하는 화합물을 말한다. 티로신은 도파민과 노르에피네프린 등의 전구체이고, 트립토판은 세로토닌의 전구체이다.

수업 시간에 집중이 잘 안 된다는 10대를 진료할 때 의사는 약 처방을 먼저 내리면 안 된다. 첫 번째 방어선은 언제나 생활방식의 변화(고집 센 10대들에게 이것을 실천하게 하는 건 정말 힘들지만)나 야외 활동 시간이 추가된 개인 맞춤형 교육 등 자연적인 접근이어야 한다. 정말로 필요한 것은 더 많은 활동, 능동적인 학습, 분명한 경계, 학교 안팎에서 조직 역량을 기르도록 도와주는 것, 약간의 추가적인 학습 지도와 멘토링이다.

미국 학습 및 인간발달 연구소 이사이자 심리학자인 토머스 암스트롱 Thomas Armstrong은 그의 저서 《ADHD 아동에 대한 잘못된 믿음 The Myth of the ADHD Child》에서 약을 쓰지 않고 아이들의 행동과 주의력을 향상시킬 수 있는 기본 전략을 제공한다. '움직임 친화적인 가구'(스탠딩 책상, 회전 스툴, 짐볼 등)에서 뉴로피드백 훈련•에 이르기까지 모든 것을 포함한다.

이러한 것으로 충분하지 않다면 저용량 약물을 신중하게 사용해 ADD와 ADHD를 적절하게 치료하여 아이들의 자존감과 학교에서의 학습 능력을 향상시킬 수 있다. 또한 집중을 방해하는 흥분, 우울증, 불안을 진정시키는 효과도 얻을 수 있다. 그러니 우리 아이들에게 암페타민을 사탕처럼 입에 넣으라고 할까? 그건 아니다. 조시가 느낀 것처럼 10대에 처방받은 것이 성인이 되었을 때 중독에 빠지도록 영향을 미치는 건 아닐까? 이건 사실이다. 하지만 동시에 또 다른 연구들은 ADD나 ADHD를 '치료하지 않고' 그냥 두면 청소년기에 중독에 더 '빠지기 쉽고' 결국 불법 약물로 자가 치료를 하는 지경에 이르고 만다는 사실을 보여주기도 한다.[28] 달리 말해, ADD나 ADHD를 적절하게 치료받은 청소년들은

• 뉴로피드백 훈련: 뇌파를 측정해 개선이 필요한 뇌 영역을 집중적으로 훈련해 두뇌 기능을 향상시키는 프로그램.

중독자가 될 가능성이 적다.[29]

당뇨가 있고 췌장에서 충분한 인슐린을 분비하지 않는다면 인슐린 치료를 받아야 한다. 도파민과 노르에피네프린 수치가 낮아서 집중력이 부족하면 약물로 치료를 해야 할 수도 있다. 그러나 각성제는 남용 가능성이 있지만 인슐린은 그렇지 않다. 이것이 내가 끊임없이 교육을 하는 한 가지 이유다. 나는 각성제를 처방받은 환자에게 진료 때마다 중독 위험성과 어떻게 하면 중독을 피할 수 있는지에 대해 이야기한다.

나는 소아과 진료실에서 1만 3,000명 이상의 아이들을 만났다. 그 가운데 약 천여 명의 환자가 ADD 또는 ADHD 진단을 받았다. 그중 절반 정도에게 저용량 암페타민을 처방했는데 환자 가족들은 이 책에 나온 영양 계획, 보충제 지도, 상담 조언을 따르기 위해 최선을 다하고 있다. 지난 10년간 내 소아 환자 중 단 2명만 청소년이 된 후 우리 중독 클리닉을 찾아왔다. 나 자신을 속이는 게 아니라 나는 실제로 성공했다고 생각한다.

기저에 ADD나 ADHD, 불안, 우울증을 갖고 있는 사람들은 향정신성 물질에 중독될 위험이 높고 최상의 보살핌이나 관심을 받더라도 일부 젊은이들은 굴복하고 말 거라는 점에는 의문의 여지가 없다.

암페타민을 평생 복용해선 안 된다

암페타민 처방약을 영원히 복용할 생각은 하지 않기를 바란다. 약을 먹을 때에는 증상과 약의 부작용, 어떤 게 효과가 있었고 없었는지 의사에게 솔직하게 알려야 한다. 부작용 없이 원하는 효과를 얻으려면 처방대로 적정량을 투약하는 것이 중요하다.

　제약회사나 의료계에서는 약을 거르지 말고 매일 복용해야 한다고 하지만 나는 할 수 있으면 주말이나 휴가 때 '약 복용 휴일'을 갖는 게 좋다고 생각한다. 고통스럽지 않은 선에서 가능한 한 오랜 시간 약 없이 지내는 것이다. 암페타민 휴식을 갖는 게 내성 때문에 용량이 더 필요해지는 걸 막는 데 도움이 된다.

닥터 폴의 처방: 필로폰 중독에 대한 통합적인 해결책

ᵒᵒᵒᵒᵒᵒᵒᵒᵒᵒᵒᵒᵒᵒᵒᵒ

　조시 역시 수많은 여느 환자들처럼 마약을 팔거나 마약을 하는 '나쁜 조력자'와 '친구'라는 사람들에게 둘러싸여 있었다. 조시의 엄마는 그에게 오피오이드를 대주고, 여자 친구는 애더럴을 주고 그와 함께 약을 했으며, '친구'는 조시가 필요로 하거나 원하는 약물은 무엇이든 그에게 팔았다. 중독 스펙트럼에서 중등도나 중증 범위에 있고 약을 끊으려고 할 때마다 금단증상을 겪거나, 약을 하면 문제가 다 해결될 것 같은 절박한 상태에 있는 사람이라면 의지력만으로는 거의 언제나 실패하고 만다.

　그렇다. 지금은 의지력에 의존할 때가 아니다!

　환경을 완전히 바꾸어야 한다. 이게 핵심이다. 우리를 아픈 채로 내버려두는 가족이라면 그들에게 "안녕, 나중에 봐요." 하고 작별을 고해야 한다, 비록 한동안은 괴롭겠지만. 친구 역시 함께 약을 하고 약을 공급해주는 사이라면 그 우정을 끝내야 한다. 최소한 1년 이상 약 없이 지내는 데 성공할 때까지는 그 우정을 전적으로 보류해야 한다.

　내 경우는 10년이 걸렸다. 10년간 술집과 파티 등 술을 마실 수 있는

삶을 고치려면 환경을 바꾸어라

1970년대 후반에서 1980년대 초 캐나다 사이먼프레이저대학교의 과학자 브루스 알렉산더는 약물중독의 기원을 설명하기 위해 쥐를 대상으로 일련의 실험을 했다.[30] 당시에는 모르핀이나 코카인 같은 특정 약물은 중독성이 매우 강해서 무제한적인 접근이 가능하면 누구라도 중독에 굴복하게 될 거라는 생각이 과학계에 지배적이었다. 알렉산더는 이 이론을 실험해보고자 했다. 알렉산더는 이 이론이 작은 우리에 감금한 쥐 한 마리로 한 과학 실험에 근거를 두고 있다는 사실을 발견했다. 그 쥐에게는 동료도 없고 할 일도 없었다.

거의 모든 포유류나 영장류와 마찬가지로 쥐도 사회적인 동물이다. 인간처럼 쥐도 부지런하며 다른 쥐들과 접촉하고 소통하면서 산다. 그래서 알렉산더와 그의 연구팀은 기존의 쥐 우리보다 200배 더 크고 호사스러운 서식지를 만들었다. 궁궐 같은 공원은 실제로 아주 안락했다. 쥐들은 모두 함께 살았는데 그곳에는 운동을 할 수 있는 쳇바퀴, 숨을 수 있는 깡통, 오르내릴 수 있는 단상, 음식, 짝짓기할 공간이 있었다. 이러한 환경에서 쥐들은 맹물과 모르핀이 섞인 물, 이 둘 중에서 선택해서 마실 수 있었다.[31]
'쥐 공원'의 쥐들은 심지어 쥐가 좋아하는 달콤한 물에 모르핀을 녹여놓았는데도 맹물을 더 선호한 것으로 밝혀졌다. 동료와 함께 뭔가 할 게 많은 행복한 쥐들은 약물에 관심이 없었다. '쥐 공원'에 사는 쥐들은 모르핀 물을 마셔도 중독되지 않았다. 이후 알렉산더는 이 쥐들에게 모르핀을 투여해 중독시켰다. 그러나 다음 실험에서도 쥐들은 모르핀 물보다 맹물을 선호했다.[32]

주류 의료기관, 법 집행 기관, 공중보건 관리자들은 대부분 무시했지만 이 실험은 필로폰에 중독된 사람들을 돕는 가장 중요한 교훈을 우리에게 가르쳐주었다. **우리를 파괴하는 것은 마약이 아니다. 의지나 도덕성이 부족해서가 아니다. 문제는 외로움, 지루함, 진정한 관계의 결핍이다. 문제는 우리(cage)다.** '쥐 공원'의 교훈은 이 책에 반복해서 나온다. **자신의 삶을 고치기를 원한다면 환경을 바꾸어라.**

모든 자리를 피한 후에야 술 마시는 사람들과 한자리에 있어도 온전하게 편안함을 느낄 수 있었다. 아무리 오래 걸리더라도 안전한 환경을 유지해야 한다. 그러나 술을 마시거나 약물을 사용하는 사람들을 피하는 건 안전한 환경 퍼즐의 절반밖에 안 된다. 약물을 사용하지 않는 긍정적인 사람들, 재미있으면서도 안전한 모험을 즐길 줄 아는 사람들, 그리고 우리가 맨정신이어도 불편해하지 않는 사람들로 주변을 채우는 것이 똑같이 중요하다.

사람들과 연결되는 게 핵심이다. 좋은 영향을 받아들이고 동기부여가 되고 열정을 가질 수 있는 활동을 찾을 수 있다면 큰 도움이 된다. 그 활동이 필로폰일 때는 그 외에 어떤 게 있는지 기억조차 나지 않는다. 하지만 흥미로운 사람과 활동으로 가득 찬 세계가 우리를 기다리고 있다. 찾으려 들면 찾을 수 있다. 내가 장담한다. 약물 사용은 긍정적인 에너지와 활동이 넘치는 건강하고 배려하는 관계를 차단했다. 일단 약물을 중단하기만 하면 친구들, 가족과의 관계를 회복할 수 있고 다시금 건강한 관계와 새로운 관심사를 발전시킬 수 있다. 안전한 사람들과 건강한 관계를 맺고 긍정적인 일을 하는 데 시간을 쓸 때가 되었다.

운동은 필수다. 운동이 내키지 않을 수도 있다. 차라리 담요를 뒤집어쓴 채 소파에 앉아 있고 싶을지도 모르겠다. 건강이 너무 안 좋아서 동네 산책을 나간다는 생각조차 하기 어려울 수도 있다. 그러나 운동은 필로폰에서 벗어나는 데 매우 중요하다. 운동을 하면 우리 뇌에서 엔도르핀이라는 기분을 좋게 하는 천연 화학물질이 생성되는데 가능한 한 '약물 없이' 많은 엔도르핀을 얻는 게 필요하다.

나는 환자들에게 할 수 있는 한 운동을 많이 하라고 권한다. 하루 45분에서 한 시간 정도가 좋다. 몸 상태가 좋지 않다면 천천히 걷는 것부터 시작해서 중간중간 조깅을 섞는다. 하지만 대부분 바쁘고 아마도 약간은(혹은 아주 많이) 정신없이 돌아갈 텐데, 먹고살아야 하고 가족을 돌보아야 하며 파탄 난 관계를 회복해야 하는 동시에 운동할 시간을 내는 건 언제나 쉽지 않은 일이다. 이렇게 해보자. 적어도 일주일에 네 번, 한 번에 20분씩 충분히 땀이 날 정도로 운동을 한다. 춤이나 운동을 같이 할 그룹을 찾을 수 있다면 성공 가능성이 더 높다. 필로폰 중독을 걷어내고, 안 하면 하고 싶어지는 긍정적인 중독으로 대체하는 것이다.

이런 일이 바로 로렌에게 일어났다. 로렌은 열아홉 살 때 남자 친구가 같이 하자고 해 필로폰을 시작하게 되었다. 로렌은 어린 데다 사랑에 빠졌고 1년 동안 중독 상태였다. 필로폰에서 벗어나기 위해 로렌은 남자 친구와 관계를 끝내고 무아지경에 빠질 수 있는 다른 건강한 대안을 찾아야 했다. 로렌은 어렸을 때부터 좋아하던 축구를 다시 시작해 일주일에 두 번씩 공을 차기 시작했다.

운동을 하는 데 올바른 방법이 따로 있는 건 아니다. 자기가 할 수 있는 운동이 가장 좋은 운동이다. 동네를 천천히 걸어 다니는 게 다라고 해도 상관없다. 비결은 그걸 습관으로 만들어서 좋든 싫든 걷는 것이다. 초반에는 동기부여하기가 쉽지 않다. 그러나 그럴 만한 가치는 충분하다.

안절부절못하는 에너지를 분출할 새로운 길을 찾는다. 각성제로부터 빨리 벗어나 바쁘게 지내면서 재미, 심지어 극한의 재미까지도 느낄 수 있는 길을 찾는다. 신나는 활동으로 도파민을 증가시키면 안전한 행복감을 느낄 수 있다. 여기서의 핵심은 '안전'이다. 내 경우는 오토바이였다. 나는 스릴을 느낄 정도로만 스피드를 올렸다. 차선을 벗어날 만큼 빠른 속도로 코너를 돈 적은 한 번도 없다. 중독에서 회복한 사람들이 불춤, 스카이다이빙, 번지점프, 오토바이 경주, 행글라이딩, 비행기 조종, 백컨트리 스키,* 얼음캠핑 등을 즐기는 것도 보았다. 어떤 사람들은 스릴을 추구하던 과거를 뒤로하고 낚시나 요가처럼 느긋한 활동에 더욱 만족감을 느끼는 것 같다. 요컨대 약에 취해 뿌연 안개 속에서 허비해버린 수많은 시간을 긍정적으로 활동하는 시간으로 보상하는 것이다.

스트레스를 줄여 재발을 피한다. 앞에서도 이야기했고 앞으로도 되풀이할 이야기다. 스트레스는 중독 스펙트럼의 중증 끝으로 사람들을 밀어붙이고 재발을 일으키는 데 결정적인 역할을 한다. 분노는 또 다른 스트레스를 야기한다. 분노를 느낀다는 것은 마치 내가 독약을 마시고 '상대방'이 죽기를 기다리는 것과 비슷하다. 분노에 사로잡혀 고통받는 건 대개 우리 자신이고, 우리가 나빴다고 느끼는 상대방은 우리의 고통과 무관하게 행복하게 산다.

스트레스를 줄이기 위해서는 의식적인 실천이 필요하다. 더 여유 있고 불안을 덜 느끼도록 삶을 변화시키려면 무엇이 필요할까? 직장이나 학교, 윗사람이나 가족들에 대해 갖고 있는 '태도'가 문제가 아닐까? 주변 사람이나 상황을 바꿀 수 없다면 그에 대응하는 우리 태도를 바꾸어야 한다. 우리는 오직 우리 자신의 반응만 통제할 수 있을 뿐이다. 아무리 원한다 해도 심지어 우리가 옳다는 생각이 들 때조차 주변 모든 사람을 통제하거나 그들에게 변화하라고 요구할 수 없다.

자신의 태도를 돌아본다. 태도를 어떻게 변화시킬 수 있을까? 이건 연습이 필요하다. 전화기나 수첩, 종이를 꺼내서 자신이 스트레스를 받는 것을 빠짐없이 적어보라. 그 목록이 5km쯤 된다 해도 상관없다. 이제 부정적인 문장을 하나씩 긍정적인 문장으로 다시 써본다.

• 백컨트리 스키(backcountry skiing): 활강코스나 스키장 밖에서 타는 스키를 말한다.

딸이 유치원을 다닐 때였는데, 친구 하나가 놀이터의 나선형 봉에서 미끄럼을 타고 놀다가 잘못해서 친구 리지의 입을 찼다.

"악!" 리지는 비명을 지르며 양손으로 얼굴을 가리고 눈물을 흘렸다. 그런데 리지는 입을 오물거리더니 "이것 봐, 네 덕분에 흔들거리던 이빨이 빠졌어!" 하고 신이 나서 소리쳤다. "굉장하지!"

이것이 바로 태도를 돌아보는 것이다.

앞서 작성한 우리의 스트레스 목록에는 이런 것들이 포함되어 있을 것이다. "직장 상사가 날 미워하는 것 같아." "엄마랑 맨날 싸워." "남편은 속옷을 절대 안 치워." 태도를 바꿔 읽으면 이렇게 될 것이다. "직장에서의 일 덕분에 나의 자존감 문제를 더 잘 알게 되었어." "맨날 싸울 만큼 엄마가 가까이 살아서 다행이야. 엄마가 살아계셔서 나를 미치게 만드니 감사하지." "남편은 집에 문제가 생기면 고치는 건 정말 잘해. 그건 고맙게 생각해."

'네 말이 맞을지도 몰라' 기술을 사용한다. 나는 환자들에게 다툼을 해소하는 방법으로 '네 말이 맞을지도 몰라'라고 이름붙인 기술을 가르친다. 자신에게 중요한 사람이나 친구, 자녀, 상사 등과 다툼이 시작되면 이렇게 자문해본다. 이 싸움에서 이기는 게 생사를 다투는 문제인가? 그 대답은 당연히 '아니다'일 것이다. 올바른 것보다 행복한 것이 더 낫다는 말이 있다. 우리 같은 중독자들에게는 그다지 어울리지 않는 말이지만 (우리는 올바른 사람이 되고 싶다!). 그런데 내가 만든 이 영리하고 단순한 기술은 어떤 논쟁이든 멈추게 할 수 있다. 한 손을 상대방의 어깨에 올리고 그 사람의 눈을 바라보며 이렇게 말한다. "네 말이 맞을지도 몰라." 그때 속으로는 이렇게 '생각해도' 괜찮다. '하지만 난 네가 틀렸다는 걸 알아.' 다만 이 말을 입 밖에 내지는 않는다. 이것으로 논쟁은 끝나고 스트레스가 줄어든다. 그런 다음 좀 더 즐거운 주제로 넘어가라.

전화기 화면을 끈다. 사람들이 잘 모르는 사실이지만 스마트폰도 스트레스를 준다. 내 전화기는 어쩌다 그렇게 설정이 된 건지, 이메일이 올 때마다 화면이 켜진다. 그런데 나는 하루에도 수백 통씩 이메일을 받고 있다. 결국 응답 서비스 및 약속 알림 문자 외에는 알림 기능을 모두 껐다. 문자 때문에 스트레스를 받는다면 끄면 된다. 인간은 본디 위험을 살피도록 회로가 설계되어 있다. 그런데 우리 몸의 호르몬 반응 시스템에서는 이런 알림들도 전부 붉은색 '위험' 신호다. 따라서 전화기 화면이 켜지면 우리도 모르는 사이에 몸에서 스트레스 호르몬을 분비하도록 자극한다. 전화기를 끄자. 가장 좋은 방법은 전화기를 쓰지 않을 때 다른 방에 두거나 비행기 모드로 해두는 것이다. 쉬지 않고 스마트폰을 사용하는 요즘 같은 시대에 어울리지 않는 구식(혹은 불가능한) 조언처럼 들릴 것이다. 그러나 전화기와 일정하게 거리를 두는 것은 스트레스 수치를 낮추는 데 도움이 되고 중독 회복에도 유리하다.

뉴스를 끈다. TV나 라디오 뉴스를 보거나 듣지 않는다. 나는 차로 출근하면서 라디오 뉴스를 들었는데 사람들이 하는 이야기라곤 내가 어찌할 도리가 없는 북한과 중동의 정치 상황, 자연재해가 전부였다. 뉴스는 스트레스를 주었고 차로 출근 중인 내가 할 수 있는 일은 아무것도 없었다. 나는 음악 채널로 바꾸었고, 즉시 스트레스가 내려가는 걸 느낄 수 있었다.

스트레스 유발 인자를 더 찾는다. 이 밖에 또 무엇 때문에 스트레스를 받는가? 그 스트레스의 근본 원인을 스스로 변화시킬 수 있는가? 근본 원인을 찾아서 스트레스를 없애는 데 필요한 조치를 취하라(물론 합법적인 방법이어야 한다).

잠을 되찾아 신체 회복을 꾀한다

필로폰은 다른 약물보다 심하게 수면을 망친다. 필로폰 파티에서는 며칠이고 깨어 있을 수도 있고 열광적인 에너지로 충만해 내내 미친 짓을 벌일 수도 있다. 그러다 갑자기 쓰러져 자다 깨다를 반복하고 흐리멍덩한 눈으로 완전히 엉망이 되어 일어난다. 수면 회복은 중독 스펙트럼에서 위치와 상관없이 모든 사람에게 필요한 과정이지만 필로폰 중독이라면 더더욱 중요하다. 정상적인 수면을 되찾고 싶다면 다음과 같은 기본 수면 원칙을 지켜야 한다.

커피는 사양한다. 잠들기 8~10시간 전에는 카페인을 금한다. 이 규칙을 지키려면 카페인이 든 다른 음료도 끊는 게 좋다. 하프카페인 커피는 어떤가. 청량음료 대신 신선한 생강과 파슬리를 곁들인 냉각압착 유기농 야채주스로 바꿔보라. 기분전환이 필요할 때는 콜라 대신 조깅을 권한다. 이러한 대체재들은 수면을 방해하지 않고 카페인에서 얻곤 하던 활기를 줄 것이다.

매일 밤 같은 시각에 잠자리에 든다. 잠자리에 드는 시간을 정하고 일주일 동안 지킨다. 파티를 즐기는 사람이라면 어려운 일이긴 하다. 다른 사람들의 '적절한 취침 시간'에 구애받을 필요는 없다. 수면 시간이 저녁 7시부터 새벽 2시까지여도 상관없다. 수면 시간을 일정하게 지키고 적어도 7, 8시간(필요하면 그 이상)은 자도록 한다.

잠자리에 들기 전에는 심한 운동을 하지 않는다. 운동은 해야 하지만 잠자리에 들기 두세 시간 전에는 피한다. 아드레날린이 과도하게 분비되면 잠들기가 힘들어진다.

배가 부른 상태 또는 배고픈 상태로 잠자리에 들지 않는다. 잠잘 시간 즈음에는 과식을 삼가고 또 배고픈 채 잠자리에 들지 않는다.

잠자리에 들기 전에는 술을 마시지 않는다. 잘 시간이 얼마 남지 않았을 때는 술을 마시지 않는 게 좋다. 술의 진정 효과 때문에 잠드는 것까지는 괜찮지만 그 효과가 사라지면 한밤중에 잠에서 깨기 때문이다. 필로폰 중독에서 회복 중이거나 다른 중독 때문에 고통받는 사람은 술이 위험하다. 필로폰 대체용으로 술을 마시면 음주량이 점점 늘어서 중독 스펙트럼의 중증 끝으로 되돌아갈 가능성이 있다. 중독된 사람은 이 책에서 언급하는 향정신성 물질은 전부 다 피하는 게 상책이다. 사실 자기 전에는 가능한 물도 안 마시는 게 좋은데 소변 때문에 깨거나 숙면이 힘들기 때문이다. 혹시 소변 때문에 잠에서 깨면 무시하고 다시 자거나 눈을 감은 채(몽유병인 것처럼) 더듬더듬 화장실을 다녀오는 연습을 해본다. 이때 불은 켜지 않는 게 좋다. 완전히 정신이 깨지 않아야 바로 다시 잠들 수 있으니까.

방 안은 어두울수록 좋다. 불빛은 24시간 주기의 생체리듬을 방해한다. 커튼으로 창문을 적당히 가려 방을 어둡게 만든다. 방문 아래 틈은 수건을 말아서 막는다. 침실에는 TV 등 화면이 있는 기기를 두지 않는다. 자는 동안에는 전화기, 태블릿, 노트북 등을 침실 밖에 둔다.

편안한 침구를 갖춘다. 단단하거나 자신에게 가장 편안한 매트리스가 안락한 수면을 돕는다. 베개도 중요하다. 나는 유기농 메밀껍질을 채운 베개를 권하지만 무엇이든 자신에게 맞으면 된다. 잠자리가 편할수록 더 평안한 수면을 기대할 수 있다.

혼자 잔다. 배우자나 짝이 코골이나 불면증, 여러 이유(예컨대 하지불안 증후군 같은)로 수면을 방해한다면 문제가 해소될 때까지 따로 자는 것도 시도해본다.

편안한 수면에 대한 나머지 조언은 10장에서 볼 수 있다.

음식이 중요하다

'내가 먹는 것이 곧 나 자신이다'라는 말이 있다. 그런데 필로폰을 먹고(흡입하거나 피우고) 있다면 어떻겠는가. 마약 사용으로 타격을 입은 몸에서 그 쓰레기를 제거해야 한다. 한 가지 좋은 소식은 우리 몸의 세포는 계속 새것으로 교체되고 있다는 사실이다. 교체 주기는 세포에 따라 다르다. 창자 내벽 세포는 2~3일마다, 피부 세포는 2~3주마다, 적혈구 세포는 2~3개월마다 교체된다. 한때 뇌세포는 재생이 안 된다고 생각했다. 실제로 많은 뇌세포가 평생 유지되지만 지금은 뇌세포도 교체될 수 있다고 알려져 있다.

당신이 필로폰을 투약해왔고 그래서 몇 달 혹은 몇 년 동안 제대로 된 식사를 하지 않았다면 어떨까. 당신이 조금씩 먹는 수소화된[•] 식물성기름은 몸속의 세포막을 딱딱하게 만든다. 아침에 마시는 음료에는 아스파탐 같은 인공감미료가 들어 있다. 아스파탐은 분해되어 포름알데히드로 바뀌는데[33] 이것은 몸속 모든 세포에 해를 끼치고 면역체계를 교란한다. 당신이 먹는(먹어야 한다는 게 생각났을 때) 다른 음식은 고도로 가공된, 설탕이 잔뜩 든 것들이다. 이런 음식은 염증을 일으키고 인슐린을 과다 분비해, 몸에 지방을 저장하고 통증을 증가시킨다. 게다가 음식이라고 부르기는 하지만 공장에서 포장되어 나온 정크푸드 속에는 사실상 소량 영양소가 절대적으로 부족하다. 당신이 먹고 있는 건 뇌세포와 면역세포, 에너지의 생성 기능을 저하시키는 완벽한 영양실조 레시피다. 더 계속할 필요가 있을까?

어떻게 해야 할까. 그러나 문제될 건 아무것도 없다. 인체는 경이롭고 아름답다. 식습관을 개선하기에 너무 늦었다는 말은 없다. 단 며칠만으로도 효과를 느낄 수 있다! 내가 되풀이 말하고 있다는 걸 알지만(앞으로도 계속할 것이다) 진짜 자연의 음식을 먹어야 한다. 가까운 지역에서 재배한 식품을 파는 슈퍼마켓이나 유기농식품 가게에서 장을 보거나 직접 기른 신선한 채소를 먹는다. 비싸지만(세일을 노려라) 가능한 한 유기농 식품을 먹기를 권한다.

과일도 통째로 먹는다. (키위 껍질도 망고 껍질과 마찬가지로 먹을 수 있다. 레몬이나 오렌지 껍질도 먹을 수 있다. 믿지 못하겠다고? 일단 시도해보길!) 팩 주스는 마시지 않는다. 체내에 들어와 분해되면 부분적으로 메탄올을

• 수소화(hydrogenation)란 불포화지방에 수소를 붙이는 화학반응으로, 이를 통해 지방의 구조를 변화시켜 트랜스지방산의 형태로 만든다(마가린, 쇼트닝, 유지방 쿠키 등). 고형화된 식물성기름이 액상 기름보다 운송과 저장이 쉽고 빨리 상하지 않기 때문에 크래커, 쿠키, 감자칩, 푸딩 같은 음식의 유통기한을 늘리기 위해 사용한다.

생성해 아스파탐처럼 포름알데히드로 바뀌기 때문이다.[34] 씨앗이나 견과류, 견과류 버터, 콩을 먹는다. 채식주의자가 아니라면 고품질 육류와 생선을 매주 조금씩 먹는다. 일생 또는 일정 기간 풀을 먹여 방목한 가축 고기와 닭고기, 생선을 적당히 먹는다.

약이 되고 치유가 되는 음식을 가능한 한 식단에 많이 포함시킨다. 이전에는 결코 먹어본 적 없는 음식들일 것이다. 버섯류 전부(야생 버섯 포함), 뚱딴지(돼지감자)와 겨자, 민들레, 쐐기풀처럼 쓴맛이 나는 녹색 채소, 그리고 월귤, 석류, 금귤 등이 있다.

생태계 먹이사슬에서 위로 올라갈수록 독소가 더 농축되어 쌓인다. 따라서 몸집이 큰 물고기나 동물일수록 독성물질의 농도도 더 높다. 채식 습관은 독성물질이 쌓이는 걸 줄여준다. 채식주의자들은 비타민 B12를 보충하고 콩과식물, 통곡물, 달걀, 씨앗, 견과류 등 다양한 단백질을 섭취하도록 신경 써야 한다. 가능한 한 유기농작물과 가까운 지역에서 난 것을 먹는다.

자신의 '바이옴'을 보살피자

다른 사람은 어떤지 모르지만 나는 나 자신을 하나의 존재, 나의 모든 부분을 합친 것을 '나'라고 생각한다. 그런데 이 생각이 전적으로 옳은 것은 아니라고 밝혀졌다. 우리 몸은 실제로 미생물군(박테리아, 원생동물, 바이러스 등)과 심지어 육안으로도 볼 수 있는(눈썹에 살고 있는 작은 진드기나 숙주와 공생하는 장내 미생물 같은) 생물군이 서식하고 있는 움직이는 자연이라고 할 수 있다. 나의 온몸과 몸속과 몸 위의 모든 것이 나의 '바이옴'이다. 바이옴이란, 이 문제를 열심히 파온 과학자들이 우리 몸 속과 겉에 살고 있는 이 모든 작고도 작은 유기체들을 표현하기 위해 사용하는 말로, 아마 들어본 적이 없을 것이다. 그런데 '마이크로바이옴'(미생물군 또는 미생물군유전체-옮긴이)의 중요성에 대해서는 조금씩 알려졌다. 장내 마이크로바이옴, 즉 장내미생물군은 우리 입에서 항문까지의 소화관에 살고 있는 미생물을 통틀어 가리키는 말이다.[35] 이 밖에도 코와 입, 비뇨생식기의 요로기관과 피부에서도 또 다른 미세한 유기체나 미생물군의 생물군집들을 발견할 수 있다.[36] 한 사람의 건강은 그 사람이 지닌 바이옴의 건강 및 다양성과 매우 밀접하게 연관되어 있다는 사실을 새로운 과학은 알려주었다.

자연분만으로 태어나는 아기는 엄마의 질과 항문에서 나온 유익한 유기체로 덮여 있다.[37] 특히 엄마가 건강한 바이옴을 갖고 있다면 아주 좋다. 이 유기체들은 평생 그 사람을 보호해줄 미생물의 씨앗을 뿌려 감염과 싸우는 것부터 음식물을 소화하는 일까지 모든 것을 도와준다. 지금은 신생아의 첫 목욕은 태어나고 최소한 48시간 지난 다음에 하는 것이 건강상 이롭다는 사실이 잘 알려져 있다. 그래야 엄마에게서 받은 미생물 유기체가 아기의 장 속에서 제대로 자리를 잡을 수 있다.

제왕절개로 태어나는 아기는 어떨까? 혹은 태어나자마자 엄마에게서 떼어내 항생 비누로 박박 문질러 씻기면 아기는 어떻게 될까? 장내미생물군을 건강하게 유지하려면 우리는 무엇을 해야 할까? 발효식품을 먹고 프로바이오틱스•를 복용하고 항생제를 피하는 것, 이것이 중요한 세 가지다. 항생제를 먹는 경우에는 충분한 발효식품과 양질의 프로바이오

•   프로바이오틱스: 우리 몸에 유익한 효과를 주는 살아 있는 미생물이라는 뜻이다.

틱스를 먹을 수 있도록 두 배, 세 배의 노력을 기울여야 한다.

　프로바이오틱스에 대한 연구가 폭발적으로 이루어지자 그만큼 건강기
능식품 매장이나 온라인에서 구할 수 있는 프로바이오틱스의 종류도 다
양해졌다. 그중에서 어떤 게 가장 효과적이고 위산에도 살아남는지를
이야기하기에는 아직 이르다. 사람마다 장내미생물군이 다르기 때문에
어떤 계열의 프로바이오틱스를 얼마나 자주 먹어야 할지 정확히 알 수
없다.

　내 조언은 건강기능식품 매장 냉장식품 코너에 가서 보리나 쌀을 발효
시킨 것 등 발효 프로바이오틱 제품을 살펴보라는 것이다. 그중에서 어
떤 게 자신에게 맞는지 알아본다. 종종 브랜드를 바꿔가며 우리 몸이 다
양한 박테리아를 받아들일 수 있도록 여지를 준다. 아이를 가지려는 커
플이라면 되도록 자연분만을 하고 처음 6개월 동안은 모유수유만 할 준
비를 하기 바란다. 왜냐하면 모유 또한 건강한 바이옴을 만드는 데 결정
적이기 때문이다.[38] 신생아기와 모유수유기를 넘어가면 바이옴은 근본적
으로 달라지기 어렵다.

　장내미생물군을 다양하게 유지하고 건강한 면역체계를 증진시키기 위
해 기생충을 이용하는 새롭고 흥미로운 연구 분야도 있다. 그리고 기생
충과 공생하는 게 우리 건강에 이롭다는 것이 밝혀졌다. 기생충이라는
말에 놀라지 말기를. 과학자들은 작은 기생충들이 원래는 인간의 장내미
생물군의 일부였는데 생산과 유통 과정이 현대적, 위생적이 되어 식품이
살균 처리되면서 대부분 우리 소화관에서 찾아볼 수 없게 되었다는 사
실을 밝혀냈다. 장내 기생충 치료법을 지지하는 사람들은 몸속에 기생
충이 부족하면 면역성이 떨어지고 오늘날 자가면역질환을 일으키는 주
요한 원인이 된다고 생각한다.[39] 맞는 말일 수도 있다. 프로바이오틱스나

영양제를 구입하듯 건강기능식품 가게에서 살아 있는 기생충 제품을 사게 될 날이 올지도 모르겠다. 누가 알겠는가?

필로폰으로 인한 손상을 회복시키는 데 도움이 되는 보충제

필로폰을 끊고 두세 달 정도 다음과 같은 보충제를 복용하는 것도 생각해볼 만하다. 보충제의 효과를 밝히기 어렵긴 하지만 하나씩 추가해가며 몸이 어떻게 반응하는지 측정할 수 있다. 일주일 정도 시간을 두고 다음 보충제를 추가한다.

갈망에 대처하기 위해: '글루타민'은 설탕뿐만 아니라 필로폰에 대한 갈망도 줄일 수 있다. 글루타민은 신경전달물질인 감마아미노부티르산 GABA의 생성을 자극하는데 수면장애와 불안 완화에 도움이 된다. 하루에 4회 공복 상태에서 1,000mg을 복용한다. 판토텐산(비타민 B5)은 부신을 강화하고, 세로토닌 수치를 올리며, 설탕에 대한 갈망을 줄이는 데도 도움이 된다.

면역 회복을 위해: 매일 비타민 D를 2,000~5,000IU씩 복용할 것을 권한다. 10대나 성인 중에 비타민 D를 하루 5,000IU씩 복용하면 안 되는 사람을 본 적은 없지만 자신의 비타민 D 수치를 정확히 확인할 필요가 있다. 나는 정상 수준의 최대치(50~80ng/dL)를 목표로 할 것을 권한다. 섬에 낙오돼 오직 한 가지 보충제만 먹을 수 있다면 내 선택은 비타민 D다. 사람은 뇌와 면역체계를 포함해 거의 모든 세포에 비타민 D 수용체가 있다. 우리는 햇빛을 받으면 피부에서 비타민 D를 합성한다. 그러나 앞에서도 말한 것처럼 적도 가까이서 셔츠를 벗고 일하는 구조대

원이 아닌 이상 비타민 D 수치가 적정하게 나오는 사람은 거의 없다. 음식으로는 아주 소량만 얻을 수 있다. 생선(85g에 300IU)을 먹거나 대구 간유를 섭취함으로써 얻을 수 있다. 연어나 고등어 85g에 약 400IU의 비타민 D가 들어있다. 비타민 D를 강화한 우유도 있지만 적정 수치를 확보하려면 하루 3.5l 이상 마셔야 한다.

신경 손상의 회복을 위해:

티로신은 도파민과 노르에피네프린의 전구체로 대부분의 중독자에게서 심한 결핍이 나타난다. 티로신은 우리 뇌에서 천연 도파민을 더 많이 생성하도록 하는 기본 물질이다. 일반적으로 하루 2회 캡슐 형태로 복용한다.

트립토판은 세로토닌의 전구체이다. 트립토판의 수치가 올라가 세로토닌을 더 많이 생성하면 우울감이나 불안을 줄이는 데 도움이 된다.

티아닌: 티아닌은 천연 신경전달물질로 뇌의 균형과 진정 작용을 한다. 수면을 돕기 위해 잠잘 때 멜라토닌과 함께 복용하기도 한다. 역시 하루 2회 복용한다.

비타민 B 복합체는 세로토닌과 도파민, 노르에피네프린을 지원하는 여러 중요한 대사 과정 및 몸속 유해한 독소를 없애는 해독 과정에 필수적이다. 비타민 B_{12}가 게, 조개, 간, 달걀노른자 등 동물성 식품에 주로 많지만, 비타민 B군의 가장 좋은 원천은 김[40]과 짙은 녹색 채소이다. 메틸폴레이트, 비타민 B_{12}, 니아신, 비타민 B_6가 함유된 B 복합체를 찾아본다.

필로폰을 '절대' 다시 시작하지 마라

~~~~~~~~~~~~~~

지금 필로폰을 하고 있다면 거기에서 벗어날 수 있는 일이라면 무엇이
든 다해야 한다. 그리고 필로폰을 끊은 사람은 절대로 다시 시작해서는
안 된다. 언제나 희망은 있다. 확률이 낮다고 해도 성공할 수 있고 성공
할 것이다. 안 될 거라는 말은 듣지 마라. 이 책을 파고들어라. 마약을 하
는 친구들과 떨어져 입원 치료 프로그램에 들어가라. 당신을 지지해줄,
마약에 취하지 않은 새로운 사람을 찾는 데 모든 노력을 기울여라.

필로폰을 이겨낸 조시

~~~~~~~~~~~~~~

구질구질한 모습으로 클리닉을 다녀간 지 6개월이 지났을 때 조시는
필로폰 소지 혐의로 체포되어 48시간 동안 감옥에 갇혔다. 조시는 나중
에 내게, 솔직히 자기가 얼마나 위험하게 살고 있는지도 몰랐고 순식간에
가진 것 모두를 날려버릴 수도 있다는 사실을 깨닫지 못했다고 말했다.

이 글을 쓰는 지금 조시는 집행유예 상태다. 소변검사에서 불법 약물에
양성반응이 나오면 조시는 교도소로 돌아가 적어도 3개월은 감옥살이를
해야 한다. 조시가 집중하고 있는 '왜'('왜 끊고 싶은가?'를 말한다. 이 개념
은 3부에서 자세히 이야기 한다)는 교도소에 갇히지 않고 용접공으로 일하
는 것이다. 그리고 조시는 열두 살 이후 처음으로 담배와 불법 약물을 끊
었다. 심지어 여자 친구가 준 애더럴도 끊었다. (두 사람은 여전히 만나고
있지만 더 이상 같이 살지는 않는다. 조시는 둘 다에게 좋은 변화라고 말했다.)

6월의 어느 화창한 날, 진료 시간에 맞춰 온 조시 얼굴에 살짝 미소가

비쳤다. 조시는 200일 동안—조시가 날짜를 세고 있었다—필로폰도 헤로인도 하지 않았다. 대신 일주일에 거의 30km씩 자전거를 탔는데 덕분에 늘 아드레날린을 갈구하던 조시는 자연 상태의 쾌감을 얻고 지칠 줄 모르는 에너지를 발산할 수 있었다. 조시는 매일 자전거를 탔다. "자전거를 타면 정말 자유로워요. 학교 끝나고 자전거 타는 게 정말 기다려져요."

클리닉 직원들은 조시가 소매 안에 뭔가 숨기고 있다는 것을 금방 알아차렸다. 그걸 꺼내 보여줄 때 그의 손이 조금 떨렸다. 조시는 방금 용접공 시험에 합격했던 것이다. 사무장(그녀도 알코올중독에서 회복되었다)이 기쁨의 비명을 질렀다. 나도 신이 나서 조시의 등을 두드려주었다. 조시가 더 단단해진 게 느껴졌다. 체중을 재보니 필로폰을 끊은 뒤 15kg이 늘었다. 나는 조시에게 우리가 만난 이후 지금이 가장 건강해 보인다고 말했다.

"그렇죠, 선생님?" 조시가 웃었다. "이제 더 이상 광대뼈만 툭 튀어나온 앙상한 뺨은 없어요."

검사실로 돌아와 조시는 나에게, 앞으로는 약에 취하지 않고 맨정신으로 살 희망이 생겼다고 말했다. "끝까지 할 수 있을 것 같아요. 매일매일 조금씩 쉬워져요."

6장

술에 취한
뇌

커서 뭐가 되고 싶으냐고 물었다면, 나는 결코 알코올중독자가 되고 싶다고 대답하지는 않았을 것이다. 누구나 마찬가지이리라.

누구나 주변에 술을 많이 마시는 사람이 한둘은 있을 것이다. 혹시 이 책을 읽는 독자 자신이 그런 문제로 걱정을 하고 있을지도 모르겠다. 아니면 이미 알코올중독이거나 중독에서 회복 중이거나 술을 끊으려고 노력 중일지도. 익명의 알코올중독자^^ 모임에 가면 온갖 이야기를 들을 수 있다. 다른 사람들의 경험담을 들으면 자신과는 상관없는 일이라고 느끼기 쉽다. 나 역시 맨 처음 AA에 참석했을 때 '나라면 결코 저러지 않았을 텐데'라고 생각하며 '그러니까 난 알코올중독이 아니겠지?'했다. 자신이 알코올중독인지 아닌지는 암이나 당뇨병, 관상동맥 심장질환처럼 자신에게 또는 타인에게 의학적으로 증명할 수가 없다. 알코올중독을 진단할 확실한 피검사는 존재하지 않으니까. 그런데 AA에 더 많이 참여할수록 나는 점점 마음을 열고 다른 사람들의 이야기에 귀를 기울이며 나 자신을 알게 되었다.

다음은 음주 문제가 있는 사람의 공통적인 모습이다. 어느 순간 선을 넘게 되었다. 도가 지나칠 정도다. 정신을 잃었을 수도 있다. 음주 운전을 했을지도 모른다. 음주로 인한 폭력이나 불륜 때문에 관계가 깨어졌을 수도 있다. 스스로 통제 불가능한 수준이라고 느끼는 지점에 이른다. 일단 한 잔을 마시면 참을 수도, 멈출 수도 없으며 끝까지 더 마시고 싶다는 갈망에 사로잡힌다. 이 때문에 자신을 미워하기 시작한다. 절망과 자기혐오, 공허감을 느낀다. 기분이 좋아지려고 마신 술 때문에 오히려 병이 나고 미칠 것 같은 기분이 들기 시작한다. 음주는 그 사람에게서 삶을 빼앗고 그를 어둠 속에 빠트린다. 부끄럽고 후회스럽고 비참한 기분이 들어 어쩔 수 없이 다시 술을 마신다. 다른 모든 중독과 마찬가지로 그 사람도 중독 스펙트럼의 경증 끝에 있을 때 가끔씩 사회적으로 용인되는 선에서, 심지어는 의사의 인정하에 음주를 시작했을 것이다. 그러던 것이 매일의 일과가 되어 횟수와 양이 증가한다.

1장에서 말한 것처럼 나는 고등학교를 졸업한 뒤에 생애 처음으로 필름이 끊어지는 블랙아웃을 경험했다. 그로부터 9개월 동안, 그러니까 미시간 캘러머주대학에 들어가기 전인 1975년 1월부터 9월까지 나는 거의 매일 맥주를 마셨다. 그때 나는 병원에서 허드렛일을 했다. 병원 잡역부(요즈음은 간호 보조사라고 부른다) 책임자인 60세의 풍채 좋은 루퍼스 씨가 나를 챙겨주었다. 루퍼스 씨는 함께 어울리는 자기 친구들에게 나를 소개시켜 주었다. 그는 허세를 부리는 우렁찬 목소리로 "이 친구한테 술에 관해 내가 아는 모든 것을 가르쳤는데 이 친군 여전히 아무것도 몰라!" 하고 말했고, 모두가 웃음을 터뜨렸다.

대학 다닐 때 내가 술값을 충분히 벌었더라면 맥주를 얼마나 많이 마셨을지 궁금해질 때가 있다. 하루에 한 끼만 먹고 남은 돈을 모으면 일주일에 하룻밤 술을 마실 수 있었다. 가까운 대학 주점에서 마시는 맥주가 내 일주일의 하이라이트였다. 금요일 저녁을 얼마나 고대했던가! 나는 항상 과음을 했다. 가볍게 마시는 일은 전혀 없었다. 술이 있다면 나는 취하리라.

1학년을 마치고, 나는 과학을 집중적으로 가르치는 캘리포니아 스톡턴의 퍼시픽대학교로 옮겼다. 1979년에 생물학과를 졸업하고 1981년 생물학 석사를 받을 때까지 조교로 일했다. 의사가 되려는 꿈에 집중했고 돈도 여유가 없었기 때문에 술은 자제했다. 다만 주말에는 술고래가 되었다.

그로부터 15년이 지나자 나는 매일 술을 마시고 있었다. 내가 자진해서 만들어 10년 동안 지켜온 규칙을 깨기 시작했다. 당직을 선 밤에도 술을 마신 적이 있다. 이제 더 이상 사회적 음주가 아니었다. 술은 나한테 필수적인 것이 되었다. 술 없이 보내는 날은 하루도 없었다. 한두 잔에서 끝나는 법은 결코 없었다. 일단 시작하면 더 마시고 싶은 갈망이 너무 강해서 어떤 의지력으로도 주류 상점으로 향하는 자동차를 멈춰 세울 수가 없었다.

마음 깊은 곳에서는 내가 곤경에 빠졌다는 걸 알았을 것이다. 나는 의사로서의 경력, 다섯 명의 아이가 있는 가족, '좋아보이는' 내 모습을 아슬아슬하게 유지하고 있었다. AA 말고는 이런 사실을 털어놓은 적이 한번도 없다. AA에서는 무슨 이야기를 해도 밖으로 나가지 않으니까. 하지만 이 책에서는 이야기를 해야겠다. 나의 실상은 이랬다. 퇴근길에 주류 상점에 들러 1파인트(약 500ml)짜리 보드카를 산다. 그걸 빈 다이어트콜라 캔에 붓고 집까지 8km 정도 운전해 가면서 마시는 것이다. 어느 날 저녁, 주류 상점의 점원이 신기하다는 듯이 나를 쳐다보며 말했다.

"아저씨, 다이어트콜라에 보드카를 붓는 게 엄청나게 중요한 일인가 봐요." 헉, 정곡을 찌르는 말이었다. 나는 그 가게를 오랫동안 피했다. 그 점원에게 갚아준 거다!

집에 와서 식구들을 위해 저녁을 준비하면서도 나는 그 '다이어트콜라'를 들고 다녔다. 저녁 식사를 마친 뒤에는 완전히 기진맥진한 상태로 침실로 가서 나머지 보드카를 마저 비우고 쓰러져 잤다.

난 성공적인 의사였고 헌신적인 아버지였다. 사람들은 나를 좋아했다. 내게는 아름다운 가족과 사랑하는 아내가 있었고 나는 내 삶을 사랑했다. 모든 게 축복이었다. 하지만 내 주인은 술이었다. 또다시 술이 덜 깬 채 일어나 나는 이렇게 다짐한다. "이제 그만. 더 이상은 안 돼! 술은 이제 끝이야!" 그러나 퇴근길이면 내 차가 제멋대로 군다는 것을 알게 될 뿐이다. 매일 아침 머리가 멍했다. 머릿속이 부연 상태가 심해졌다. 하지만 하루 종일 미소를 띠고 아무렇지 않은 척하며 지냈다. 아무도 내 몸과 두뇌가 얼마나 비참한 상태인지 몰랐다.

그러나 나는 알았다. 내 마음속 깊은 곳에는 외로움이 있었다. 음주 문제가 있는 사람이라면 누구나 공감할 수 있는 깊은 공허함을 느꼈다. 실은 나 역시 사람들과 어울려 재미있게 즐기면서 걱정 없이 술을 마시고 싶었다. 그러나 나는 그럴 수 없었다.

'나'는 술을 너무 많이 마시는 걸까?

혹시 다음과 같이 스스로에게 말하거나 생각해본 적이 있는가?

"술이 맛있다. 그걸 왜 끊어야 하지?"

"당연히 나는 술을 마실 수도 있고 안 마실 수도 있다."

"물론 술을 많이 마시지만 문제가 될 만큼은 아니다."

"내가 술을 통제하지 술이 나를 통제하는 건 아니다."

"나는 정말로 술을 끊어야 한다."

"이 _____(사람, 상황, 장소) 때문에 정말 피곤하다. 술 한 잔 하는 게 좋겠다."

"어젯밤 그렇게 취하지 않았더라면 좋았을걸."

"오늘 아침 한 잔 하면 기분이 나아질 것 같다."

"나는 다른 사람들보다 술이 센 편이다."

"술을 그렇게 많이 마시지만 않으면 시간이 많을 텐데."

"안 마시겠다는 다짐은 안 할 거다. 그래야 내가 취해도 다른 사람들이 실망하지 않을 테니까."

"나는 더 이상 _____(활동)을 할 필요가 없다. 술 마시는 데 방해가 되니까."

"내가 어떻게 그런 일을 했지? 어젯밤 술 때문에 큰일날 뻔했다."

"나의 _____(배우자, 친구, 어머니)는 내가 술을 끊기를 바란다. 심각하게 생각할 필요 없는데."

이 중 익숙하게 들리는 말이 있다면 자신에게 문제가 있다는 뜻일 수도 있다. 아마도 아직은 스펙트럼의 중증 끝에 다다른 건 아닐 수도 있다. 아마도 술 마신 다음 날 어제 일이 기억이 안 나거나 낯선 사람들 옆에서 잠이 깬 적은 없을지도 모른다. 그래도 한번 테스트를 해보기 바란다. 사실을 확인할 수 있는 가장 좋은 방법이니까.

2~3개월 동안 금주를 한다. 모임에서도 마시지 않고, 가족들과도 마시지 않고, 혼자서도 마시지 않는다. 술 없이도 행복할 수 있고 술을 안 마셔도 아무 문제가 없다면 아직은 중독 스펙트럼의 경증 끝에 있을 가능성이 높다. 그런 사람도 이 장을 계속 읽기를 권한다. 스스로에 대해 걱정할 일은 거의 없지만 살면서 만날 술꾼을 이해할 수 있을 테니까. **그러나 만약 60~90일을 술을 안 마시고는 지낼 수 없다면 스스로 인정하건 안 하건 문제가 있다는 뜻이다.** 너무 겁먹을 필요는 없다. 일단 이 책을 손에 들었다면, 앞으로의 과정이 무척 혼란스럽고 괴로울 수도 있겠지만 자유를 향한 첫걸음을 뗀 것이다.

왜 내가?

아내의 친구인 조슬린은 열두 살 때 처음으로 술을 마셨다. 친구네 집에서였는데 친구 부모님은 보이지 않았고 누군가가 그녀에게 스트로베리 다이키리 칵테일을 권했다. 조슬린은 그걸 벌컥벌컥 마시고는 정신을 잃었다. 깨어나보니 소파와 커피테이블 사이에 처박혀 있었다. 두통과 토할 것 같은 기분에도 불구하고 조슬린에게 처음 떠오른 생각은 '재밌는데! 또 하고 싶어!'였다.

조슬린과 알코올중독에 대해 이야기했을 때 상황 파악이 어렵지는 않았다. 조슬린은 문제 가정에서 술꾼들에 둘러싸여 자랐다. 알코올중독은 조슬린의 집안에 만연한 문제였다. 조슬린은 6남매 중 막내였다. 부모는 지쳐 있었고 그녀를 무시할 때가 많았다. 어른들은 그다지 좋은 롤모델이 아니었다. 그녀는 어른이 되고 싶지 않았다고 뚜렷이 기억한다. 조슬린은 '소녀들은 그저 재미있게 지내고 싶을 뿐이에요'*라는 노래가 주제가였다고 말한다. 그녀는 대부분의 시간을 또래들과 보냈는데 대부분 조슬린처럼 문제가 많았다. 이른 나이에 술이나 약물을 하는 건 중대한 중독 위험인자인데 조슬린은 이른 나이에 술에 취하는 경험을 한 것이다.

내 경우는 달랐다. 헌신적이며 지지하고 사랑해주는 선교사 부모의 장남으로 태어나 술은 입에도 대지 않는 로디지아의 마을에서 자란 내가 어떻게 알코올중독자가 되었을까? 나는 최고의 기회를 누렸다. 나는 우수한 학생이자 뛰어난 운동선수였으며 아이비리그에 속한 의대에 다녔다. 우리 부모님은 술을 거의 마시지 않았을 뿐만 아니라 과음하는 일은 결코 없었다. 그런데 나는 이런 상태다. 나는 단주 모임에 앉아서 어디서부터 잘못되었는지 자문해보았다. 모임에 참여한 첫 일년 내내 나는 술을 마시지 않으려고 분투하면서 다른 알코올중독자들의 가슴 아픈 이야기에 귀를 기울였다. 그러면서 "왜 내가?"에 대한 단서를 계속 찾고 있었다.

최근 중독 의학에서는 우리 뇌에 쾌락-보상 체계를 켜는 스위치 같은 게 있다고 본다. 일단 스위치가 켜지면 그걸 다시 끄는 건 매우 어렵다. 술이나 약물을 지속적으로 하면 그 스위치가 켜질 수 있다. 물론 가족력이 있거나 심리적인 문제가 있거나 술이나 약물을 하는 사람들과 같은 환경에서 생활하는 사람은 술이나 약물을 할 가능성이 아주 높으며 따라서 중독의 경로를 활성화할 위험성도 매우 크다는 것은 누구나 짐작

• Girls Just Want to Have Fun: 1983년 미국 팝가수 신디 로퍼(Cyndi Lauper)가 발표한 유명한 노래의 제목이다.

할 수 있다.

어떤 종류의 중독이든 가장 큰 문제는 뇌 손상이다. 그런데 좀 더 건강한 선택을 하고 우리 자신을 파괴하는 물질이나 행동에서 벗어나기 위해서는 뇌가 필요하다. 이는 가버 마테가 그의 책《배고픈 유령들의 왕국에서In the Realm of Hungry Ghosts》에서 탐구한 것처럼 손상된 뇌는 중독자를 매우 곤란한 처지에 빠트린다. "회복하려면 뇌에서 의사결정을 해야 하는데 뇌가 손상되었으니 뇌를 먼저 치유해야 한다. 손상되고 기능장애가 생긴 뇌가 기능장애를 극복하고 싶다는 결심을 해야 한다. 정상으로 되돌아가기 위해, 아니면 아마도 처음으로 정상이 되기 위해."[1]

나한테 무슨 일이 일어났는지 지금은 잘 안다. 너무 많이, 너무 자주, 너무 오랫동안 술을 마셨다. 나의 뇌를 술에 흠뻑 담가 뇌 자체와 나의 판단력에 영향을 미치기 시작했다. 단순한 얘기로 들리겠지만 이게 사실이다. 나는 화학적으로 술이 내게 미치는 영향을 사랑하게 되었다. 술은 청소년기 나의 불안과 초조를 진정시켜 주었다. 어떤 의미에서는 스트레스에 대한 일종의 자기 처방이었다. 술을 마시면 마실수록 점점 더 많이 마시고 싶어졌다. 그렇게 내가 방어기제를 갖춰가는 만큼 술은 내 뇌에 손상을 입혔다. 내게는 술을 그만 마시겠다는 올바른 판단, 즉 건강한 뇌가 필요했는데 내게 없는 게 정확히 그거였다. 나는 중독 스펙트럼을 따라 나아갔고 중증 끝에 다다랐다. 그냥 술을 끊을 수 없는 지경이었다. 의지만으로는 부족했다. 나는 도움이 필요했다. 누구든 나와 비슷한 처지에 있는 사람이라면 역시나 이 책의 제안을 실천하고 도움을 구할 때가 된 것이다.

어떤 사람이 알코올중독의 위험이 있는가?

∞∞∞∞∞∞∞∞∞∞∞

술은 가까이 있고 구하기 쉽기 때문에 불법 약물보다 알코올에 중독되기가 더 쉽다. 음식이나 인터넷에 빠지는 것처럼(이 주제에 대해서는 8장에서 더 이야기할 것이다) 알코올에 중독되면 끊기가 매우 힘들다. 술은 어디에나 존재한다. 또한 음주는 사회적으로 용인되는 행위다(이 장 후반부에서 살펴볼 스콧의 사례처럼 술을 마시지 않는 것보다 술을 마시는 것이 더 자연스러울 때가 있다). 술은 언제든 손에 넣을 수 있고 음주의 즐거움은 텔레비전이나 온라인 광고에 끊임없이 등장한다. 대부분의 청소년들은 그걸 멋있다고 생각한다. 누군가 술을 권할 때 "아니요, 괜찮습니다."라고 거절하는 것은 초콜릿케이크나 바나나스플릿을 대접받거나 같이 놀자고 권유받았을 때 "아니요, 괜찮습니다."라고 말하는 것과 같다. 당신이 알코올중독으로 고통받는 사람들을 이해하지 못하는 한 그들 또한 당신을 이해하지 못할 것이다. 왜 안 마시겠다는 거지?

음주와 관련해 가장 어려운 문제 중 하나가 나이가 많건 적건 누구나 술을 마시므로 정상적인 행위라는 인식이다. 물론 이 관찰에는 사실이 있다. 미국 고등학생 다섯 명 중 한 명, 18~35세에서는 네 명 중 한 명이 과음을 하니까.[2] 술 마시는 사람 주변에는 술 마시는 친구들이 있을 확률이 높다. 그래서 모든 게 정상인 것처럼 보인다.

의사로서 또한 개인적인 경험으로 대부분의 중독에는 공통점이 있다는 것을 발견했다. 우리 중 일부는 술이나 약물이 가져다주는 효과를 다른 사람들보다 더 좋아하는 경향이 있다. 알코올중독에 대한 위험인자도 다른 중독과 비슷하다.

○ 가정폭력

○ 만성 스트레스

○ 사회불안

○ 성인기의 트라우마 또는 외상후스트레스

○ 아동기의 음주 경험

○ 알코올중독 가족력

○ 어린 시절의 트라우마 예컨대 부모의 죽음이나 이혼, 성적 학대 등

○ 우울증, 양극성장애, 조현병 등 정신질환

가장 위험한 사람들

중독 스펙트럼을 따라가게 만드는 중요한 위험인자 중 하나가 주위 환경이 얼마나 스트레스를 주는가이다. 전통적으로는 남성이 여성에 비해 알코올중독이 될 확률이 2배 높았지만[3] 오스트레일리아의 최근 연구에 따르면 여성이 남성을 따라잡고 있다.[4]

2016년 10월에 발표된 과학 논문을 보면, 20세기 초에 태어난 남성은 음주 문제가 생길 확률이 여성의 세 배 이상이었지만 20세기 말경에 태어난 사람들 사이에서는 성별로 인한 차이가 사실상 사라졌다. 남녀 간 차이가 줄어든 것은 여성이 지금은 거의 비슷한 수준으로 노동시장에 나와 있고 일과 가정을 병행하느라 최소한 남성만큼 스트레스에 노출되어 있기 때문일 것이다.

그러나 이보다 더 치명적인 이유가 있을 거다. 거대 주류회사들은 그동안 더 많은 여성, 특히 젊은 여성이 술을 더 마시도록 공격적인 광고

캠페인을 벌였다. 화려한 포장에 단맛을 더한 '라임어리타'나 '스트로베리타'와 같은 버드라이트의 새로운 제품라인이 좋은 예이다. 이 회사의 '리타를 만나보세요' 광고를 보면 모든 연령대의 여성에게 마르가리타 칵테일 같은 맥주가 가장 잘 어울린다고 묘사한다. 지금은 스트레스를 받는 엄마들을 대상으로 한 와인 냉장고와 여성이 디자인한, 여성을 위한 '리틀 블랙 드레스'라는 이름의 보드카도 있다. '적당한 음주는 멋'이라는 것이다.[5]

2018년에 영국의 다국적기업이자 세계에서 가장 큰 주류 생산업체인 디아지오는 한정판 '제인워커' 스카치를 선보였다. 디아지오는 이 술의 출시를 '진보를 이끌어온 여성들의 공로'를 알리는 일과 연계해 '여성 역사의 달' 기간에 '#기념비적여성인물#MonumentalWomen'이라는 해시태그를 써서 여성 진보 조직을 위한 기금 마련 캠페인과 함께 진행했다.[6]

주류업계는 또한 유방암 캠페인과 연계해 '핑크워싱'• 제품을 출시해 여성 소비자를 대상으로 한 매출 증대를 꾀한다.[7] 그런데 우리는 이미 여성이 남성보다 알코올에 더 민감하며 알코올성 간염, 간경변, 뇌 손상에 더욱 취약하다는 것을 알고 있다.[8] 그리고 알코올 소비는 유방암의 위험을 크게 높인다. 매일 술을 마시면 유방암 발병률이 7퍼센트 상승한다.[9]

모든 인종이 알코올중독이 될 수 있지만 미국에서는 특히 아메리카 원주민과 백인에게 알코올중독이 만연해 있다. 그다음이 아프리카계 미국인, 히스패닉계, 하와이 원주민이고 아시아계의 비율이 가장 낮다.[10]

사회에서 소외된 사람을 비롯해 스트레스를 많이 받는 사람이 상대

• 핑크워싱(pinkwashing): 유방암 연구를 후원한다는 점을 이용해 암을 유발하는 제품을 홍보하는 것. 유방암에 핑크색을 상징으로 쓰는 것에서 비롯된 말이다.

적으로 알코올중독에 무너지기 쉽다. 성전환을 한 사람들의 경우 알코올 의존성과 알코올 남용 비율이 높은 것으로 나타났다.[11] 참전군인도 비슷하다. 또한 일찍 술을 마시기 시작할수록, 특히 10대 초반에 시작하면 중독 스펙트럼을 따라 진행할 위험도 그만큼 높다.

술, 마실 물로 그리고 소독제로도 쓰이다

건강에 좋다고… 뭐가 있을까? 나는 지금 술 때문에 내 인생이 어떻게 파괴될 지경에 이르렀는지 이야기하는 중이다. 그런데 동시에 건강에 좋은 점을 이야기하다니? 인생은 뒤죽박죽이다. 사람은 무엇이든 흑백으로 나누고 싶어 한다. 나 역시 그렇다. 그러나 인생은 그렇게 단순하지 않다. 옛날부터 인간은 술을 의식에 사용해왔다. 일부 인류학자들은 맥주가 빵보다 먼저 인류 문화에 나타났을 거라고 생각한다.[12] 중동과 유럽 지역에서 선사시대 사람들이 만든 단순한 토기 유물을 분석한 결과를 보면 이들 초기 사회에서 이미 곡물을 발효시켰던 것 같다. 또한 수메르, 이집트, 중국 등 최초의 문명에서도 술을 만드는 방법을 알았다는 사실이 밝혀졌다.[13] 알코올은 초기 인류에게 몇 가지 중요한 건강상 기능을 제공해주었다. 상하기 쉬운 과일이나 곡물에서 얻을 수 있는 칼로리를 저장할 수 있어서 냉장하지 않아도 두고 먹을 수 있었고[14] 오염된 물 대신 마실 수도 있었다.

실제로 깨끗한 식수가 등장하기 전에 술은 선택할 만한 음료였다. 직접 만들거나 구할 능력이 되는 사람에 한해서이지만. 비참한 가난 속에 있던 어린 데이비드 코퍼필드•가 한입 거리 음식과 맥주 한 잔을 사기 위해 돈을 긁어모으던 것을 떠올려보라. 찰스 디킨스가 이 작품을 쓴 1849~50년에 런던의 상수도는 강과 지하로 흘러드는 오물 하수로 더러워져 마실 수가 없었다. 20세기 전까지 영국과 미국에서는 아이들이 종종 물 탄 맥주나 싸구려 저알콜 맥주를 마셨다. 다른 유럽 나라에서는 고대로부터 20세기에 이르기까지 물 탄 포도주가 식사 음료였다. 소량의 알코올은 물속의 해로운 세균을 죽이고 죽은 물을 먹을 만하게 만들 수 있다.

현대적인 마취법이 등장하기 전까지 알코올은 또한 외과수술이나 치과 치료 때 마취제로 사용되어 환자들을 진정시키고 통증을 줄여주었다.[15] 우리는 더 이상 유아에게 술을 주지는 않지만 한 세대 전만 해도 의사들은 젖니가 날 때 아기의 통증을 줄여주려면 잇몸을 위스키로 문질러주라고 부모에게 권하곤 했다. 오늘날 일부 정교회 유대인들은 마취 없이 행하는 전통 할례 의식에서 포도주나 보드카에 적신 천을 남아에게 빨게 한다.

알코올은 또한 좋은 소독제이다. 상처 부위에 직접 부으면 살균소독에 도움이 된다. 알코올은 아주 다목적으로 쓸 수 있기 때문에 재난 대비 수업에서는 비상 도구함에 알코올도 보관하도록 가르치곤 한다.

우리는 불안과 스트레스가 건강에 해로운 영향을 준다는 걸 알고 있지만 기능의학 쪽 의사들이 믿고 있는 이런 생각을 전통 의학계에서는 충분히 심각하게 받아들이지 않는 것 같다. 논쟁의 여지가 있는 건 분명하지만 적당한 음주가 이로운 점이 있다고 생각하는 사람도 있다. 저녁 식사

• 찰스 디킨스의 자전적 소설 《데이비드 코퍼필드》의 주인공으로 19세기 영국 중산층에서 태어났지만 가난과 고통을 겪으며 자라나 소설가로 성공하는 인물이다.

때 포도주나 맥주 한잔 하는 게 심한 불안 상태로 지내는 것보다 건강에
는 더 좋을지 모른다. 적포도주를 매일 마시는 것은 심장질환의 위험 감
소와 연관이 있다.[16] 또 적당한 음주는 장수와도 관련이 있다.[17]

많은 연구 결과에 따르면 약간의 술을 마시는 사람은 전혀 술을 마시
지 않는 사람에 비해 더 오래 산다. 전혀 술을 마시지 않는 사람과 하루
4~5잔 이상 마시는 사람이 사망률은 가장 높고, 하루 한두 잔 마시는 사
람이 가장 낮았다. 그러나 주류업계의 후원을 받은 연구에서는 이야기하
지 않는 사실이 있는데 신선한 포도나 신선한 포도주스가 훨씬 더 좋다
는 점이다!

이유에 대해서는 좀 더 논의가 필요하지만 적당한 음주를 하는 사람
은 술을 전혀 마시지 않는 사람에 비해 조기사망할 가능성이 더 낮다는
과학적 주장도 있다. 다만 적당한 음주가 건강상 이로운 점이 있다는 것
을 보여주는 많은 연구가 주류업계로부터 자금 지원을 받거나 거대 주
류 기업과 관련 있는 학자들에 의해 수행되며 종종 대중에 공개되지 않
을 때도 있다. 과학자든 의사든 파티광이든 모두가 동의하는 사실이 한
가지 있다면, 지나친 음주는 결코 건강에 좋지 않다는 것이다.

술, 삶과 죽음을 결정하다

사실 알코올 남용은 사형선고가 될 수도 있다. 과도한 음주로 갑자기
생을 마감한 사람을 주변에서 본 적이 있을 것이다. 알코올 남용은 모든
연령에게 다 위험하다. 20~64세 성인 사망자 중 10퍼센트가 알코올 남
용으로 인한 죽음이었다. 미국에서는 2006년에서 2010년까지 지나친

알코올 대사

우리 몸은 한 시간에 약 한 잔 정도의 알코올을 처리할 수 있다. 대개 여성은 한 잔, 남성은 두 잔 정도까지 판단력 면에서 또는 말하기나 걷기 등 신체 기능 면에서 눈에 띄는 손상이 나타나지 않는다. 사람마다 알코올 대사의 속도가 다르다.

여기서 한 잔은 다음과 같다.

- 맥주 약 350ml(알코올 함량 5%)
- 그 외 맥아주 약 235ml(알코올 함량 7%)
- 포도주 약 150ml(알코올 함량 12%)
- 진, 럼, 보드카, 위스키 등 약 45ml(알코올 함량 40%)

음주로 인한 사망자가 매년 8만 8,000명에 달했다.[18]

그뿐이 아니다. 알코올중독자가 자살을 시도하고 죽음에 이르는 비율은 60~120배 더 높다.[19] 내 가까운 친구 한 명도 음주 문제가 있었는데 치료도 받지 않고 우울증으로 힘들어하다가 내가 이 책을 쓰는 동안 권총으로 자살했다. 그의 나이 46세였다. 나의 후원자인 엘리엇 삼촌도 같은 시도를 했다. 그는 천생연분과 결혼해 두 명의 자녀를 두었으며 직업적으로도 성공했다. 하지만 그러는 동안 마약과 술, 행동 중독이 점점 통제 불능 상태로 변했다. 엘리엇 삼촌은 어느 날 감정이 격해져 자기 할아버지 엽총을 들고 탄환을 잰 다음 총구를 입안에 넣었다. 그러나 천만다행으로 방아쇠를 당기진 않았다.

심장의 문제

하루 한 잔의 적포도주가 심장질환을 예방해준다고 하지만 과음은 심장에 손상을 줄 수 있다. 주당들은 심장이 늘어나는 확장성 심근병증이 생길 수 있으며[20] 심장 기능 손상, 혈전 및 심장마비로 이어질 수 있다. 심방세동의 위험도 있다. 이는 심장이 너무 빨리 뛰어 치료하지 않으면 죽음에 이를 수 있다.[21] 앞에서 지적한 것처럼 하루 한 잔의 술은 실제로 뇌졸중[22]과 심장발작의 위험을 낮추지만 과음하는 사람은 오히려 뇌졸중과 심장질환(심장 석회화와 동맥경화증)[23]의 위험이 증가한다. 또한 과음은 고혈압을 유발할 수 있으며[24] 모든 심혈관계 위험을 증가시킨다.

간의 문제

만성적인 알코올 남용이 간에 손상을 준다는 사실은 이미 잘 알고 있을 것이다. 간은 화학물질의 해독과 약물대사를 담당한다. 경증 또는 중등도 알코올중독인 경우 초기 간 기능 장애는 술을 끊으면 완전히 회복 가능하다. 알코올중독의 말기에 주로 나타나는 심한 간부전은 되돌리기가 무척 어렵다. 황달이 나타나기 시작하고, 체내에 체액과 독소가 축적되어 복부팽만이 일어나고, 의사들이 뇌병증이라 부르는 뇌질환이 나타난다. 절대 재미있는 일이 아니다. 손과 발이 붓고 거미혈관과 혈관파열(점상 및 반상 출혈)도 나타난다. 또한 과음으로 인한 간 손상은 비만과도 관련이 있으며[25] 알코올성간염을 일으키기도 한다.[26]

소화관의 문제

술을 많이 마시면 속이 더부룩하고 쓰린 역류성식도염(또는 위식도역류성질환) 같은 위장장애가 생길 수 있다.[27] 또한 심한 메스꺼움과 구토, 췌

장염(심한 복통을 일으킨다),[28] 혈변이 나타날 수 있다.

암에 걸릴 위험의 증가

과음은 또한 구강암, 인두암, 후두암, 식도암, 유방암, 대장암, 간암 발병과 관련이 있다.[29] 여기에 흡연이 더해지면 설상가상으로 암에 걸릴 위험이 훨씬 높아진다.

임신의 문제

모든 여성은 임신 중 술을 마시는 게 위험하다는 이야기를 들어왔다. 이는 정부 차원에서 대중에게 효과적으로 전달해온 건강 메시지다. 임신 중 음주를 금기시하지 않는 나라도 있지만 지나친 음주가 문제를 일으킨다는 사실은 의문의 여지가 없다. 가장 심각한 경우가 태아알코올증후군을 가진 아기를 출산하는 것이다. 태아알코올증후군은 안면 기형, 정신지체, 학습장애 등이 나타난다.

우리 클리닉을 찾아오는 약물중독자들 중에는 임신부도 있다. 오피오이드 중독 치료를 받는 동안 임신하는 경우도 있다. 그런데 중독으로 고통받는 여성 중 상당수가 술을 마신다. 오피오이드를 자주 투약하는 엄마에게서 태어난 아이는 신생아 금단증상이 나타나 매우 위험하고 스트레스가 심한 시기를 겪는다. 알코올중독자 엄마에게서 태어난 아이 역시 때로 생명을 위협하는 발작으로 고통받아 지켜보는 것만으로도 가슴 아프다. 이런 건 나쁜 소식이다. 좋은 소식도 있는데, 임신이 엄청난 동기가 될 수 있다는 점이다. 아이를 갖는 일은 인생의 전환점이 될 수 있다. 태어날 아이를 계기로 자신의 여러 행동을 돌아보고 새로운 길을 가는 것에 대해 좀 더 열린 마음을 가질 수 있다. 약이나 술을 끊어야 할 때가 있다면 바로 지금이다! 성장하는 아이의 뇌는 특히 취약하므로 임신 중에는 반드시 술을 피해야 한다.

뇌 손상

마지막을 위해 가장 중요한 것을 남겨두었다. 지나친 음주는 뇌에 나쁘다. 술을 많이 마실수록, 음주를 시작한 나이가 어릴수록 피해는 더 심해진다. 아직 학교를 다니는 어린 학생임에도 음주 문제가 있다면 학습과 기억에 분명한 영향이 있을 것이다.

술에 빠져 살면 티아민결핍증이 생길 수 있다. 티아민(비타민 B1)은 뇌, 신경, 심장, 근육 기능에 중요한 역할을 한다. 티아민결핍증의 가장 심각한 형태가 베르니케-코르사코프 증후군인데 정신착란이 가장 대표적인 증상이다. 그 외 주의력결핍, 기억상실, 비정상적인 안구 떨림, 불안정한 보행 등이 나타난다.[30]

사람의 뇌는 회백질과 백질, 두 종류의 조직으로 구성되어 있다. 회백질에는 뉴런(뇌세포), 신경교세포(신경아교세포, 뉴런에 필요한 물질을 공급한다), 모세혈관(세포에 혈액과 산소를 공급한다)이 있다. 뇌의 회백질이 많을수록 지능이 높다는 것이 과학적 연구를 통해 밝혀졌다. 한 연구에 의하면 알코올중독자의 뇌는 헤로인 중독자의 뇌와 마찬가지로[31] 회백질이 적다고 한다.[32] 알코올중독자에 대한 또 다른 연구에서는 뇌에서 즐거움을 느끼는 영역이 줄어든 것으로 나타났는데 그로 인해 술에 대한 갈망이 더욱 증가했을 거라고 한다.[33]

익숙한 얘기인가? 나는 만취했던 기억 때문에 몸이 떨린다. 나는 주로 파인트(500ml) 여덟 개와 맞먹는 알코올을 한두 시간 만에 섭취했고 주말에는 그 두 배를 마시곤 했다. 그때 분명히 뇌가 손상되었을 거라는 걸 알지만 그럼에도 되돌려보고자 열심히 노력하고 있다. 알코올중독자들이 과음으로 인해 학습과 기억에 문제를 겪는다는 연구 결과도 나와 있다.[34]

'매일 하는' 결심

스콧은 유명한 사업가이자 뛰어난 언론인이다. 소도시 지역신문의 편집장이 되기 전에는 교사였다. 대학에 다닐 때 결혼해 20대에 이미 세 자녀를 두었고 곧 이혼했다. 31세 때 제자였던 젊은 여성과 사귀기 시작했다. 두 사람은 3년간 함께 살다가 헤어졌다. 그런데 주에서 정한 성관계 동의 연령은 18세였고 두 사람이 함께 살기 시작했을 때 여자 친구는 18세 생일 직전이었다. 몇 년 뒤, 결별로 인해 여전히 아파하던 그녀는 스콧을 고소했다. 스콧은 성적 학대 혐의를 인정했다.

스콧은 4년형을 받고 감옥에 갔고 그곳에서 처음으로 자신이 알코올중독자임을 시인했다.

나는 20년간 매일 술을 마셨지만 그게 문제라고 생각해본 적은 한 번도 없었다. 하지만 문제였다. 나는 술집을 운영하면서 하루도 빼놓지 않고 음주 운전을 했다. 점심때도 술을 마셨다. 내가 술을 얼마나 마시는지 숨기기 시작했다. 나는 아침에 가장 먼저 일어나 식사를 준비하고 청소를 하고 모두를 돌봐주었다. 내가 숙취에 시달리고 있다는 사실을 철저히 숨겼다.

재활을 시작한 이유는 오로지 감옥에서 나가고 싶었기 때문이다. 처음에는 내가 약물 남용 장애가 없기 때문에 자격이 안 된다는 말을 들었다. 그들은 내게 이런 질문을 했다. "술을 먹고 정신을 잃은 적이 있는가?" 나는 "아니요."라고 대답했다. 하지만 실제로는 그런 적이 있었다. 거짓말을 한 것이다. 맨 처음 AA 모임에 갔을 때 나는 '빌어먹을, 절대 안 해. 난 이 사람들과 달라. 난 안 할 거라고. 남은 평생 동안 금주를 하다니, 그런 일은 없을 거야.' 하는 마음이었다. 그러나 어쨌든 끝까지 참석하기로 결정했다. 나도 알코올중독인 척하기로 한 것이다. 하지만 그 모임에 앉아 있다가 내가 완전히 거짓말을 하고 있다는 사실을 깨달았다. 나는 확실한 알코올중독자였다. 내가 찾아갔던 모든 치료사는 나한테 음주 문제가 있다고 말했다. 나는 그저 인정하기를 거부했던 것이다.

내게 유전적인 알코올중독 성향이 있다고 생각하지는 않는다. 술로 자가 치료를 한 것이므로 나는 후천적으로 알코올중독이 된 경우라고 하겠다. 술에 취했을 때 나는 파티의 주인공이었다. 술은 불안을 줄여주었다. 내게 중독자 성향은 없었지만 나는 분명히 나의 뇌를 중독자의 뇌로 발달시켰다. 나는 이런 말을 늘 신조로 삼았다. '이게 작은 효과가 있다면 많을수록 더 좋다.' 한 잔의 커피가 좋다면 난 여섯 잔을 마셔야지! 이번 달에 1만 2,000달러를 벌었는데 다음 달에 1만 6,000달러를 못 벌겠어? 나는 여전히 이런 식으로 생각한다. 많을수록 언제나 더 좋다. 술, 일, 돈벌이, 초콜릿, 성관계. 이게 나의 중독된 뇌다.

나는 현재까지 8년간 금주를 해왔고 12년 동안 금연 중이다. 술을 마시면 안 된다는 게 내 가석방 조건이기도 했다. 교도소에서 나온 첫해에 나는 일주일에 세 번 AA 모임에 나갔고 실제로 그 프로그램대로 실천했다. 나는 12단계를 밟았다. 치아가 몽땅 빠지고 다 떨어진 신발을 신고 다니는 내 후원자는 마치 노숙자 같았다. 그가 진짜 노숙자인지는 모르겠다. 나는 AA의 그 평등함이 좋았다. 덕분에 내 오만함이 없어졌다. 나는 죽어라 노력했다. 그리고 실제로 정말 힘들었다.

나는 더 이상 모임에 나가지 않는다. 금주는 내 삶 전체로 보면 아주 작은 부분이고 내가 '알코올중독자'로 규정되고 싶지도 않다. 나에게 금주는 아직도 매일매일의 결심이다. 앞으로 절대 술을 마시지 않을 거라고 말하지는 않겠다. 그러나 술을 마신다면 다시 중독에 빠지지 않게 정말 조심할 것이다. 나는 중독자의 뇌를 갖고 있기 때문에 진짜 쉽게 음주 문제가 재발할 수 있다.

내 아이들도 술을 마시고 친구들도 술을 마신다. 다른 사람들은 내가 알코올중독이 아니라고 말한다. 나는 술이 있는 자리에 참석할 수도 있고 술을 마시지 않고도 즐거운 시간을 보낼 수 있다. 그러나 포도주 시음회나 모든 사람이 취할 게 뻔한 파티 등 술이 중심이 되는 자리에는 가지 않는다. 솔직히 가족과 함께하는 건 힘들다. 가족들은 내가 다시 술을 마시기를 원하는 것처럼 보인다.

알코올이나 약물 중독에서 회복 중인 많은 사람이 스콧과 마찬가지로, 자신들이 하지 않으려 애쓰는 일로 자기 정체성을 드러내길 원하지 않는다. 나도 그랬지만 AA에 참석하는 게 실패자임을 자인하는 것처럼 느껴져서 몇 년씩 AA를 피하는 사람도 많다. 물론 금주 방법은 아주 많다. AA가 모든 사람에게 효과가 있는 것도 아니다. 다만 AA가 맞는 사람에게는 아주 효과적인 방법이 될 수 있다. 자기와 같은 사람을 발견하고 집에 온 듯 편안함을 느낀다. 나를 포함해 대부분의 중독 전문가들은 중독 스펙트럼의 중등도에서 중증 상태로 진행한 알코올중독자들이 AA 같은

술을 줄일 수는 없을까?

완전히 금주하기 전까지 약 13년 동안 나는 열심히 노력하기만 하면 술을 줄일 수 있을 거라고 믿었다. 고백하자면, 나는 내게 음주 문제가 있다는 사실을 단 한 번도 의사에게 솔직하게 인정한 적이 없다. 질문을 받으면 가끔 맥주 한두 잔 정도 마신다고 대답했다. 의대에 다닐 때 실제 음주량이나 흡연량, 약물 사용량을 계산할 때는 사람들의 대답에 3을 곱하라고 배웠다. 왜냐하면 환자들은(나와 같은) 거의 언제나 거짓말을 하기 때문이다.

약물이나 알코올 중독자들은 다만 스스로 조절만 할 수 있었으면 하고 바란다. 하지만 단 한 잔의 술이 갈망을 부추기고, 그러면 안전하게 술을 마시는 일은 결코 일어나지 않는다. 건강하고 행복하며 활기에 차서 중독 스펙트럼의 경증 끝 쪽을 향해 갈 수 있다. 그러나 술을 마시지 않는 한에서만 그렇다. 술을 완전히 끊어야 한다. 일단 오늘만큼은.

프로그램에 연결되어 있을 때 크게 진전된 성과를 내고 그 성과를 잘 유지한다는 것을 알고 있다.

AA에서 나는 의사, 변호사, 성공한 사업가, 교사, 유명 작가뿐 아니라 최저임금을 받는 노동자, 정부 보조금을 받는 사람, 노숙자와도 친하게 어울렸다. 스콧의 말대로 우린 평등했다. 그건 아름다운 일이었다.

음주와 금주에 관한 진실

금주하는 건 쉽지 않다. 나는 이 문장을 100번이라도 더 쓰고 싶다. 그렇게 해서 술을 끊기 위해 분투하는 사람들이 자기 자신에게 좀 더 친절할 수 있기를, 또한 애써 노력했지만 금주에 실패한 소중한 사람이 주변에 있다면 이게 얼마나 어려운 일인지 이해해주기를 바란다. (그런데 '알코올중독'이라는 말에 너무 매달리지는 말자. 요즈음 중독 전문가들은 '알코올 사용 장애'라는 투박한 표현을 선호한다. 어느 쪽이든 음주 조절 능력을 잃어버린 사람들을 가리키는 말이다.) 알코올중독자를 옹호하려는 것은 아니다. 알코올중독이 사람을 쇠약하게 만드는 건 맞지만, 궁극적으로는 선택의 문제니까. 하지만 술은 중독 스펙트럼의 중증 마지막 단계, 곧 선택의 능력마저 상실한 상태로 사람들을 데려갈 것이다.

만약 누군가 이러한 상태에 있다면 나는 그 사람이 부디 필사적이기를 기원한다. 그는 도움을 받아야 한다. 그것도 지금 당장.

알코올중독에서 회복하려면 의지가 필요하다. 자신과 다른 사람에게 솔직해지고, 변화를 위해 최선의 노력을 기울이며, 여러 번 넘어질 수도 있다는 것을 알고, 도움을 청하고 받는 법을 배우며, 더 이상 자기 자신을 해치지 않도록 스스로를 사랑하는 방법을 찾아내겠다는 의지다.

알코올중독은, 좋은 시간이나 좋은 기분이 간간이 있을 수는 있지만, 길고 고통스러우며 서서히 진행되는 자살이다. 대부분의 알코올중독자는 어느 순간이 되면 술을 마심으로써 스스로를 죽이고 있다는 사실을 깨달을 거다. 술을 점점 많이 마시고 중독 스펙트럼의 중증 끝을 향해 꾸준히 나아가고 있다는 사실을 인정하게 되었을 때, 선택 능력을 상실하기 전에 부디 돌아서길 바란다.

지나친 음주로 인한 결과는 사실 감당하기 쉽지 않다. 그러나 도움의 손길이 가까이 있다. 술이나 약물을 오래 해왔을수록 손상도 심하다. 알코올 남용의 결과를 완전히 되돌릴 수는 없지만 몸과 뇌를 훨씬 건강하게 만들 방법이 있다는 것만은 분명한 사실이다.

첫 단계는 술을 끊겠다는 결심이다

우리는 자신에게 문제가 있다는 것을 안다. 문제와 겨룰 준비도 되어 있다. 술을 끊겠다는 결심을 했다. 그러면 이제 해독을 해야 한다. 해독은 스스로 할 수도 있고, 의료 전문가나 입원 치료 센터, 디톡스 클리닉의 도움을 받을 수도 있다.

전날 밤에 술을 마시고 아침에 떨림이나 심한 불안 또는 설사가 있다면 중독 전문가의 도움을 받아 해독을 하는 게 가장 안전하다. 술을 마시지 않고는 오전을 지낼 수 없거나 이 페이지를 읽을 수 없는 사람도 유능하고 믿을 만한 의료 전문가의 도움이 필요하다. 병원에 찾아가서 해독 과정을 시작하는 게 아마도 가장 안전할 것이다. 치료를 받지 않으면 심한 불안이나 메스꺼움, 구토, 떨림, 탈수증, 초조감, 식은땀, 방향감각상실 그리고 때로는 따끔거림이나 가려움, 화끈거림, 무감각, 심지어는 피부 밑에 벌레가 기어 다니는 듯한 느낌을 받을 수도 있다. 내 말이 정말 와닿지 않는가. 사탕발림을 할 생각은 없다. 지금도 힘들겠지만 더 힘들어질 수 있다. 처음엔 1초, 그다음엔 1분, 1시간, 1일씩 해 나가자. 당신은 할 수 있다. 포기하지 마라.

혼자서 해독을 하겠다는 사람의 마음도 잘 안다. 말로만 그러는 게 아니다. 나 역시 AA의 도움을 받아 혼자 했다. 나는 아침엔 술을 마시지 않았기 때문에 술을 끊을 때 생명을 위협받을 정도의 금단증상은 없었다. 그러나 외부의 도움 없이 술이나 약물을 갑자기 끊는 경우 발작이 일어나거나 사망에 이를 수도 있기 때문에 안전에 주의해야 한다. 내가 했던 자가 해독을 돌이켜 생각하면 온몸이 오싹해진다. 한밤중이든 아침이든 떨림을 멈추기 위해 규칙적으로 술을 마셔야 하는 사람이라면 해독을 할 때 전문가의 도움을 받아야 한다.

중독 전문 의사가 불안증이나 발작을 예방하는 약을 처방해줄 것이다. 클로르디아제폭시드, 디아제팜, 로라제팜 같은 약이 여기에 속한다. 재발 방지를 위해 가바펜틴을 추가할 수도 있고 날트렉손도 고려할 수 있다. 간에 문제가 있는 사람은 날트렉손을 복용해서는 안 된다. 환자에 따라 아캄프로세이트(캄프랄)를 처방하기도 하는데 이 약물은 알코올중독자 뇌의 화학 경로를 안정화시킴으로써 술을 멀리하는 데 도움을 준다고 알려져 있다. 아캄프로세이트는 신장에 문제가 있는 사람은 복용하면 안 되고 적어도 한 달 이상 금주한 이후에 투약해야 한다.

날트렉손

의사들이 권하는 또 다른 처방약이 날트렉손이다. 날트렉손은 알코올 중독을 치료하는 약은 아니지만 술을 마시고 싶은 욕구를 줄이고 음주량을 줄이는 데 도움이 된다. 날트렉손은 아편제 수용체와 결합해 기분을 좋게 만드는 신경전달물질인 도파민을 차단한다. 즉 술이 가져다주는 쾌락 효과를 없애주고 다른 약물을 사용할 때 느끼는 즐거움도 감소시킨다. 날트렉손은 일주일 이상 금주한 다음에 투약을 시작해야 한다.

날트렉손은 하루 1~2회 복용하는 단기 작용 알약, 한 달에 한 번 맞는 주사약, 임플란트 제재(피부 밑에 이식하는 것으로 1~2개월간 효과가 지속된다)의 세 가지 형태로 나와 있다.

*주의: 매일 오피오이드 약물을 하면서 술을 마시는 사람은
심한 금단증상에 빠질 수 있으므로 날트렉손을 투약하면 안 된다.
임신 중이거나 간 손상이 있는 경우에도 날트렉손을 쓸 수 없다.*

일부 알코올중독자들은 날트렉손 주사 한 대만으로도 자살에 이를 만큼 심각한 우울증을 일으킬 수 있다. 날트렉손을 고려한다면 주사약이나 임플란트를 시술하기 전에 1~2주 정도 경구약으로 복용해 기분이나 건강상 문제를 일으키지 않는지 먼저 확인해보는 것이 안전하다. 약을 안전하게 복용하는 방법에는 두 가지 선택지가 있다. 기간을 좀 더 연장해 (대개 몇 달 정도) 매일 복용하거나 필요할 때마다 간헐적으로 복용한다.

싱클레어 요법

싱클레어 요법이란 데이비드 싱클레어David Sinclair 박사의 연구에 기초를 둔 것으로, 술 마시러 갈 때나 필요할 때마다 아편제 수용체를 차단하는 날트렉손이나 다른 약물을 쓰는 방법을 말한다. 그 아이디어는 간단하고 훌륭하다. 술을 마실 일이 있으면 의사의 감독 하에 날트렉손 같은 오피오이드 길항제를 복용한다. 퇴근 후에 체육관에 갈 생각이고 음주 계획이 없다면 그날은 약을 먹을 필요가 없다. 오피오이드 길항제는 과음을 막아준다. 어느 정도는 취할 수 있고, 숙취도 여전히 있을 수 있다.

술을 마시고 싶은 생각이 들거나 술 마셨다고 후회를 할 것 같다면 길항제를 먹을 동기가 충분하다. 이런 방식으로 뇌의 보상 경로를 재설정한다. 그러면 점진적으로 술을 쾌락이나 긴장 완화의 느낌과 분리시키게 된다. 배우 클라우디아 크리스천이 효과를 보았다며 이 방법을 적극적으로 홍보하고 있다. 그러나 내가 만난 알코올중독 회복 환자들 중에는 싱클레어 요법에 실패했다는 사람도 여럿 있었다. 모든 사람에게 다 맞는 것은 아니다. 자세한 정보는 해당 웹사이트www.cthreefoundation.org에서 볼 수 있다.

논란의 여지가 있는 치료법: 날트렉손 주사제 *

위험할 정도로 마시면서도 술을 끊지 못하는, 온갖 것을 다 시도해본 알코올 중독자에게 적용할 수 있는 새로운 치료법 중 하나가 날트렉손 주사제(비비트롤)이다. 한 달에 한 번 맞는 주사로, 뇌 속의 아편제 수용체를 차단하고 알코올의 효과를 근원적으로 제거한다. 날트렉손을 투여하는 기간에도 술을 마실 순 있지만 앞에서 언급한 것처럼 느낄 수 있는 건 행복감이 아니라 숙취뿐이다.

중독 전문가인 의학박사 마빈 세팔라는 날트렉손 주사제 사용으로 큰 성공을 거두었다고 발표했다. 그의 환자 중 대학 중퇴 위기에 처한 20세 알코올중독자가 매월 주사를 맞기 시작했는데 그 여학생에게는 기적의 치료법이었다. 덕분에 그녀는 학교를 졸업하고 자신의 삶을 제 궤도로 되돌려놓았다.

이 주사가 여러 명의 환자에게 효과가 있는 것을 보긴 했지만 나는 이 주사를 좋아하지는 않는다. 5년 전쯤 내 아들 노아는 지나치게 술을 많이 마셨고 결근을 하거나 음주 운전을 하고 늘 지독한 숙취 때문에 고통받았다. 마이야와 나는 겁에 질렸다. 엄청난 재앙이 언제라도 곧 닥칠 것만 같았다. 노아는 비비트롤을 맞은 지 몇 시간 만에 내가 본 것 중에서 최악의 우울증에 빠져들었고 자살을 시도할 가능성도 보였다. 노아는 집으로 들어와 우리와 함께 살기 시작했다. 노아는 일을 할 수 없었고 몇 달 동안 24시간 자살 감시를 받았다. 그러던 중에 노아가 내게 말했다. "엄마든 다른 애들이든 제가 목숨을 끊는 걸 막을 수는 없을 거예요." 그러고는 자살 계획을 자세히 들려주었다. 노아의 분투에 대해서는 그의 유튜브채널(bignoknow)에서 좀 더 볼 수 있다. 아들은 거의 목숨을 잃을 뻔했다. 우리는 노아를 응급실로 데려갔고, 보호 차원에서 일주일 입원을 시켰다. 이 같은 조치와 우리 가족의 끝없는 지지가 노아의 생명을 구했다는 데에는 의심의 여지가 없다. 자살 충동을 느끼거나 목숨을 끊을 계획을 세웠다면 부디, 부디 누군가에게 이야기 하거나 응급실을 찾

---

* 한국에서는 미발매품이다.

아가길 바란다. 아무도 당신이 얼마나 절박하게 느끼는지 모른다. 도움을 받아야 한다.

비비트롤 설명서나 다른 정보를 찾아보면 우울증이나 자살 가능성이 최대 5퍼센트라고 나와 있다.[35] 자살 가능성이 20분의 1이면 나로서는 환자에게 그 약을 쓰는 게 좋을지 확신하기 어렵다. 그 5퍼센트 중 우울증과 자살 비중이 어떤지도 알지 못한다. 그런 세부적인 설명은 없으니까.
날트렉손은 어떤 것에서든 즐거움을 느낄 수 있는 능력을 차단한다. 그러니 이 약을 투여하면 자살 위험이 높아지는 것도 놀라운 일이 아니다. 이 약으로 일부 환자에게서 성공적인 효과를 보았다는 의사들도 있지만 나는 날트렉손 약제는 쓰지 않기로 했다.

술, 접근의 싹을 잘라낸다

여전히 술이 주위에 널려 있다면 술과의 사랑을 끝낼 수 없다. 술의 마지막 흔적까지 모두 없애야 한다! 우리 같은 사람들은 계속해서 술집을 드나들거나 마트의 주류 판매대를 지나다니다 보면 결국 술에 대한 갈망에 빠져들게 된다. 술 광고가 나오는 TV는 아예 쳐다보지도 않아야 한다. 지금도 나는 그런 광고가 나오면 고개를 돌린다. 술을 마시고 싶은 욕구가 있기 때문이 아니라 나의 뇌에 들어가는 것들을 걸러내고 싶기 때문이다. 누구나 이렇게 해야 한다. 다른 중독으로 고통받는 경우도 마찬가지다. 문제의 그 음식이나 약물이 집에 있으면 안 된다. 그러한 유혹 물질이나 행동에 가까이 다가가거나 멀어지는 것을 '마음대로' 할 수 있어야 한다는 건 물론 당연한 말이다. 아마도 어떤 사람들은 그렇게 할 수 있을 것이다. 그러나 우리 같은 사람은 경계와 외부적인 제약을 두어야 한다. 그래야 가장 건강하고 안전한 선택을 할 수 있다.

닥터 폴의 처방: 알코올 남용에 대한 통합적인 해결책

통합 치유 whole healing는 우리의 몸과 마음, 영혼을 모두 대상으로 한다. '몸에 대해서'는 간이나 골수, 신장, 내분비계에 손상이 없는지 혈액검사를 실시한다. '마음에 대해서'는 전두엽 경로를 강화하는 방법을 써서 남용이나 숙취, 금단증상, 후회의 악순환에 빠지지 않게 한다. 몸을 치유하는 데 도움이 되는 것은 무엇이든 마음에도 도움이 된다. 그 반대도 마찬가지이다. 상담, 심리치료, 12단계 프로그램은 웰니스 프로그램의 일부가 될 수 있다. 어떤 알코올중독자들은 뇌를 두드리는 감정자유기법 Emotional Freedom Technique을 배운 것이 스트레스를 완화하는 데 도움이 되었다고 말한다.[36]

'영혼에 대해서'란 신앙을 말하는 것이 아니다. 물론 신앙이 도움이 되는 사람도 있을 것이다. 내가 말하는 건 자신의 정신적인 면과 접촉하는 일이다. 자기보다 더 큰 존재와 이어지고, 선한 일이나 친절한 행위를 하는 의미를 발견해내고, 조용히 앉아 거대한 생각에 잠기는 방법을 배우고, 자신의 고통이 더 넓은 인간 경험의 한 부분이며 어려운 질문에 답을 구하는 내면의 작업이 가치가 있다는 것을 이해하는 것을 의미한다.

제대로 된 식사를 하기 시작하면 놀라울 정도의 치유가 일어난다. 달리 말해, 위안을 준다고 하지만 실제로는 질병을 일으키는 음식(패스트푸드, 폴리디메틸실록산 같은 화학 성분과 플라스틱이 가득 찬 고도로 가공 처리

알코올 사용 장애에 대한 검사

의사에게 요청해 다음과 같은 기본 혈액검사를 해볼 것을 권한다.

1. 비타민 B12와 엽산 검사. 알코올중독자들은 필수영양소가 낮게 나타날 수 있다.

2. 완전 혈구 측정(Complete Blood Count, CBC). 이 검사로 출혈이나 감염, 혈소판 수치가 낮아서 생기는 빈혈이 있는지 알아본다. 알코올중독자는 영양 결핍 또는 식도나 위장관에서의 과도한 출혈로 인해 빈혈이 생길 수 있다.

3. 포괄적 대사 검사(Comprehensive Metabolic Panel, CMP). 이 검사는 전 해질, 간, 신장 기능을 측정한다. 간 기능 검사(LFT와 특정 간 기능 검사인 GGT, AST/ALT, CDT 등이 포함됨)가 여기에 들어간다.

4. 테스토스테론 검사. 과도한 알코올이나 약물 사용은 뇌하수체를 억제해 특히 테스토스테론을 낮춘다(갑상선 기능도 낮아진다).

5. 갑상선 기능 검사(Thyroid Function Test, TFT). TSH, free T4, free T3 검사가 가장 일반적이며 대개 함께 검사한다. 항상 정확한 결과가 나오는 건 아니지만 의사는 그 결과를 보고 갑상선 기능이 저하되었는지(갑상선기능저하증) 또는 갑상선 기능이 과도한지(갑상선기능항진증) 알 수 있다.

6. 소변 약물 검사(Urine Drug Screen, UDS). 의사들은 이 검사를 통해 환자가 어떤 약물을 투약했는지 알아낸다. 환자들이 정직하게 답할 수 있게 하고, 사용 약물을 모두 식별하는 데에 도움이 된다.

된 치즈처럼 생긴 물질,[37] 하늘색 슬러시 음료, 다이어트 ○○, 우리 집 찬장에도 붙박이로 들어 있는 마카로니와 치즈 등 캔이나 박스 포장된 음식 비슷한 것들)을 끊는 것을 의미한다. 내가 계속 강조하듯이, 스스로를 치유하려면 무농약 채소와 과일, 고단백 식품(견과류, 씨앗, 놓아기른 닭에서 얻은 달걀과 건강한 육류 등)을 많이 먹어야 한다.

채소를 충분히 섭취하기 힘들다면 갓 짠 야채즙과 과일주스를 마신다. 또는 스무디에 신선한 채소(케일, 시금치, 파슬리 등)를 한 움큼 추가하거나 냉동 유기농 야채를 잘게 다져서(식사 때마다 넣어 먹을 수 있게) 냉장고에 넣어둔다. 건강한 비알코올 식습관으로 전환하면 각자 내면의 히피를 불러내 편평한 가죽 샌들을 신고 가까운 식품점이나 건강식품 가게로 걸어가게 될 것이다. 그러다 곧 면도도 하지 않고 샴푸도 사용하지 않게 될 것이다! (농담이다.)

이런 음식을 먹는다:

티아민이 풍부한 음식: 대부분의 알코올중독자는 비타민 B1 수치가 낮다. 쇠고기, 견과류, 곡류의 배아, 귀리, 오렌지, 달걀을 먹는다.

비타민 B12가 풍부한 음식: 소간, 조개, 캐비아, 굴, 토끼, 카망베르치즈, 에멘탈치즈, 고다치즈를 비롯해 슈퍼푸드로 알려져 있는 클로렐라 및 스피룰리나 같은 남조류 등도 훌륭한 공급원이다. 클로렐라를 구입할 때는 성분표를 잘 확인한다. 연구에 따르면 비타민 B12의 함량이 클로렐라에 따라 크게 다를 수 있다고 한다.[38]

엽산이 많은 음식: 케일, 콜라드그린, 근대, 아스파라거스, 브로콜리, 방울양배추 같은 짙은 녹색 채소와 렌틸콩, 병아리콩 등 콩류가 포함된다.

항산화물질이 풍부한 음식: 항산화물질은 우리 몸의 세포와 조직에

빨리 타이레놀을 던져버려라, 쓰레기통에!

아세트아미노펜은 타이레놀의 주요 성분으로 기침약, 진통제, 수면 보조제, 감기와 독감 치료제를 포함해 600여 곳 이상의 처방약 또는 비처방약에 들어 있다.[39] 또한 일반적으로 처방약의 경우는 오피오이드와 함께 사용된다. 아세트아미노펜은 어디에나 있고 의사들은 늘 이 약을 권한다. 그러나 그러면 안 된다!

아세트아미노펜은 누구에게나 위험한데 특히 알코올중독자에겐 더욱 그렇다. 아세트아미노펜 과다 복용은 미국에서 간 기능 장애의 주요 원인 중 하나이다.[40] 또한 만성적인 뇌 기능 장애 및 면역 기능 장애와도 일부 관련이 있다.[41] 과학자들은 그 이유를 알고 있다. 아세트아미노펜은 체내에서 독소를 제거하는 데 필수적인 글루타티온을 소진시키기 때문이다. 그러므로 집에 타이레놀이 있다면 쓰레기통에 던져버리길. 진통제가 필요한 경우라면 울금(강황) 2,500mg(약 1작은술)을 물이나 플레인 요구르트에 타서 먹으면 된다. 그 밖에 통증을 다스리는 자세한 설명은 4장을 보라.

서 산화로 인한 손상을 지연시키거나 느리게 하고 심지어 복구시키기도 하는 화합물이다. 항산화물질은 음식 친구로는 최고다. 내가 좋아하는 항산화물질이 풍부한 음식에는 구기자, 블루베리, 엘더베리, 피칸, 아티초크, 강낭콩, 블랙베리, 고수, 파슬리, 바질, 생강, 마늘, 양파 등이 있다.

뇌 손상 복구: 일단 더 이상 독소에 노출되지 않으면 우리 몸이 근원적인 치유 작업을 한다. 술을 완전히 끊고 채 일주일이 지나기 전에 나는 이미 좋아진 것 같은 느낌이 들었다. 술을 끊은 지 한 달쯤 되자 집중을

더 잘할 수 있었고 불안이 줄어들었다. 5년이 지나자 과거 어느 때보다도 활기가 넘쳤고 창의적이 되었다. 15년이 지난 지금은 승리했다는 기분이 든다.

우리 뇌는 치유할 시간이 필요하다. 치유를 돕기 위해 매일 비타민 D3 5,000IU, 고품질 비타민 B 복합체 또는 티아민, 메틸폴레이트, 메틸코발라민(비타민 B12 중)을 함유한 우수한(바람직하게는 유기농 자연식품에서 유래한) 종합비타민제를 복용한다. 글루타티온 보충은 뇌와 면역체계, 해독 경로에 도움이 된다. 리포솜 글루타티온이나 N-아세틸시스테인NAC을 섭취하면 몸속에서 글루타티온으로 변환된다.

간 손상 복구: 술을 끊으면 우리 몸, 특히 간이 계속적으로 알코올 독성에 노출되는 일도 멈춘다. 이는 간이 스스로 복구 과정을 시작할 수 있게 해준다. 매일 밀크시슬•을 복용함으로써 간 건강을 최적화한다. 밀크시슬은 NAC와 글루타티온을 비롯해 항산화물질과 항염증 성분을 함유한 효과적인 해독 허브이다. 아세트아미노펜(타이레놀의 주요 성분)은 어떤 형태로 존재하든 반드시 피해야 한다. 간 독성이 강한 약물이기 때문이다. 집에 있는 것은 다 쓰레기통에 던져버려라. 커피를 마시는 것도 자몽이나 블루베리, 크랜베리 등 항산화물질이 많이 함유된 식품을 먹는 것처럼[42] 간 건강에 도움이 되는 것으로 나타났다.[43] 포도, 사탕무(비트), 백년초, 뚱딴지(돼지감자) 등도 도움이 된다.

내장 손상 복구: 창자를 감싸고 있는 세포는 빠르게 분열하므로 과도

• 서양엉겅퀴, 흰무늬엉겅퀴라고도 부른다.

한 음주를 중단하고 양질의 유기농 자연식품을 섭취하기 시작하면 비교적 신속하게 치유된다. 내장 치유를 위해서는 활생균이 들어 있는 발효식품(김치, 자우어크라우트, 피클, 플레인 케피르,• 플레인 요구르트 등이 모두 좋은 선택이다)을 매 끼니 먹는다. 액체 또는 캡슐 형태로 된 고품질의 프로바이오틱스도 고려해보라. 영화제작자인 토니 하먼과 알렉스 웨이크포드는 5년 넘게 장내미생물군을 탐구해왔으며(이들은 세계적으로 중요한 전문가 12명을 인터뷰해 '마이크로버스Microbirth'라는 다큐멘터리를 만들었다) 프로바이오틱 보리차를 매일 마신다고 한다. 캡슐에 든 것은 열어서 요구르트나 스무디에 넣으면 생체 활용 가능성이 높아진다. 설탕이 들어간 단 음식은 이스트나 유해균 같은 우리 몸에 해로운 생물체가 번성하는 토대가 되므로 먹지 않는다.

하루에 한 번 알로에베라 주스를 2~4큰술 마시면 소화관에 놀라운 영향을 끼칠 수 있다. 아미노산 중 L-글루타민도 내장기관 회복에 도움이 된다. 하루 최대 3,000mg을 복용한다.

많은 사람이 변비나 설사 때문에 힘들어하는데, 건강한 식단으로 치료할 수 있다. 섬유질이 많은 음식을 먹어야 한다는 건 이미 잘 알려져 있다. 곡물보다는 섬유질이 많은 채소와 과일을 선택하는 것이 좋다. 특히 생채소를 많이 먹는다. 호박과 모든 콩 종류는 뛰어난 식이섬유의 원천이다. 또 다른 건강 정보 한 가지. 유기농 식재료를 샀다면(그러기를 바란다) 껍질까지 다 먹는다. 감자, 애호박, 당근 껍질은 물론이고 키위나 망고 껍질도 모두 먹을 수 있을뿐더러 영양도 풍부하다. 물을 많이 마시는

• 티베트 승려들이 만들어 먹던 발효유. 버섯 모양의 종균으로 만든다고 해서 '티베트버섯 요구르트'라고 부르기도 한다.

것도 변비를 완화하는 데 도움이 된다. 활성탄 여과 방식이나 역삼투압으로 정수한 물을 추천한다.

HALT*를 피한다: 스트레스를 줄이는 것이 최우선 과제이다. 중독의 세계에서 우리는 회복 중인 알코올중독자나 약물중독자들에게 다음과 같은 상황을 피하도록 가르친다.

배고픔 Hungry
노여움 Angry
외로움 Lonely
피곤함 Tired

이러한 스트레스 요인 중 여러 가지를 동시에 겪으면 긴장완화에 대한 욕구도 더욱 증가한다. 우리 뇌는 과거의 경험에 근거해 이 정도면 술을 마실 만하다는 생각을 하도록 유인한다. 그러나 절대 그렇지 않다.

배고픔: 배가 고프다면 342쪽에 나와 있는 건강한 간식 목록 중에서 하나를 골라 먹는다. 혈당이 내려갔다는 신호를 인지하는 법을 배워야 한다. 허기도 관리할 수 있다. 외출할 때는 언제나 주머니에 건강한 간식을 챙겨서 나간다. 짜증이 나기 시작하면 무언가 먹는다.

노여움: 화가 났다면 잠시 멈추고 호흡을 하면서 우리 뇌에 새로운 연결 회로를 알려준다. (호흡을 센다. 숨을 들이마실 때마다 '나는 평온을 들이마신다' 숨을 내쉴 때마다 '나는 화를 내보낸다' 하고 마음속으로 말한다. 바보

• 영어 단어 halt에는 '멈추다, 중단시키다' 또는 '주저하다'의 뜻이 있다.

같은 소리처럼 들릴지도 모르지만, 어쨌든 이렇게 해보라.) 후원자나 치료사 (또는 둘 다)와 함께 자신의 분노를 표현해본다. 그럼으로써 화를 풀 수 있다. 필요하다면 언제든지 베개에다 대고 소리를 질러도 된다. 운동은 분노를 표출하는 또 다른 긍정적인 출구다. 무거운 펀치백을 매달아놓고 화가 날 때마다 마구 두들겨 팬다. 단체 피트니스 수업에 들어가 근력 운동이나 스피닝으로 분노를 태워버린다. 중독에서 회복하는 동안 운동은 스트레스와 분노를 다스리는 중요한 수단이 될 수 있다. 운동 모임에서 새로운 친구를 사귈 수 있다면 금상첨화다.

외로움: 외로움을 느낄 때 명심해야 하는 건 당신은 혼자가 아니라는 사실이다. 사람은 누구나 외로움을 느낀다. 어려운 일이고 어색하게 느껴지겠지만 또한 그러고 싶지 않을지도 모르지만, 다른 긍정적인 사람이나 나와 같은 처지에 있는, 술을 끊으려는 사람과 연결되는 게 중요하다. **자신과 같은 금주 부류를 찾아보자.** 사자가 영양을 사냥할 때 무리의 한가운데에 있는 영양이 잡혀가는 법은 없다. 무리 가장자리에서 주의를 기울이지 않고 있다가 사자에게 물려간다. 병약한 개체여서 뒤떨어졌을지도 모른다. 무리 한가운데의 안전한 곳에서 정서적으로 건강한 비중독 친구와 가족에게 둘러싸여 보호를 받는 게 필요하다.

피곤함: 피곤할 때에는 술을 마실 게 아니라 잠을 자야 한다. 휴식이 피로회복제다. 알코올은 아니다. 충분한 수면을 취할 수 있게 통제할 수 있는 사람은 자신이다. 잠을 최우선으로 해야 한다. 잠을 잘 잘 수 있는 방법은 181~183쪽과 344~350쪽에서 찾아볼 수 있다.

스스로를 돕기 위해 다른 사람을 돕는다: 나의 후원자인 엘리엇 삼촌에게 내가 그의 가르침에 대해 얼마나 감사하는지 말할 때마다 엘리엇 삼촌은 항상 이렇게 대답한다. "내가 너한테 도움이 되게 해줘서 고마워." 중독자로 지낼 때에는 누군가가 도와달라고 하면 귀찮다는 생각이 들거나 화가 날 수도 있다. 다른 사람들을 위해 봉사한다는 생각만으로도 압박감을 느끼기 쉽다. 그들의 약점은 나의 연민을 자극하기보다 오히려 분노와 혐오감을 불러일으킨다.

다른 사람의 경우는 잘 모르겠지만 술을 마시던 시절의 나는 엘리엇 삼촌과 정반대였다. 술을 못 마시게 하거나 나의 당연한 휴식 시간을 방해하는 사람에게 쉽게 짜증이 났다. 알코올의 멍에에서 벗어난 지금은 알코올이나 약물 중독을 비롯해 무언가로 고통받는 다른 동료를 도울 수 있다는 데에 감사하는 마음이다. 타인에게 자유롭게 베풀 때 목적의식과 기쁨이 뒤따른다.

이제 막 금주 모임에 참여했고 다른 사람들의 재활을 돕기에는 자신이 아직 너무 엉망이라는 생각이 든다면 작은 일부터 시작한다. 모임 준비를 하거나 커피를 내리거나 청소를 도울 수도 있다. 집 앞 쓰레기를 치우거나 아픈 친구를 집까지 데려다 줄 수도 있다. 너무 작은 친절이란 것은 없다. 핵심은 다른 사람을 위해 할 수 있는 작은 일들을 매일 찾아하는 것이다.

영혼을 치유하라: 금주 모임이나 교회의 친교 모임, 불교의 참선 혹은 세속적 인본주의• 같은 데서 영혼을 치유할 수도 있다. 요가 수련을 하거나 철학 책을 읽고 명상을 배우는 것 등도 영적인 자아와 교감할 수 있는 방법이다. AA 프로그램은 능력 있고 현명한 후원자와 함께 단계를 밟

• 　세속적 인본주의(Secular Humanism)에서는 인류가 종교나 신 없이도 윤리적이거나 도덕적이 될 수 있다고 가정한다. 종교의 경전 대신 '인간적 열망'이나 '과학적 발견'을 중시하며 인간 스스로 좋은 삶을 이루어낼 수 있다고 주장한다.

아가면서 영적인 치유를 같이 하는 프로그램이다. 3부에서 AA 프로그램과 영적인 작업들에 대해 좀 더 이야기하겠다.

나는 현재 15년째 금주 중이다. 나의 금주는 알코올뿐 아니라 정신에 영향을 주는 약물은 아무것도 내 속에 넣지 않겠다는 것이다. 그 뒤로 내 삶은 더 좋아졌다. '디즈니 영화의 해피엔딩'은 아니지만 더욱 현실적이고 더욱 정직하며 더욱 의미 있어졌다. 삶은 여전히 엉망진창이고 불편하며 힘들고 때때로 아니 자주 슬픔과 절망으로 가득 찬다. 내 유튜브채널을 구독하는 50만 명이 넘는 사람들은 내가 소아과 진료실에서 경쾌하게 걷고 밝게 미소 지으며 환자 가족들을 보살피는 모습을 본다. 나는 똑바로 서서 자신감을 드러낸다. 오해 없길, 이 글을 쓰고 있는 내가 바로 그 사람이다. 그러나 동시에 나는 참을성도 없고 하루 종일 식사를 거를 정도로 너무 바쁘거나 때로는 아무런 이유가 없어도 사랑하는 사람들에게 잔소리를 퍼붓는다. 나는 금방 방어적이 되며(잠시 마음을 식히고 난 뒤에는 사과하지만) 두서가 없고 누군가가 나의 전적인 관심을 필요로 할 때조차 산만할 때가 많다.

내 아내에게 물어보면 내가 아주 고집이 센 사람이라고 이야기할 것이다. 나는 내가 내비게이션보다 낫다고 생각한다(그래 놓고는 매번 엉뚱한 길로 가곤 하지만). 나는 또 바보같이 우리 집 커피 잔을 가져갔다며 아이들을 나무란다(사실 커피 잔을 엉뚱한 곳에 둔 건 나였다. 하긴 왜 애들이 우리 집 커피 잔을 훔쳐가겠는가?). 그리고 물론 나는 아내와 함께 시청하는 다큐멘터리보다 훨씬 많이 아는 사람이다. 저 제작자들이 몇 년간 연구를 했다 치자, 그래서 뭐? 저 사람들이 틀렸다니까! 난 얼마든지 계속할 수 있다.

우리가 솔직하게 자신을 보고자 한다면, 인정하긴 괴롭겠지만 자신의 결점에 대해 길고 긴 목록을 작성할 수 있다. 내가 말하려는 요점은 사람은 누구나 다 마찬가지라는 거다. 관 속에 들어가 그 위에 흙이 덮일 때까지 노력하는 수밖에 없다. 하지만 그 누구도 완벽해질 수 없고 실수를 피할 수도 없다. 알코올중독자가 되고 술을 끊으려 노력하는 것이 다른 사람들보다 더 나쁜 사람 또는 더 좋은 사람이 된다는 뜻은 아니다. 그저 내 모습일 뿐이다.

나는 개인적으로나 직업적으로 무척 힘든 도전들을 극복해야만 했다. 차이점은 현재의 나는 개인적인 단점과 앞서 말한 일과 삶의 어려움을 술에 취하지 않은 냉철한 머리로 직면하고 있다는 것이다. 나는 나의 실수를 인정하고 용서를 구할 것이며 다시 시도할 것이다. 나는 스스로에게 웃어줄 수도 있다.

일단 분명히 해두어야겠다. 마이야는 아들들을 불러서 우리 커피 잔을 가져갔는지 물었다. 노아는 짜증을 냈다. "뭐라고요? 저는 서른 살이고 결혼도 했어요, 엄마. 저랑 제시도 집이 있고 커피 잔도 있어요." 다른 아이들도 모두 아니라고 말했고 몇몇은 몹시 화를 냈다. 그 후 나는 아이들이 훔쳐갔다고 생각한 커피 잔을 발견했다.

"걔네들이 다시 갖다놓은 거야." 나는 함박웃음을 띠고 마이야에게 이렇게 농담을 했다.

아내는 나를 혼낼 수도 있었지만 그러지 않았다. 나로서는 아내가 그렇게 했어도 할 말이 없었겠지만. 우리는 그저 웃었다. 술에 취하고 안 취하고의 차이가 자신의 성격적 결함을 파악할 수 있다거나 자기 문제가 없어진다는 것을 의미하지는 않는다. 그보다는 기꺼이 불편을 감수하고 실수를 저지르기도 하며 잘못을 인정하고 용서를 구하며 다시 시도

할 거라는 사실을 의미한다. 나는 술 없이 맞이하는 최악의 순간을 술과 함께하는 최고의 순간과 바꾸지 않을 것이다.

중독 치유는 지속되어야 하는 과정이다. 우리의 여정은 결코 고정되어 있지 않다. 우리는 늘 움직인다. 중독 스펙트럼의 경증 끝으로 다가가는 변화를 만들 수도 있고, 이 세상에 조심할 일은 아무것도 없다는 듯이 휘파람을 불며 중증 끝으로 천천히 걸어갈 수도 있다.

중독 스펙트럼의 경증 끝으로 돌아가서 그곳에 뿌리를 내리는 데 도움이 되는 일은, 오늘은 마시지 않겠다고 다짐하는 것이다. "일단 오늘은 마시지 않을 거야." 아침에 일어났을 때 스스로에게 말하고 점심때 다시 되뇐다. 어스름이 내리면 술에 대한 생각이 더 간절해지고 외로움이 찾아오면서 맥주 캔을 따거나 포도주병 목을 두르고 있는 알루미늄 포일을 벗겨내는 만족스러운 의식이 그리워진다. 그러면 다시 자신에게 말한다. "일단 오늘은 마시지 않을 거야." 내일은 걱정할 필요 없다. 당연히 남은 평생에 대해 걱정해야 할 이유도 없다!

의지를 갖고 삶을 시작하자. 우리 운명의 주인은 우리 자신이다. 더 이상 어린 시절의 어려움이나 과거의 실패, 자기혐오에 지배받지 않아도 된다. 내가 가려는 곳으로 나를 데려다주지 못하는 생각에는 더 이상 귀 기울이지 않아도 된다.

7장

대마초의 수수께끼:
마약의 입구일까, 신비의 풀일까?

호프는 자신의 수면장애가 스트레스와 관련있다고 확신했다. 그녀는 46세의 나이로 하루 종일 직장에서 일하며 중증 자폐가 있는 딸을 키우고 있는 데다 그녀 자신 또한 이런저런 건강 문제에 시달렸다. 심지어 딸이 잘 자게 된 뒤에도 호프는 여전히 불면증에 시달렸다. 잠드는 데 몇 시간씩 걸렸고 두 시간 이상 자지 못한 날도 종종 있었다. 호프는 한밤중에 잠에서 깼다. "마치 누군가 내 몸속에 진동하는 휴대전화를 집어넣은 것 같아요." 하고 그녀가 설명했다.

호프는 병원에서 처방받은 앰비엔 같은 치료약은 물론 통합적 자연요법인 쥐오줌풀 뿌리, 명상, 심지어 최면 등 온갖 좋다는 수면 치료법은 다 시도해보았다. 아무것도 효과가 없었다. 수면 부족에다 불안도 심해지자(10여 년간 해온 일을 그만두고 새 일을 찾아야 했던 데에도 일부 이유가 있었지만 주된 원인은 피로였다) 호프는 스스로가 걸어다니는 좀비처럼 느껴졌다.

그 무렵 SNS 친구 몇 명이 대마초를 해보라고 권했다. 호프가 살던 주에서는 대마초가 불법이었지만 그녀는 뭐든 할 생각이었다. 호프는 인터넷을 통해 대마초 2g을 구했다. 호프는 쫀득한 사탕처럼 생긴 그것에 같은 양의 코코넛 기름을 부어 가열해 용액으로 만들었다. 그것을 혀 밑에 한 방울 떨어뜨렸고, 20분 뒤 깊이 잠들었다. 호프는 아기처럼 잤다고 말했다. "요 몇 년 사이 처음으로 단잠을 잤어요. 다음 날 일어났을 때 천국에 있는 것 같았죠. 이제는 잠을 잘 수 있을 것 같았어요." 이제 쉰 살이 된 호프는 요즈음도 매일 밤 대마초 용액 한두 방울을 혀 밑에 떨군다. 그녀에게는 대마초가 생명줄이었다.

대마초의 화학 성분을 통칭해서 칸나비노이드라고 하는데 칸나비노이드 및 그 유도체는 우리 몸속 신경계와 면역계에서 자연적으로 만들어지는 엔도칸나비노이드와 유사하다. 대마초의 영어 공식 명칭은 칸나비스이지만 마리화나라는 별명도 많이 쓰인다. 이 책에서도 대마, 대마초, 마리화나를 같은 의미로 사용한다. 우리가 선천적으로 가진 엔도칸나비노이드 시스템은 우리 몸의 건강을 확립하고 유지하는 데 중요한 역할을 하며 따라서 이 시스템에 대한 연구도 끊이지 않는다.[1] 엔도칸나비노이드 시스템은 우리가 먹고 자고 쉬는 기본 활동을 돕는다.[2] 우리가 대마를 체내에 흡수하면 대마 속의 칸나비노이드가 온몸의 칸나비노이드 수용체에 달라붙는다. 대마에는 각기 다른 수용체에 작용하는 60가지가 넘는 칸나비노이드가 들어 있다.[3] 이 식물을 약으로 쓰면 광범위한 건강상 이점도 있다.

대마초 개론

〰〰〰〰〰〰〰〰

지난 10년 동안 페어스타트에서 내가 치료한 500명 이상의 환자들 중 90퍼센트 이상이 마리화나를 피우면서 헤로인이나 다른 강력한 마약으로 빠져들었다. 그러면 대마초가 마약으로 가는 입구인 걸까? 대마초를 즐긴다면 걱정해야만 하는 걸까? 10대나 20대 자녀가 대마초를 피운다면? 내 배우자가 대마초 없이는 정상적인 생활을 할 수 없다면? 의료용 마리화나가 내 건강 문제에도 도움이 될까? 혹시 내게 중독 성향이 있어서 결국 대마에 중독되고 마는 걸까? 수많은 질문이 있다.

먼저 이것이 결코 쉬운 주제가 아니라는 점을 미리 밝힌다. 대마초를 기적의 식물이라고 믿는 사람들이 많다. 또 어떤 사람들은 악마의 잎이라고 한다. 내 의견은 둘 사이 어디쯤엔가 미묘하게 걸쳐 있다. 사실을 말하자면, 대마초는 의료 목적으로 합법적으로 사용되고 많은 사람이 명백한 해를 입지 않고 기분전환용으로 사용한다. 그러나 대마초는 여전히 신체적, 심리적인 건강에 악영향을 끼칠 수 있다. 여기서는 대마초를 둘러싼 논쟁을 먼저 살펴본 다음에 대마 중독에 대한 영양학적, 의료적, 심리적 치유 방법에 대해 알아보자.

먼저 헷갈리기 쉬운 몇 가지 용어를 보자. 대마 또는 삼은 삼속의 식물로 학명은 '칸나비스 사티바 엘Cannabis sativa L.'인데 칸나비스는 삼, 사티바는 유용하다는 뜻을 가지고 있다. 마리화나 등 여러 가지 별명으로 불리는 대마초는 암그루의 꽃과 잎을 말려서 부순 것이다. 암그루 꽃의 끈적거리는 진은 최고 농도의 생리활성 물질인 THC(델타-9-테트라하이드로칸나비놀)를 함유하고 있는데, 이 물질이 몽롱하거나 취한 느낌을 일으킨다. 현재까지 알려진 많은 칸나비노이드 중 THC는 심리적인 영향이

합법인가 불법인가?

미국의 경우 연방정부 차원에서는 마리화나가 불법이다. 미국 정부는 마리화나를 스케줄 1 등급의 마약으로 간주한다. 마약단속국(DEA)에 따르면 '스케줄 1 등급에 속하는 약물은 중독 위험이 높고 심각한 심리적, 신체적 의존성을 야기할 가능성이 있다'고 한다. 이 글을 쓰는 현재 스케줄 1 등급에는 6가지 약물이 속해 있는데 헤로인, LSD(Lysergic Acid Diethylamide), 대마초(칸나비스), 엑스터시(3,4-메틸렌디옥시메스암페타민), 메타콸론, 메스칼린(페요테선인장 추출물-옮긴이)이다.[4] 마리화나가 헤로인이나 LSD와 같은 부류에 속하는 게 말이 안 된다고 생각할 수도 있는데, 나도 같은 의견이다. 연방정부 차원에서는 엄연히 불법이지만 29개 주와 워싱턴 D.C. 및 괌과 푸에르토리코에서는 통합의료 차원의 대마초 프로그램을 허용한다. 또한 18개 주에서는 중독성이나 향정신 작용이 없다고 알려진 CBD(칸나비디올)의 의료적 사용도 허용되고 있다. 이미 22개 주에서는 마리화나를 법적 처벌 대상에서 제외시켰으며 오리건주와 워싱턴 D.C.를 포함해 8개 주에서는 오락적 사용을 허용하는 법을 통과시켰다.[5]

있는 몇 가지 종류 중의 하나이다.[6]

THC가 사람을 취하게 만드는 이유는 무엇일까? 분자 구조 때문이다. 위에서 언급한 것처럼 THC는 우리 몸에 있는 칸나비노이드 수용체와 잘 결합할 수 있는 모양을 하고 있다. THC가 이 세포들 쪽에 달라붙으면 일련의 화학반응을 촉발시키는데 사람마다 이러한 화학반응에 다르게 반응한다. 이 화학반응은 또한 어떤 종류를 피우고 흡수하는지 또 얼마나 많은 THC가 포함되어 있는지에 따라서 달라진다. 어떤 대마초는 사람을 졸리게 하고 기분을 가라앉히지만, 반대로 지나칠 정도로 많은

마리화나의 종류

《대마초: 진화와 민속식물학》의 공저자인 식물분류학자 로버트 클라크(Robert Clarke)는 대마초는 두 개의 뚜렷한 유전자 풀(gene pool)이 있다고 했다. 그중 '인디카'는 원래 THC를 함유한 의료용 대마초로 유럽인 의사가 인도에서 처음 발견했으며 전 세계 마리화나 공급에 기여했다. '사티바'는 칸나비노이드 함량이 낮은 유전자 풀로 유럽의 헴프* 산업에 쓰인다. 인디카의 아종인 '아프가니카'는 1970년대 후반 아프가니스탄으로부터 서방에 소개되었다. 클라크에 따르면 오늘날의 대마초는 대부분 잎이 넓은 아프간 품종, 잎이 좁은 인도 품종과 그 친척 품종 간의 잡종이라고 한다.[7]

그러나 식물분류법에 따른 용어와 마리화나 소비자나 판매자가 사용하는 용어는 다르다. 예를 들어 Leafly.com 같은 소비자 사이트에 실린 인디카와 사티바의 용도에 대한 기사를 보면—인디카가 불안과 일반적인 스트레스에 효과가 있는 반면, 사티바는 대개 좀 더 자극적이며 사용자들에게 더 많은 에너지와 창의력을 준다—대부분 인디카와 사티바를 식물분류학적 관점에서 사용하는 게 아니다. 합법화 이후 대마를 재배하는 사람들이 이종교잡 실험을 계속해 시장에는 더욱 다양한 품종이 등장한다. 오히려 혼란스러운 용어의 조합 때문에 주의가 필요하다.

에너지를 주는 대마초도 있다. 대마초에 대한 반응은 사람에 따라 여러 모습으로 나타난다. 모든 게 감당할 수 없으리만큼 재미있게 느껴지기도 하고 배가 고파져서 먹을거리를 찾아 집을 뒤지기도 한다. 잠시도 가만히 있지 못하거나 인생 최고의 운동을 해내기도 하고 비정상적으로 성적 흥분을 느끼거나 평소와는 다른 평온함과 평화로움을 느끼기도 한다.

• 　헴프(Hemp): THC 함량이 낮은 대마로 화장품 등 산업용으로 사용한다.

한 친구는 이런 말을 했다. "대마초를 피웠더니 내가 스트레스가 전혀 없는 사람이 된 것 같았어. 심지어 아예 스트레스라는 걸 경험해본 적이 없는 것 같고 앞으로도 스트레스라는 건 없을 것 같았다니까. 이런 기분만 보장된다면 난 매일이라도 그 망할 것을 피울 거야." 하긴 어떤 사람들은 하루 종일 아무것도 하지 않고 그저 무기력하게 앉아서 행복해할 수도 있다.

대마초는 계속 인기가 올라가는 중이다. 요즈음은 컴퓨터나 TV를 켜면 대마초의 효능에 대한 기사를 피할 수 없다(최소한 대마초가 합법화되어 있는 주에서는). 이 말은 군소 웹사이트(Hightimes.com 등)에 올라와 있는 "올해 가장 맛있는 품종은?" 등과 같은 블로그 글을 가리키는 게아니다. 그보다는 유명 웹사이트에 "대마초로 어떻게 내 생애 최상의몸매를 갖게 되었나"(Greatist.com) 또는 "마리화나의 7가지 건강 효과 불가사의"(AOL.com) 같은 헤드라인을 말하는 것이다. 문화적 변동과함께 대마초에 대한 사람들의 인식도 달라져서 오락적, 의료적인 사용이모두 증가하는 것 같다. 마리화나를 해본 미국인의 수가 1969년 4퍼센트에서 2016년에는 43퍼센트로 증가했다.[8] 워싱턴주에서는 1998년에의료 목적 마리화나가 합법화되었고 2012년에는 오락 목적도 허용되었다.[9] 한 조사에서는 워싱턴주 10학년 학생들 중 17퍼센트가 지난 30일이내에 마리화나를 한 적이 있다고 응답했다. 그중 45퍼센트는 지난 한달 동안 적어도 6일 이상 마리화나를 했다고 답했다.[10] 상당히 높은 수치다.

그렇다면 대마초는 얼마나 중독성이 있는가? 열띤 논쟁을 불러일으키는 질문이다. 대마초는 중독성이 없어서 언제든지 그만둘 수 있다는 사람도 있지만 대마초를 하는 전체 인구 약 680만 명(매사추세츠주의 인구와 같다) 중 3분의 1가량이 대마초 사용을 스스로 통제하는 데 어려움을 겪고 있고 대마초를 하는 게 자신들의 삶에 부정적인 영향을 미친다고 느낀다. 컬럼비아대학의 공중보건 연구자들은 이 사실이 우려스러웠다. 일반인은 중독되는 일 없이 대마초를 즐길 수 있을 거라고 생각하지만 연구자들은 '대마초 사용은 장애를 초래할 명백한 위험이 존재할 뿐 아니라(사용자의 약 30퍼센트) 사용자가 증가할수록 이 같은 문제를 경험하는 사람도 증가할 것이 명백하다'고 말한다.[11]

대마초를 얼마나 일찍 시작했는지, 얼마나 자주 하는지에 따라 문제가 생길 가능성도 달라진다. 나는 최근에 미국중독의학협회 후원으로 텍사스 댈러스에서 열린 3일짜리 집중 검토 과정에 참가했었다. 캘리포니아대학교 샌디에이고 캠퍼스의 정신의학과 부교수인 칼라 마린필드Carla Marienfeld는 대마초를 하는 사람 중 중독되는 비율은 9퍼센트밖에 안 되지만 10대 초반에 시작하는 경우는 중독되는 비율이 17퍼센트였다고 지적했다.[12] 대마초를 매일 하는 사람은 중독될 확률이 25~50퍼센트이다.[13] 이 말은 대마초를 끊었을 때 금단증상을 겪게 된다는 의미다.

우리 눈에 보이는 게 전부일까?

마약상에게 불법적으로 대마초를 샀다면 다른 불법 약물과 마찬가지로 실제로 대마초가 어떤 종류이며 얼마나 강한 것인지 알 수 없다. 마약상이 대마초에 다른 물질을 섞는 일은 드물다고 한다(헤로인 같은 마약에서는 흔한 일이다). 여전히 많은 어린 학생들은 자신들이 사서 피우는 게 마리화나가 아니라 오레가노인 줄 모르고 있다. 한 친구는 고등학교 시절 어떤 남자에게서 마리화나 담배를 구입했다. 그녀는 그 담배에 PCP(펜시클리딘, '천사의 먼지'라는 별명이 붙은 환각제)가 섞여 있는 것을 알지 못했다. 마리화나를 피우고 20분쯤 지나자 마비가 왔고 한쪽 팔과 다리가 침대 밖으로 늘어졌다. 그녀는 겁에 질리고 비참해졌으며 눈을 감을 수도 움직일 수도 없었다. 마치 자신의 머릿속으로 굴러떨어지는 것 같은 기분이었다. 이런 고약한 느낌은 몇 시간 동안 지속되었다.

합법적으로 샀든 불법적으로 샀든 내가 정확히 얼마만큼의 THC를 피우거나 섭취하는지 알기는 어렵다. THC의 강도는 대부분 잎으로 만들어서 함량이 1퍼센트 정도로 낮은 것부터 나뭇진이 풍부한 신세밀랴(씨 없는 마리화나) 꽃 윗부분처럼 20퍼센트가 넘는 것까지 다양하다. 대마초가 자라서 꽃을 피우면 더 많은 THC를 생산하게 된다. 대마초 꽃이 핀 후 뒤늦게 수확하면 진정 효과가 있는 혼합물을 더 많이 생성하는 것으로 알려져 있다.

오늘날 판매되는 대마초는 누구한테서 어떤 종류를 사든 10년 전과 비교해 THC 함량이 훨씬 높다.[14] 1980년대에 피우던 마리화나의 평균 THC 함량은 10퍼센트 미만이었다.[15] 2015년 콜로라도주에서 합법적으로 판매되고 있는 600종이 넘는 마리화나를 분석한 결과를 보면 평균 THC 함량이 18.7퍼센트에 달했다. 일부 제품은 30퍼센트에 이를 정도로[16] 오늘날의 대마초는 '훨씬' 강력한 약물이 되었다. 이론적으로는 대마초를 합법화했을 때 사람들이 자신이 구입한 것을 정확히 알 수 있다는 이점이 있다. 그러나 동일한 콜로라도주 연구에서 마리화나의 꽃이 곰팡이에 상당히 오염되어 있고, 판매되는 마리화나에는 중독성이 없는 CBD(칸나비디올) 성분이 거의 없다는 것이 밝혀졌다.[17]

만약 대마초를 사용한다면 수만 가지 독성 화학물질에 노출될 가능성이 있다. 이 물질들은 만성질환을 일으키는 주요 원인이다.[18] 대마초는 농약이나 금속, 미생물, 솔벤트 등에도 오염될 수 있다. 엄밀하게 규제되지 않는 산업이다 보니 대마초에서 발견되는 농약에는 비펜트린, 클로르피리포스, 다이아지논, 메타아미도포스, 테플루벤주론, 항곰팡이제인 테부코나졸, 식물 성장 조절제인 에테폰, 모기 기피제인 디트와 말라티온 등 수많은 살충제가 포함된다.[19] 그뿐 아니라 대마초 담배의 타르에는 벤즈안트라센과 벤조피렌 같은 발암물질이 일반 담배보다 고농도로 들어 있다는 것을 보여주는 연구도 있다.[20]

의료용 대마초

대마초를 약으로 사용한 것은 여러 문화권에 걸쳐서 수천 년 전으로 거슬러 올라간다. 그러나 오랜 세월이 흐른 뒤, 1840년대에 들어서서 아일랜드 의사 윌리엄 브룩 오쇼너시가 서양의학에 소개함으로써 비로소 대마초의 진정 작용과 항염증 성질이 알려지게 되었다.[21] 미국에서는 1600년대부터 1800년대 후반까지 대마초 생산이 널리 장려되었는데 특히 헴프(대마와 같은 속)가 밧줄이나 돛, 옷을 만들 때 등 다양한 용도로 쓰였기 때문이다. 대마초는 여러 가지 약을 만들 때 첨가되었고 1800년대 후반에서 1900년대 초까지 약국에서 공개적으로 판매되었다.[22]

대마초에 약효가 있다는 점만은 분명하다.[23] 그에 대한 몇 가지 예를 들면 다음과 같다.

- 간질 발작을 진정시키고 예방하는 데 도움이 된다.[24]
- 과민성 대장증후군을 개선시킨다.[25]
- 구역질을 진정시킨다.
- 구토를 멈추게 한다.
- 루게릭병[ALS]과 관련된 증상을 지연시킬 수 있다.[26]
- 불면증이 줄어든다.[27]
- 불안이 줄어든다.
- 식욕을 자극한다.
- 알츠하이머병에 도움이 될 수 있다.[28]
- 외상후스트레스 증후군에 도움이 된다.[29]
- 일부 암과 싸울 수 있다.
- 진행성 실명을 늦출 수 있다.[30]
- 통증을 완화한다.

그러나 이 식물이 가진 '기적'의 성질은 종종 이것을 판매해 이익을 챙기는 사람들에 의해 과장될 때가 많다. 우리는 아직도 CBD와 THC 또는 이 둘의 조합 중 어디에서 약효가 나오는지 잘 모른다. CBD는 중독성이 없고 정신에 작용하지 않아 항불안제, 항정신병 약제, 항염증제, 구토억제제(메스꺼움이나 구토에 도움이 되는 약제) 성분으로 쓰인다.[31] 대마초는 뇌로 가는 혈류를 증가시키고 염증을 줄일 수 있다. 또한 면역체계를 강화해서 우리 몸이 감염과 싸울 수 있게 해주고 암의 위험을 줄인다. 연구에 따르면 대마초는 암과 관련된 통증[32]과 화학요법으로 인한 메스꺼움[33]을 줄이는 데 효과가 있으며 여러 암 중에서도 전립선암과 유방암의 크기를 줄인다.[34] 최근의 동물 연구에서도 장기적인 저용량 THC로

늙은 쥐의 인지 기능이 회복되어 노화와 관련된 기억상실과 뇌 기능이 극적으로 반전되는 것을 보여주었다.[35]

몇 가지 흥미로운 최신 연구는 대마 로션을 피부에 바르고 마사지하면 관절염 통증이 완화되고[36] 기저세포 피부암에 대마유를 쓰면 종양의 성장을 억제할 수 있다는 것을 보여준다.[37] 대마초는 또한 심한 자폐 증상의 치료뿐만 아니라 발작을 앓는 아이들과 어른들에게도 사용되고 있다.[38]

2017년 5월 〈뉴잉글랜드 의학저널〉에 발표된, 간질 발작을 앓고 있는 120명의 어린이와 청소년을 대상으로 한 연구에서는[39] CBD 오일(액체 상태)을 쓰면 위약을 받은 사람들에 비해 발작 빈도가 현저히 줄어든다는 사실이 밝혀졌다. 대마유를 복용한 어린이와 청소년의 5퍼센트가 발작이 없어진 반면 위약을 복용한 아이들은 그대로였다. (그러나 대마유를 복용한 집단이 부작용이 발생한 비율도 높았다.) 나를 찾아온 어느 환자의 부모는 자기 아들이 예전에는 여러 가지 항경련 약제를 복용했는데 CBD를 쓰기 시작하면서 그 약들을 다 끊을 수 있게 되었다고 말했다.

캘리포니아대학교 샌프란시스코 캠퍼스의 종양학자이자 통합의학 전문가인 도널드 에이브럼스는 대마초가 통증을 줄이는 데 도움이 된다는 것을 보여주었다. THC가 통증을 감소시키는 오피오이드의 효능을 강화해 잠재적으로 오피오이드의 필요성을 줄여준다는 것이다.[40] 실제로 의료용 마리화나가 합법인 주에서는 마리화나 사용자 중 오피오이드 과다 복용으로 인한 사망자가 줄어든 것으로 나타났다. 우리 페어스타트 클리닉에서는 대마초의 장단점에 대해 환자들과 터놓고 이야기를 나눈다. 대마초가 잠재적인 중독성이 있고 정신에 영향을 미치는 물질이기 때문에 나는 그 사용을 반대하는 편이지만 꼭 끊어야 한다고 주장하지는 않는다. **일부 환자들은 오피오이드 용량을 줄여 나갈 때 대마초가 도움이 되**

는 것 같다. 이러한 접근이 효과가 있었는지 우리 클리닉에서는 10년 이상 오피오이드 과다 복용은 한 건도 없었다.

우울하다면 대마초를 피우는 게 좋을까? '어서 와, 대마초야. 잘 가, 프로작?'● 이렇게 되지는 않을 것이다. 우울증과 불안증에 대마초를 사용한 결과는 엇갈리는 것으로 나타났다. 어떤 연구에서는 우울증에 대마초 −THC가 아닌 CBD의 경우−가 치료법이 될 수 있다고 제안한다. 그러나 대마초를 일주일에 한 번 또는 그 이하로 사용하면 THC가 불안이나 우울 증상을 악화시키는 것으로 나타났다.[41] 실제로 내가 진료실에서 만나는 대부분의 오피오이드 의존증 또는 중독 환자들은 긴장을 풀고 불안을 낮추며 잠자는 데 도움을 받기 위해 THC를 사용하고 있었다. 어떤 사람들은 단기적으로 불안이 줄어드는 효과를 보았지만 대마초의 효과가 사라짐에 따라 불안감은 오히려 커졌다. 결국 그들은 단기적인 안도감을 장기적인 정신건강의 악화와 교환하고 있는 건지도 모른다.

우리 집 셋째 이야기

아내와 내가 중독에서 벗어난 지 6개월이 지났을 때 여동생 치치가 중증 심장마비로 죽었다. 치치와 나는 아프리카 로디지아에서 함께 자랐다. 치치는 아이가 네 명 있는데 가장 큰 아이가 열일곱 살, 가장 어린 아이가 열 살이었다. 치치의 남편은 췌장암으로 몇 년 전에 갑자기 세상을 떠났다. 뉴햄프셔에 있는 치치의 아이들은 이제 고아가 되었다.

●　프로작: 선택적 세로토닌 재흡수 억제제 계열의 항우울제 제품명이다.

마이야와 나는 아침 일찍 치치가 죽었다는 전화를 받고 나서 서로를 바라보았다. 우리는 상대방이 생각하는 것을 서로 알아차렸다. 우리 부부는 아이들 양육에다 직장 일, 또 중독에서 벗어난 삶을 유지하느라 허덕이고 있었지만 치치의 아이들이 서로 헤어지거나 아동보호 시설로 돌아다니게 둘 수는 없었다. 우리는 그 아이들을 집으로 데려와 함께 살기로 했다.

당시 우리 부부는 막 중독에서 벗어난 상태였다. 그리고 아이들은 이제 아홉 명. 우리 집에서는 어떤 약물이나 알코올도 결코 허용하지 않았다. 우리는 술과 마약을 금지하는 규칙을 세웠다. 그러나 아들들 몇은 고등학교 때 대마초를 피우기 시작했다. 아이들이 약에 취하면 우리 모두가 분명히 알 수 있었다. 그리고 사실로 입증되기도 했다. 대마초를 더 많이 할수록 아이들은 학교 공부나 방과 후 활동, 가족들과 함께하는 시간에 대한 동기가 점점 줄어들었다.

그해 여름 아홉 명의 아이들은 여전히 우리 부부와 한집에서 다 같이 살고 있었고 검은색 소형차 사이언 XB를 자기들끼리 돌려탔다. 그때 우리 집은 혼란스러웠고, 우리 부부가 모든 아이가 무엇을 하고 있는지 훤히 알기란 역부족이었다. 그래서 나는 차 열쇠가 필요한 아이는 무작위 소변 약물 검사를 통과해야 한다는 규칙을 만들었다. 큰아들, 둘째 아들은 약물 검사라는 '굴욕'을 당하느니 여름 내내 운전을 하지 않는 쪽을 택했다. THC는 대마초를 자주 하는 사람의 경우 한 달 후까지 소변검사에서 검출된다. 두 아이는 결코 소변검사를 통과하지 못한다고 현실적으로 판단한 것이다. 둘 다 대마초를 끊을 수 없었으며 부끄러워서 부모에게 정직하게 이야기도 못했다는 사실은 바로 대마초가 그 아이의 인생에 어떤 영향을 끼치는지 보여준 슬픈 표시였다.

2005년 아들 둘이 고등학교를 졸업할 즈음 그들에게 내가 만든 규칙 같은 건 전혀 의미가 없었다. 독립할 때가 된 것이다. 둘 다 직업을 얻었고 나는 둘이 함께 살 첫 번째 아파트의 첫 달과 마지막 달치 월세를 내주었다. 그 생활은 고작 1년밖에 가지 않았다.

둘은 경제적으로 절박해지자 집으로 돌아오게 해달라고 매달렸다.

"너희도 우리 집 규칙을 따라야 해." 내가 말했다.

"그럼요, 그럴 거예요, 아빠." 아이들은 이렇게 나를 안심시켰다.

둘은 나를 속였다. 몇 달 되지 않아 나는 아들들에게 집을 나가라고 말해야 했다. 그때야 비로소 마이야와 나는 우리가 어떻게 아이들의 중독에 일조한 셈인지 깨달았다. 우리는 아이들에게 경제적인 책임을 져야 한다고 가르치지 않았던 것이다. 이번에는 첫 달과 마지막 달 치 월세를 내주지 않았다!

셋째 아들도 대마초 때문에 고통을 당했다. 고등학교 때 너무 힘들어서 우리 부부는 그 애가 고등학교를 졸업하지 못할까 봐 걱정했다. 여자 친구에게 마음을 빼앗겨 낮에도 마리화나를 피우고 수업을 빼먹었다. 우리는 아이를 할머니가 있는 샌디에이고로 보내 일년을 지내게 했다. 할머니도 아이를 보살펴주고 싶어 했다. 그 애는 도시 학교의 오픈 캠퍼스와 마약 문화를 떠나 캘리포니아에서 잘 지냈고 평균 3.7학점을 받아 우등생 명단에 이름을 올렸다. 또한 학교 공부를 우선순위에 두기 시작해 낮에는 마리화나를 하지 않았으며 모든 과제를 마친 후에 마리화나를 피웠다. 고등학교를 마치기 위해 포틀랜드에 다시 돌아왔을 때는 전에 다니던 학교 말고 '나야 얼리칼리지 아카데미Naya ECA•'를 선택했다. 새 학교는 오픈 캠퍼스가 아니어서 낮 시간에 학교를 빠져나가고 싶은 유혹도 없어져 공부에 제대로 집중할 수 있었다.

> 때로 환경이나 친구, 활동에 변화를 주는 게
> 중독 스펙트럼의 진행을 되돌리는
> 가장 중요한 단계가 될 수 있다.

　셋째는 자신이 처음 마리화나에 손을 댄 이유가 약물 부작용 때문이라고 믿고 있다. 초등학교 1학년 때 우리는 선생님들로부터 아이가 가만히 앉아 있질 못한다는 격앙된 통지서를 자주 받았다. 중학교 때 정식으로 ADHD 진단을 받고 약물 치료를 받았다. 아이는 어떤 지시도 수행할 수가 없었고 받아 적어야 하는 것도 기억하지 못했고 숙제를 다 하고도 제출한 적이 거의 없었다. 의사는 먼저 콘서타를 권했고 그다음엔 포칼린, 마지막으로 애더럴을 처방했는데 효과가 있는지 알아보기 위해 한 번에 하나씩 시도했다. 아무것도 듣지 않았다. 이런 각성제의 부작용에는 환각도 있다. 아이는 잠자기 전에 긴장을 풀기 위해 몰래 마리화나를 사용하기 시작했다.

　그때는 마이야도 나도 건강하지 못한 식습관, 즉 식용 색소나 정제 설탕을 너무 많이 섭취하면 주의력장애가 악화될 수 있다는 것을 알지 못했다.[42] 우리가 아이들에게 일상적으로 주던, 처방전 없이 살 수 있는 약(타이레놀 등)이나 다른 약제(항생제 등)로 인해 우리 아이들이 독성물질에 과도하게 노출되고 있다는 사실도 깨닫지 못했다. 우리는 또한 아이들이 학교에서 건강을 해칠 정도로 오래 앉아 있어야만 하는 것도 몰랐고, 각 개인에 맞게 실외 활동 시간을 추가한 학습 계획을 어떻게 짤 수

●　얼리칼리지 아카데미(Early College Academy)란 고등학교 교과과정에 2년제 커뮤니티 칼리지의 준학사 학위 과정까지 교육하는 학교 형태이다.

있는지, 그리고 덜 구조화된 놀이가 아이의 학업성취에 얼마나 큰 도움이 되는지도 미처 생각하지 못했다. 우리에게 대안적인 접근법을 얘기해주는 사람은 아무도 없었다. 그러나 솔직히 말해, 만약 들었다 하더라도 우리 부부가 선뜻 받아들이지는 못했을 것이다.

대마초의 문제

대마초에는 여러 가지 건강상 이점이 있는 반면 이 향정신성 식물을 광범위하게 사용하면 그로 인한 문제가 생긴다. 몇 가지 예를 들면 다음과 같다.

- 계획 불능
- 구토
- 기능 저하
- 기억력 부족 및 새로운 것을 학습할 수 있는 능력 저하
- 낮아진 IQ(청소년기에 시작해 장기간 사용한 경우)
- 다른 중독에 대한 위험 증가
- 동기 부족
- 메스꺼움
- 반응시간의 저하
- 불안 및 공황발작
- 비현실감(자신을 둘러싼 환경이 허구적이고 실재적이지 않다고 느낌)
- 빠른 심장박동

- 성적인 문제(남성), 성병의 위험 증가(여성)
- 이인증(자기 몸과 마음에서 자신이 분리되어 있다고 느끼는 정신 장애)
- 입안 건조
- 정신증(사이코시스)
- 제한된 판단력
- 조현병 위험 증가
- 주의력 부족
- 초조감
- 충혈된 눈
- 탈억제(충동성, 위기관리 능력 부족, 사회적 관습 무시 등)
- 학교에서의 수행 부진
- 협응장애
- 환각

대마초가 뇌를 파괴할까?

임산부가 대마초를 피우거나 어떤 형태로든 THC를 복용하면 아이의 두뇌 발달에 지장을 줄 수 있다. 임신 중 사용은 저체중아 출산, 아동기의 과잉행동 장애와 행동 문제 등과 관련이 있다.[43]

어렸을 때 특히 10대 초반에 마리화나를 사용하면 여러 가지 문제를 일으킬 수 있다. 내가 가장 걱정하는 것은 10대에 대마초를 하면 영구적인 두뇌 변화를 초래할 수 있다는 점이다.[44] 하버드대학의 최근 연구에 따르면 16세 이전에 마리화나를 피우기 시작하면 아이들의 뇌가 손상을 입는다고 한다.[45] 하버드 의대 정신의학과 부교수인 스테이시 그루버Staci Gruber는 '청소년의 뇌는 아직 신경발달적으로 미성숙하다.'고 설명한다. 그루버는 발달 중인 뇌를 대마초에 노출시키면 '뇌의 발달 그래프를 바꿀 수 있다. 이것은 다른 약물이나 술과 마찬가지다.'라고 주장한다.[46]

칸나비노이드 수용체는 해마에 집중적으로 분포되어 있다. 해마는 뇌에서 기억의 형성과 새로운 정보의 학습을 담당하는 부위다. 대마초가 기억력을 손상시키는 것도 이 때문이다. 대마초를 과도하게 사용하면 실제로 해마의 크기를 줄일 수도 있다. 과학자들은 청소년기에 대마초에 노출되면 성인보다 학습과 기억에 더 해로울 거라고 추정한다.[47]

또한 뇌 MRI에서 장기적인 마리화나 사용이 뇌에 손상을 준다는 증거도 발견되었다.[48] 또 다른 연구는 대마초를 끊고 몇 년이 지난 20대 중반의 성인들에게도 뇌 이상과 기억력 문제가 있다는 것을 밝혀냈다.[49] 이것은 대마초가 뇌의 중요한 부분에 오래도록 손상을 줄 수 있다는 것을 암시한다. 또 이들의 뇌 중 기억과 관련된 부분이 안쪽으로 꺼져 수축되어 있는데 이는 뇌세포의 손실 때문일 것이다. 노스웨스턴 의대의 과학자들은 2015년에 학술지 〈해마〉에 발표한 연구에서 대마초가 뇌 기형을 유발하며 대마초와 관련된 뇌 변화 때문에 과다 사용자들에게서 기억상실이 나타나는 것이라고 설명한다.[50]

대마초와 조현병

대마초 사용자가 비사용자에 비해 조현병[51]이나 정신증[52] 등 정신질환에 걸릴 위험이 상당히 높다는 것은 거의 의심의 여지가 없다. 유전적으로 조현병에 걸리기 쉬운 청소년들이 자기 처방으로 대마초를 찾게 되는 것일까, 아니면 대마초를 하지 않았더라면 잠복해 있었을 병인데 대마초가 촉발한 것일까? 답은 아무도 모른다. 그럼에도 많은 전문가들은 '대마초의 조기 사용이 실제로 이후에 정신질환의 원인이 된다'고 주장한다.

대마초와 조현병은 10대 초반에 대마초를 피우거나 특정한 유전적 소인을 가지고 있다면 특히 연관성이 깊다. 나는 이 점이 우려스럽다. 정신질환에 위험한 유전적 소인을 가지고 있는 사람들 대부분이 이 사실을 모른다. 1장에서 말했던 특정한 단일염기 다형성SNP이 청소년들을 심각한 정신건강 위험에 빠뜨릴 수도 있다.

이러한 유전적 잠재성은 그것을 촉발할 수 있는 환경을 피한다면 발현되지 않을 것이다. 대마초는 정신건강 문제가 생길 잠재적 위험은 높지만 아무 탈 없이 지내던 젊은이를 심각한 정신건강 위기를 겪는 사람으로 돌변시킬 수 있는 환경적 계기가 되기도 한다. 정신건강에 문제가 있는 사람들에게 대마초가 도움이 되기도 하지만 상태를 악화시킬 수도 있다. 대마초는 정신병 증세 특히 편집증과 망상적 사고를 일으킬 수 있다. 또한 우울증이나 자살 충동에도 영향을 준다. 이쯤이면 대마초의 온갖 잠재적 약효에도 불구하고 왜 내가 대마초를 절대로 쓰지 않는다고 하는지 이해할 수 있을 것이다.

이스라엘과 미국 과학자 팀은 사춘기 설치류의 뇌에서 대마초가 작용하는 방식이 유전에 따라 크게 달라진다는 것을 발견했다. 유전적으로 중독에 빠지기 쉬운 쥐의 뇌는 대마초에 노출됨으로써 손상을 입은 반면 다른 쥐들은 그러지 않았다.[53]

청소년과 그 가족들은 주의를 기울여야 한다. 〈사이언스 데일리〉의 연구 책임자는 이렇게 말한다. "유전적으로 조현병에 민감한 청소년들, 즉 가족 중에 정신질환자가 있는 청소년이 대마초를 피우는 건 불을 갖고 노는 것과 같다는 것을 명심해야 한다."[54]

만성적인 사용은 만성적인 문제를 일으킨다

마리화나를 오래 사용해온 환자 두 명이 메스꺼움과 구토가 심해져서 결국 병원 응급실에서 수액을 맞았다. 25세의 조던은 10대 초반부터 매일 대마초를 피웠다. 조던의 대마초 지식은 나를 훨씬 능가했는데, 그는 전문가적인 이해를 바탕으로 품종에 따라 다른 효과가 난다는 것을 끈질기게 설명하곤 했다. 조던은 염증성 장질환을 대마초로 다스려왔고, 내게도 절대 끊지 않을 거라고 말했다. 그런데 대마초 때문에 아주 심한 메스꺼움을 느끼고 구토를 하기 시작했으니 얼마나 놀랐을지 생각해보라.

조던은 응급실에 여섯 시간 넘게 있었다. 그 후에 내 진료가 잡혀 있었는데 조던은 대마초 때문이 아니라고 주장했다. 그는 자신이 칸나비노이드 구토증에 걸렸다는 것을 믿지 않았다. 그저 독감에 걸렸다고 생각했다. 내가 강하게 반론을 폈지만 그는 듣지 않았다. 그러나 그 뒤에도 몇 번 더 심각한 구토와 메스꺼움을 겪게 되자 조던은 마지못해 대마초를 끊기로 결심했고 문제가 해결되었다. 두 번째 사례도 마찬가지였다. 환자가 THC에 노출되는 일을 중단하자 그 환자의 메스꺼움과 구토 증상도 사라졌다.

널리 알려져 있진 않지만 내가 진정으로 두려워하는 것은 마리화나라

대마초 때문에 피곤해지는 걸까?

최근 한 연구에서 과도한 주간졸림증 진단을 위해 수면센터에 간 청소년의 10퍼센트가 THC 양성 반응을 나타냈다. 과학자들은 대마초가 그들을 피곤하게 만든다고 생각했지만 그 청소년들 중 일부는 기면증 때문에 대마초로 자가 처방을 했을 가능성도 있다.[55] 런던에 기반을 둔 또 다른 연구팀에서는 장기간 많은 양의 대마초를 사용하게 되면 도파민 기능장애를 유발한다는 것을 발견했는데[56] 기분을 좋게 하는 이 화학물질을 뇌에서 완전히 고갈시켜 동기 부여도 덜 되고 활기도 떨어지고 생기도 줄어들게 만든다는 것이다. 대마초가 비록 오늘은 나를 더 활기차게 할 수 있지만 뇌 속 화학 작용을 바꾸어서 내일이면 더욱 피곤하고 무기력하게 만들 수 있다는 점을 명심해야 한다.

는 러시안룰렛의 방아쇠를 당김으로써 영구적인 정신증 또는 심신을 쇠약하게 만드는 조현병이 생길 수 있다는 것이다. 그런데도 사람들은 그저 자신에게만은 성격과 정체성, 세상을 살아갈 능력을 영원히 바꿀 뇌장애가 생기지 않기를 바랄 뿐이다. 당신은 어떤가? 이러한 위험을 감수할 만큼 대마초의 이점이 대단하다고 생각하는가?

마약으로 가는 관문인가?

과연 대마초가 마약으로 가는 관문일까? 어떤 사람들은 대마초를 오락적으로 사용하면서도 여전히 중독 스펙트럼의 경중 끝에 머물러 있을 수 있다. 하지만 많이 하면 할수록 중증 중독으로 진행될 위험은 높아진다. 내 오피오이드 중독 환자들 중 약 90퍼센트가 마리화나로 시작했는데 평균 15세쯤에 처음 했다고 한다. 우리 프로그램에 등록할 당시 80퍼센트가 여전히 주기적으로 THC를 하고 있었고(소변검사를 통해 추출한 숫자이다), 현재 치료 중인 환자의 70퍼센트가 규칙적으로 대마초를 이용한다. 이들에게 대마초는 때때로 수면이나 불안에 도움이 된다. 그들은 대마초가 없으면 만성 스트레스와 피로를 느끼게 될 거라고 걱정한다. 그럴 수도 있다.

그러나 대마초를 끊은 10퍼센트의 환자야말로 건강을 증명한다고 말할 수 있다. 그들은 삶에 대한 동기가 더 강해졌고 자기 미래에 대해 더욱 긍정적이 되었으며 중독에 덜 얽매인 것처럼 느낀다고 말한다. 머리는 맑아지고 눈이 반짝인다. 이 환자들은 대단히 동기부여가 되어 있으며 중독 스펙트럼의 중증 끝에서 멀어지고 있다. 나는 어느 정도는 그들이 대마초를 끊었기 때문에 가능해진 일이라고 생각한다.

대마초가 알코올중독으로 이어질까?

2만 7,000명 넘는 참가자를 대상으로 실시한 한 연구에 따르면 알코올보다 대마초를 먼저 사용한 사람이 알코올 남용의 위험이 높았고, 이미 알코올 사용 장애가 있는 사람이 대마초를 하면 3년 후까지도 문제가 지속될 확률이 높다고 한다.[57] 또한 대마초를 하는 성인은 대마초를 하지 않는 사람에 비해 알코올 문제가 생길 확률이 5배 높다는 것이 밝혀졌다.[58] 청소년은 음주나 대마초를 많이 할수록 두 가지를 동시에 할 가능성이 높다.[59]

그러나 알코올과 대마초를 같이 하는 건 좋은 생각이 아니라는 것이 밝혀졌다. 1,000명이 넘는 대학 신입생을 대상으로 한 최근의 한 연구에서 술과 대마초를 중간 이상에서 높은 수준까지 사용하는 학생들의 평균 학점이 가장 낮은 것으로 드러났다.[60] 술과 대마초를 줄이자 성적이 (아마 학습 동기도) 향상되었다.

대마초 + 알코올 = 학업 수행에 부정적인 효과

대마초: 단순한 사용이 남용으로 바뀌는 순간

어떤 사람은 대마초를 주기적으로 하는데도 뚜렷한 해악이나 부작용이 나타나지 않는 반면 심각한 문제를 겪는 사람도 있다. 전형적인 대마초 금단증상으로는 의욕 상실, 피로, 초조감, 불안, 수면장애, 우울증, 식욕부진, 두통, 감정 기복, 무기력 그리고 때때로 근육경련 등이 있다.[61] 대마초를 하는 게 다른 모든 것보다 우선시되거나 인간관계에 영향을 미치거나 심리적 불안이나 신체적 문제(폐질환이나 대마초 구토 증상 등)를 일으킨다면 대마초의 사용을 줄이거나 끊기 위해 분명히 도움을 받아야 할 때가 된 것이다.

다른 중독과 마찬가지로 혼자 힘으로 떨쳐내는 건 어려울 때가 많다. 필요하다면 도움을 청해야 한다. 건강 전문가나 중독 전문가, 치료 센터가 필요할 수도 있다. 이에 대해서는 3부에서 자세히 설명할 것이다.

담배와 니코틴에 관한 이야기

담배는 예방이 가능한 주요 사망 원인이다. 전 세계적으로 연간 700만 명 이상이 담배 때문에 죽음에 이른다.[62] 흡연자는 비흡연자에 비해 평균적으로 약 10년 일찍 사망한다.[63] 직접 사망 원인은 대부분 암이나 심장질환이다. 그러나 미국 성인의 15퍼센트는 여전히 흡연자이며 그중 대다수 즉 68퍼센트는 담배를 끊고 싶다고 말한다.[64] 니코틴은 담배에 들어 있는 화학물질로 중독성이 아주 강하다. 모든 형태의 담배에 니코틴이 들어 있으며(일반 담배, 시가, 파이프 담배, 코담배, 씹는 담배 등) 담배 외에 니코틴 껌, 니코틴 패치, 전자 담배 등에도 들어 있다. 담배를 피우면 니코틴은 몇 초 만에 폐를 통해 혈류 속으로 흡수되어 빠르게 뇌로 전달된다. 니코틴은 뇌 속에서 도파민 분비를 촉진시켜 기분 좋은 흥분을 느끼게 하고 심장박동을 빠르게 하며 정신을 더욱 예민하게 한다.

미국의 흡연자 수는 꾸준히 감소하고 있지만,[65] 1970년대에는 미국 성인의 34~37퍼센트가 담배를 피웠다.[66] 나는 고등학교를 졸업한 뒤부터 담배를 피웠다. 카멜, 말보로, 체스터필드 등 전부 필터가 없는 담배로 무엇이든 손에 잡히는 대로, 흥분을 주는 거라면 무엇이든 피웠다. 열여덟 살부터 스물네 살까지 적어도 하루에 한 갑은 피웠다. 흡연은 집중력을 높여주었고 식욕을 억제했다. 나는 좀 더 차분해진 느낌이었다. 모든 흡연자가 그러하듯 나 역시 흡연과 관련된 작은 의식들을 특히 좋아했다. 새 담뱃갑을 빙 둘러 셀로판을 벗기고, 담뱃갑을 툭툭 쳐서 한 개비를 꺼내며 친구에서 권하고 성냥불을 붙여 첫 모금을 빨아들였다가 내뿜는다.

의대에 다닐 때 나는 의사가 되길 원하면서 동시에 흡연자가 되는 건 정말 터무니없는 일이라는 결론을 내렸다. 그때쯤엔 담배의 해로운 영향에 대해 훨씬 많은 사실이 알려져 있었다. 나는 의대 교수들이 파이프 담배를 피우는 것을 보았다. 그래서 나도 그들처럼 수염을 기르고 파이프 담배를 피우기 시작했다. 나는 손으로 깎은 아름다운 나무 파이프를 샀고, 파이프 담배를 피우는 건 덜 해롭다고 스스로에게 말함으로써 그 습관을 정당화했다.

그 무렵 큰딸 나탈리가 태어났다. 나는 아이를 가슴에 안고 부드러운 숨소리를 들으며 딸아이의 따뜻한 체온을 느꼈다. 나는 실내에서는 흡연을 하지 않을 생각이었으므로 아이를 내려놓고 집 밖으로 나갔다. 그러면 아이는 혼자 집에 남아 있어야 했다. 나는 아이 근처에 독성이 있는 건 아무것도 두고 싶지 않았다. 나는 스스로의 위선에 넌더리가 나서 내가 직접 산 그 아름다운 파이프를 골목길 쓰레기통에 던져버렸다. 그전에도 몇 번이나 끊으려고 했지만, 그때 마침내 끊을 수 있었다.

흡연은 매우 즐겁고 사교적인 행위다. 담배 한 대는 휴식을 취하는 구실이 된다. 대부분의 직장에서 흡연자들은 건물 밖으로 나가 담배를 즐기며 휴식을 갖는다. 흡연자들은 또한 일종의 동지애를 즐기기도 한다. 그렇기는 하지만 우리 사회는 특히 공공장소에서의 흡연에 대해서는 훨씬 덜 관대해졌다. 흡연하고 싶을 때마다 담배에 불을 붙이는 일은 훨씬 더 힘든 일이 되었다.

담배를 끊으려고 할 때에는 두 가지 문제에 직면한다. 니코틴이 없으면 불안이나 초조 같은 금단증상을 겪을 수 있다. 이때는 니코틴 패치나 니코틴 껌 또는 전자 담배 등으로 대체함으로써 증상을 완화할 수 있다. 흡연자들의 금연을 돕기 위해 의사들은 종종 니코틴 패치를 권한다. 종류에 따라 세기가 다른데, 이 같은 패치는 피부를 통해 니코틴을 지속적으로 공급해준다.

두 번째 문제는 행동이다. 손으로 무엇을 할까? 어색함을 느낄 때 어떻게 해야 하지? 잠깐 휴식을 취하거나 사람들과 어울릴 때 담배에 불을 붙임으로써 느끼던 편안함을 대체할 무언가가 필요하다. 또한 손과 입에 붙은 습관을 만족시킬 수 있는 것도 필요하다. 담배가 없으면 손과 입이 심심하고 허전함을 느낀다. 니코틴 패치가 금단증상 문제는 해결해줄 수 있지만 손에 무언가를 쥐고 싶은 욕구나 입에 담배를 물고 싶은 욕구를 충족시켜주지는 못한다.

전자 담배를 시작하는 건 어떨까? 종이 담배처럼 손에 쥐는 전자 담배는 니코틴과 일정한 풍미를 함유한 물을 증발시켜 그 수증기를 들이마시는 것으로, 손에 뭔가를 들고 입술로 가져가는 욕구를 충족시켜준다. 몇 년 전 전자 담배가 처음 등장했을 때 나는 금연의 좋은 해결책이 될지도 모른다는 생각에 흥분했다. 안타깝게도 금연 방법으로 전자 담배를 시도한 대부분의 흡연자들이 니코틴 카트리지가 떨어지면 다시 담배로 돌아간다는 사실을 알고 실망했다. 아마도 담배 피우는 시늉이 무심코 담배에 대한 욕구를 강화시켰을 것이다. 니코틴 껌은 니코틴에 대한 욕구를 줄이는 데 도움이 되는 또 다른 수단이다. 니코틴 껌을 시도해본 사람이라면 그 금속성 맛을 잘 알 것이다. 내 환자들은 대부분 니코틴 껌 맛이 너무 불쾌하다며 다시 담배로 돌아갔다.

그렇다면 실제로 금연에 도움이 되는 것은 무엇일까?

금연은 정말로 어려운 일이다. 많은 사람이 중독성이 강한 다른 약물, 즉 헤로인이나 코카인 등은 물리치면서도 여전히 담배를 사는 데 돈을 쓴다. 담배를 끊으려면 금연을 하겠다는 절실한 바람과 이를 지지해주는 환경, 손과 입이 허전할 때 다른 데로 관심을 돌릴 수 있는 실질적인 전략이 필요하다. 담배를 끊으라는 의사의 권유, 개인 상담, 전화 상담, 집단 치료 등이 금연 성공률을 높인다는 것은 사실이다. 손을 바쁘게 하는 여러 방법도 시도해본다. 예컨대 이리저리 돌려서 맞추는 퍼즐펜이나 손가락으로 돌리는 피젯스피너, 루빅큐브 또는 뜨개질 등을 한다. 입에 무언가를 넣는 게 필요하다면 천연 껌이나 이쑤시개 또는 껍질을 벗기지 않은 땅콩이나 해바라기 씨(껍질을 직접 벗길 수 있게)를 이용한다.

금연은 쉽지 않을 것이다. 불안이나 혼란스러움, 약간의 체중 증가를 경험할 수도 있다. 담배를 끊은 뒤에는 경계심을 늦추지 말고 담배를 사도록 충동하는 방아쇠에 주의해야 한다. 대부분의 알코올중독자가 단 한 잔이라도 안심할 수 없듯이 흡연자들은 딱 한 대라도 안심하면 안 된다.

아마도 의사들은 항우울제인 부프로피온을 추천할 것이다. 부프로피온은 도파민과 노르에피네프린, 세로토닌을 증가시키고 니코틴 금단증상을 감소시킴으로써 금연을 돕는다고 알려져 있다. 그러나 발작 병력이 있다면 부프로피온은 피해야 한다. 의사들은 바레니클린을 처방하기도 하는데 이 약은 니코틴 수용체와 결합해 흡연의 즐거움을 느끼지 못하게 막는다. 우울증이나 자살 위험이 있다면 바레니클린은 피해야 한다. 내 환자들 중에도 부프로피온의 도움으로 금연에 성공한 사람들이 있다. 나는 자살 위험을 동반하는 약은 매우 경계하기 때문에 바레니클린은 쓰지 않는다.

닥터 폴의 처방: 대마초 및 니코틴 해독하기

<hr>

해독을 도와주는 보충제에는 다음과 같은 것이 있다:

고품질 비타민 B 복합체: 비타민 B는 에너지를 주고 우리가 먹은 음식을 연료로 전환시키며 우울증과 불안을 막는 데 중요한 역할을 한다. 불안감이 너무 심해서 힘들다면 통합의학 의사에게 말해서 비타민 B12 주사를 맞는다. 그 전까지는 하루에 한 번 또는 지시에 따라 고품질 비타민 B 복합체를 복용한다.

비타민 C: 아스코르브산은 면역력을 돕는 작용을 하는 것으로 잘 알려져 있고 인기가 높다. 또한 철분 흡수를 도우며(이런 이유로 녹색 채소나 붉은 고기에 감귤류를 곁들여 먹는 게 좋다) 뼈와 이를 튼튼하게 유지하고 보수하는 데에 결정적인 역할을 한다. 비타민 C는 수용성이다. 어떤 의사는 하루 비타민 C 복용량에 대해 설사가 날 때까지 매 시간 먹으라고 한다. 나는 하루 두세 번 1,000mg을 복용하도록 권한다.

비타민 D3: 비타민 D3는 면역체계를 건강하게 유지하는 데에 필수적이며 암을 예방한다. 많은 흡연자와 대마초 사용자는 일반 성인들과 마찬가지로 비타민 D3가 부족하다. 의사에게 비타민 D3 수준치를 검사해 달라고 해서 자신에게 맞는 복용 방법을 정할 수 있다. 나는 대개 하루 5,000IU를 권한다.

N-아세틸시스테인NAC: 아미노산 시스테인을 복용하면 산화성스트레스에 반응하는 세포의 능력을 회복하는 데에 도움이 된다.[67] N-아세틸시스테인은 또한 폐 전문가들이 폐를 치료하기 위해 사용한다. 무엇보다도 N-아세틸시스테인은 우리 몸의 독성 화학물질을 제거하는 데 필요한 효소인 글루타티온을 회복시켜[68] 아세트아미노펜 과다 복용이나[69] 다른

독성물질로 인한 간 기능 부전이 있을 때 해독 작용을 도와 생명을 구하기도 한다. 하루 두 번 또는 지시에 따라 600~1,200mg을 복용한다.[70]

뇌를 보살피자:

각종 스낵은 내버린다: 내가 앞에서 계속 이야기한 영양가 있고 맛도 좋고 삶의 질을 높여주는 진짜 음식으로 구성된 식단을 받아들일 때가 되었다. 진짜 음식은 우리 뇌를 고치고 기억력을 향상시켜준다. 처음엔 쉽지 않아서 아마도 쓰레기 같은 음식과 대마초를 모두 갈망할 것이다. 그러나 좋은 습관은 아주 빨리 우리 뇌 속의 안개를 걷어내고 잃어버린 기억력을 회복시키며, 기분을 좋게 만들어서 다시는 뒤돌아보지 않게 해준다. 각종 스낵은 던져버리고 대신 자연에서 난 음식(채소, 과일, 견과류, 씨, 고기, 생선, 콩, 통곡물 등)을 가능한 한 많이 먹자. 봉지나 캔, 상자에 든 프랑켄푸드는 피한다. 공장에서 만들어진 것은 어떻게 할까? 원래 있던 슈퍼마켓의 선반에 도로 갖다둔다. 정크푸드란 건 존재하지 않는다. 정크(쓰레기)이거나 푸드(음식)일 뿐, 둘 다일 수는 없다는 점을 잊지 말자.

잊어버린 뇌 치료법을 되찾는다: 운동은 우리가 잊고 있었던 뇌의 양식이자 뇌를 고치는 약이다. 일주일에 적어도 4~5회, 한 번에 45분에서 한 시간 정도 땀이 날 정도로 몸을 움직이자. 누구나 할 수 있다. 자연적으로 생성된 엔도르핀이 얼마나 기분을 좋게 하는지, 얼마나 몸을 상쾌하게 해주는지 놀랄 것이다. 옷도 더 잘 맞기 시작하고 거울 앞에 섰을 때 자신의 좀 더 생기 있는 모습을 발견하는 보상도 받게 될 것이다.

마음을 닦는다: 불안과 싸우는 사람들에게는 명상이나 마음챙김 수련을 추천한다. 이 같은 방법이 스트레스를 줄이고 혈압을 낮추며 건강을 증진시킨다는 것은 과학적으로 증명되었다. 불교나 요가가 맞지 않는 사

람은 걱정에서 벗어나 자유를 느낄 수 있는 다른 활동을 찾아보자. 나에게 가장 이완된 시간이라면 따뜻한 날 오토바이를 타고 구불구불한 길을 달려 내려가는 것이다. 내 마음은 위험을 살피는 일에만 몰두해 있고 얼굴에 불어오는 바람이 너무 상쾌해서 내가 가진 걱정들은 미풍에 가을 낙엽처럼 흩어져버린다.

자기 자신을 위해 어떤 활동을 할지 생각해보자. 행복을 느끼는 장소가 있는가? 내 친구 메리에게는 요가 연습실이 그랬다. 웬디에게는 그게 정원이다. 에마는 좋은 책을 읽으며 뒹굴거리는 것이다. 브라이언에게는 꼬리를 흔드는 강아지와 숲속을 걷는 일이다. 강아지는 앞서서 달려 나가다가도 깡충거리며 되돌아와 그의 곁을 지킨다. 좋아하는 장소를 정해서 자주 찾아가자. 불안에서 벗어나기 위한 최선의 활동이 따로 있는 건 아니다. 무엇이든 하면 된다.

폐를 보살피자:

매일 대마초를 피우면 폐에 손상을 준다. 대마초를 하루 한 대 피워도 폐 감염이나 기관지염 그리고 결국 폐암으로 이어질 수 있다. 대마초나 니코틴을 못 끊는다 해도 폐 건강을 증진시키기 위해 할 수 있는 모든 것을 해야 한다.

실내 정원을 가꾼다: 집이나 아파트의 방마다 살아 있는 식물을 둔다. 고무나무나 염좌, 필로덴드론처럼 키우기 쉬운 것을 고르자. 이런 식물은 이산화탄소를 흡수하고 산소를 내뿜음으로써 실내 공기를 깨끗하게 유지시켜 준다.

공기청정기를 둔다: 대마초 때문에 폐가 초과 근무를 하고 있으므로 집 안 공기가 깨끗해야 한다. 실내 화초 외에 헤파 High Efficiency Particulate Air,

HEPA 인증을 받은 공기청정기를 침실에 둔다.

파인애플을 먹는다: 파인애플에는 비타민 C와 망간이 많이 들어 있다. 더욱 중요한 건 브로멜린 효소의 좋은 공급원이라는 점이다. 브로멜린 효소는 소화를 도울 뿐 아니라 염증을 감소시켜 폐 건강에 도움이 된다. 신선한 파인애플이나 냉동 파인애플을 가능한 한 자주 먹는다. 파인애플을 싫어한다면 고품질의 브로멜린 보충제를 2, 3개월 먹는다.

운동, 운동, 운동을 한다: 운동을 하면 앞에서 말한 뇌 치유 외에도 폐 활량을 증가시키고 염증을 줄이며 해독 작용에 박차를 가하게 된다. 심장박동 수를 높이고 숨을 거칠게 몰아쉬게 하는 활동은 폐 건강을 증진시킨다.

심호흡을 한다: 지금 바로, 할 수 있는 한 깊게 호흡을 해보자. 하루에도 몇 번씩 이런 심호흡을 한다. 심호흡 훈련은 우리 폐를 치유하는 출발점이다.

잠을 지키자:

잠이 부족하면 삶이 끔찍하게 느껴진다. 필요할 때 쿨쿨 곯아떨어질 수 있는 간단한 방법이 있다. 대마초를 이용해 잠을 청해왔다면 수면 습관을 바꾸어야 하고 다른 자연적인 수면제를 시도해볼 수도 있다. 수면에 관한 더 많은 제안은 181~183쪽, 344~350쪽에서 볼 수 있다.

카페인을 줄인다: 많은 사람이 아침에 커피나 차를 마시는 것에서 큰 즐거움을 느낀다. 또한 하루 종일 카페인 음료를 마시고 초콜릿을 먹고 카페인이 들어간 진통제를 복용한다. 카페인은 우리가 깨어 있는 데에는 도움이 되지만 잠드는 걸 실질적으로 방해한다. 신진대사가 느린 사람은 체내에서 카페인을 분해하는 데 시간이 오래 걸린다. 실제로 열두 시간

전에 마신 커피가 불면증을 유발하는지도 모른다. 물론 카페인이 미치는 영향은 사람에 따라 다르지만 누구든 오후에는 커피나 카페인이 든 음료를 마시면 안 된다. 나의 기본 방침은 오후 두 시 이후는 카페인 금지다. 왜냐고? 대부분의 사람은 몸에서 카페인을 완전히 없애는 데 8~12시간이 필요하기 때문이다. 어떤 사람들에게는 수면장애가 정말로 해결하기 힘든 문제이다. 하지만 마지막으로 카페인을 섭취한 시각과 잠자리에 드는 시간 사이를 더 벌리면 어떻게 되는지 시험해보자.

자기 직전에는 심한 운동을 하지 않는다: 하루 종일 가능한 한 운동을 많이 하는 건 좋다. 그러나 잠자기 직전에 운동을 하는 건 우리 몸에게 "일어나! 정신 차려! 심장을 뛰게 하라고!"라고 말하는 셈이 된다. 저녁에는 운동 대신 차분해지는 활동을 하는 게 좋다. 저녁 식사 후에 산책을 하거나 사랑을 나누는 건 좋지만(권장하는 활동이다), 자기 직전에 육중한 샌드백을 치는 건 삼간다.

배가 고프거나 너무 배부른 상태로 잠자리에 들지 않는다: 배에 음식이 너무 많이 들어 있으면 눕기가 불편하다. 반대로 배에 음식이 너무 없으면 배가 고파서 잠들기가 힘들다.

잠자기 한 시간 전에는 모든 화면을 끈다: 전자기기에서 나오는 청색광은 우리 뇌의 전원을 꺼야 할 때 오히려 뇌를 깨운다. 전자기기들은 다른 방에 두고 침실에 차광막을 치면 편안하고 어두운 환경이 된다. 이 문제에 대해서는 다음 장에서 자세히 다룬다.

밤에 편안히 쉴 거라고 스스로에게 말한다: 자신의 마음은 더 나은 수면을 위한 가장 강력한 협력자이지만 불안으로 어지러운 마음이라면 다르다. 고민을 구겨서 쓰레기통에 던져버리거나 우주선에 실어서 날려보내자. 잠자리에 들기 전에 잔잔한 음악을 들으며 명상을 해보자. 혹은 매일 밤 스스로에게 조용히 들려줄 수 있는 자신만의 명상 대본을 만들어도 된다. 하루를 마무리할 준비가 되었고, 무언가 놓친 일이 있을까 봐 걱정하는 마음도 없고, 편안한 잠을 기꺼이 맞이하리라는 것을 스스로에게 확신시킨다. 편안한 침대와 아늑한 이불에 고마움을 느낀다. 자신의 호흡에 집중한다. 숨을 들이마실 때마다 '나는 평화와 고요함을 들이마신다' 하고 말하고, 숨을 내쉴 때마다 '나는 걱정을 내보낸다' 하고 말한다. 연습을 통해, 완전히 잠들기 전의 그 조용한 순간이 몹시 편안하고 흡족하면, 뇌는 그 느낌을 계속 기대한다.

자신의 새 부류를 찾는다:

알코올이나 오피오이드 그 밖의 어떤 약물이든 남용에 빠질 수 있고 그건 대마초도 마찬가지다. 특히 자신이 속한 사회적 그룹이 대마초를 한다면 끊는 건 더욱 어렵다. 대마초를 끊거나 적어도 줄이기는 해야겠다고 진지하게 고민한다면 약에 취해 있지 않고 정서적으로도 건강한 새로운 친구들을 찾아야 한다.

애슐랜드는 고작 17km²밖에 안 되는 도시인데도 대마초 판매점이 다섯 군데나 된다. 재배업자들은 수요를 간신히 맞출 정도로 호황을 누리고 있다. 대마초의 합법화가 전국으로 퍼져나감에 따라 사람들이 대마초의 효능과 유해성에 대해 더 많이 알게 되었다. 일부 주에서는 대마초 산업으로 인해 창출되는 조세 수입에 매우 만족스러워한다. 그 세금의 일부를 약물치료 프로그램을 위해 쓰기를 바랄 뿐이다. 대마초의 합법화가 전체 사용량과 청소년들의 조기 사용에 어떤 영향을 미칠지는 아직 미지수다. 소아과 의사로서, 중독 전문 의료인으로서 나는 그 결과가 걱정스럽다.

2014년 WebMD 사이트에서 48개 주에 걸쳐 12개 전공 분야 1,544 명의 의사를 대상으로 조사를 실시했다. 조사 대상자의 67퍼센트가 대마초가 환자를 위한 의학적 선택지가 되어야 한다고 생각했고 종양학과 의사들은 82퍼센트가 이에 동의했다.[71]

소아과 의사들과 중독 전문가들이 대마초 사용에 대해 열성적이지 않았다는 건 분명하다. 우리는 대마초 남용의 잠재적 위험성과 부정적 결과를 다른 의사들보다 훨씬 자주 보기 때문이다.

대마초가 전혀 해가 없다고 생각한다면 그건 오해다. 앞서 말했듯이 헤로인이나 오피오이드, 필로폰에 중독된 내 환자들은 애초에 대마초나 술에서부터 시작해 옮겨갔던 것이다. 나한테 왔을 즈음에 그들의 뇌는 이미 손상된 뒤였다. 10대부터 대마초를 사용한다면 뇌 기능이나 동기부여, 학업 수행, 정신건강에 악영향을 미친다. 대마초의 조기 사용은 뇌의 영구적인 변화를 초래할 수 있으며 불안, 이인증(비현실감), 우울증, 심지어 정신증과 조현병 상태로까지 밀어붙인다. 대마초라는 방아쇠가 당겨지지 않았다면 말 못 할 고통을 피할 수 있었던 사람들도 있다.

"내게 어떤 일이 일어날지 알았더라면 그 첫 번째 시도를 결코 하지 않았을 텐데." 중독에서 회복 중인 사람이 회한에 가득 찬 목소리로 이렇게 말하는 것을 얼마나 많이 들었던가? 청소년을 대마초에 노출시키면 그들은 쉬 중독 스펙트럼 중증 끝으로 간다. 부모는 자녀들의 삶에 대마초가 들어올 수 없도록 할 수 있는 모든 일을 다 해야 한다. 교사는 혹시 대마초를 피우는 학생들이 있다면 그들에게 도움의 손길을 내밀어야 한다.

내 환자 중 일부는 대마초로 불안이나 수면, 통증에 도움을 받고 있다. 또 오피오이드 사용량을 쉽게 줄이는 데 대마초가 도움이 되기도 한다.

특히 칸나비디올처럼 대마초가 치료용으로 쓰이는 경우도 있다. 대마초
를 허용하는 주가 점점 늘어남에 따라 모든 사람이 절제와 올바른 균형
을 찾는 법을 배워야 한다.

8장

도파민 쟁탈전:
게임, 도박, 음식, 쇼핑, 인터넷 중독

2010년 아버지의 날이었다. 나는 청소년이던 아이 다섯과 함께 거실에 앉아 있었다. 나는 스크램블드에그와 베이컨, 소시지, 팬케이크, 프렌치토스트, 과일 등으로 거한 브런치 준비를 막 끝낸 참이었다. 아이들과 뭔가 의미 있는 대화를 나누기를 기대하며 레이지보이 의자의 손잡이를 당겨 다리를 뻗었다. 행복한 가족, 다만 아이들 모두가 손에 스마트폰을 들고 그 조그만 직사각형 화면만 들여다보고 있었다는 점만 빼면. 아이들은 내게 전혀 신경을 쓰지 않았다. 자기네들끼리도.

나는 커피를 옆 탁자에 내려놓고 가슴 앞으로 팔짱을 꼈다. 한 명이라도 다만 나를 올려다보기까지 얼마나 걸릴지 기다려보기로 했다. 처음에 나는 씁쓸한 미소를 지었다. 그래 이건 일종의 재밌는 실험이다. 결국 나 때문에 우리가 이렇게 한자리에 모였으니까. 아이들이 내 존재를 알아차리는 데 얼마나 걸릴까? 누구라도? 누구라도. 나는 관찰하며 기다렸다. 기다리고, 기다리고, 기다렸다. 아이들의 주의는 여전히 그들의 기기에

꽂혀 있었다. 아이 중 한 명이 순전히 자유의지로, 귀찮아하면서도 실제로 나를 올려다볼 때까지 기다릴 수 있었더라면 좋았을걸. 나는 너무 참을성이 없었다(내 성격적 결함 중 하나다).

더 이상 즐겁지 않았다. 나는 아이들에게 "그 전화기 좀 치워!"라고 말했다. 행복한 기억은 아니다. 스마트폰을 포함해 지난 20년간의 디지털 혁명을 기뻐하는 이유는 백만 가지도 넘는다. 우리 가족은 도시에서 살았고 우리 부부는 둘 다 일을 하느라 밖에 나가 있었다. 우리 집 아이들은 대중교통을 검색해야 했고 때로는 학교에서 돌아와 혼자 집에 있어야 했다. 아이들에게 스마트폰을 주지 않았더라면 우리가 아이들을 방치한다고 느꼈을 것이다. 많은 부모가 같은 생각일 거라고 확신한다.

우리 손가락 끝에 기술을 가지고 있다는 건 좋은 점이 아주 많다. 친구와 쉽게 연락할 수 있고, 걷거나 운전할 때 즉시 길을 찾을 수 있고, 날씨 예보도 바로 뒷주머니에서 꺼내 볼 수 있다. 뭔가 중요한 게 떠오른 순간 바로 적어둔다거나, 사진을 찍어서 올리거나, 알림을 설정하는 일 그리고 가족을 챙길 수 있다는 건 더 말할 필요도 없다. 중독자들이 흔히 그러듯 쉽게 산만해지고 1, 2분 이상 조용히 앉아 있지 못하는 사람들에게 스마트폰은 구세주와 같다. 몇 번의 엄지손가락 스크롤만으로도 할 수 있는 게 아주 많다.

아마도 나와 비슷한 생각을 하는 사람이 많을 것이다. 엄청난 정보와 수많은 기회, 영화, 게임 등을 버튼만 톡 치면 누릴 수 있다는 건 흥미진진한 일이다. 아이패드는 바쁜 부모들에게 완벽한 아이 돌보미가 되어준다. 또한 인터넷 검색과 페이스북 확인, 잠깐의 온라인 쇼핑 등은 스트레스로 가득 찬 하루의 끝에서 긴장을 푸는 만족스러운 방법이다.

디지털 세계는 대다수 미국인들의 현대 생활에 필요불가결한 부분이 되었다. 미국인의 95퍼센트는 휴대전화를, 77퍼센트는 스마트폰을 소유하고 있으며 성인 인구의 약 4분의 3이 노트북컴퓨터를 가지고 있다.[1] 디지털 미디어를 생산하거나 소비하기 위해(주로는 소비) 디지털 기기에 많은 시간을 쓴다. 하지만 여러 장점에도 불구하고 디지털 미디어를 많이 사용하는 것은 정신적, 신체적 건강 모두에 영향을 미친다. 4장에서 언급한 대로 오늘날 열아홉 살짜리들은 60세 어른들만큼이나 앉아 있는 시간이 많다는 연구 결과도 있다.[2] 연구자들이 그 이유까지 설명하지는 않았다. 하지만 산책이나 등산을 하거나 자전거를 타는 대신, 잔디 깎기나 정원 가꾸기 등 활동적인 일을 하는 대신, 또는 공놀이를 하기 위해 공원으로 가는 대신 집 안 소파에 앉아 TV나 전화기를 보는 시간이 얼마나 되는지 스스로 생각해보라. 맑고 화창한 날에도 엉덩이를 붙이고 앉아 게임을 하거나 문자를 주고받으며 시간을 보내는 건 쉽게 떨치기 힘든 유혹이다.

수치가 모든 것을 말해준다. 미국의 보통 10대의 하루 스크린타임은 '9시간'이다.[3] 성인의 경우는 더욱 심각하다. 닐슨사가 실시한 미디어 소비 습관에 대한 조사를 보면 2017년 1분기 동안 보통 베이비붐 세대•는 하루 13시간 15분을 미디어에 쓰는 것으로 나타났다. 이는 수면 시간보다도 길다.[4] 그런데 이들이 위대한 소설을 쓰거나 신기한 새 애플리케이션을 개발하거나 차세대 롤플레잉 게임을 고안하느라 시간을 쓰는 것은 아니다.

그렇다면 우리 모두는 무엇을 하느라 하루 중 그렇게 많은 시간을 스

• 미국 베이비붐 세대는 제2차세계대전이 끝난 뒤인 1946년부터 1965년 사이에 태어난 세대를 말한다.

크린에 쓰고 있을까? 이것은 마케팅 회사들이 답을 얻기를 갈망하는 질문이다. 사람들의 관심을 가장 많이 끄는 미디어가 사람들의 지갑을 끌어당기니까.

그래서 닐슨사에서는 TV 시청, 라디오 청취, 스마트폰, 컴퓨터, 태블릿, TV 연결 기기 등 사람들이 어디에다 정신을 쏟는지 연령대별로 나누어서 분석해보았다

우리의 디지털 생활: 하루 사용 시간

기기 \ 연령	18~34세	35~49세	50세 이상
TV	3	4.5	6.75
스마트폰	2	2	1
라디오	1.5	2	2
PC(컴퓨터)	1.5	1.25	1
TV 연결 기기	1	0.5	0.25
태블릿	0.5	0.75	0.25
합계	9.5	11	11.25

출처: 닐슨 보고서(2017년 1분기, 0.25시간 즉 15분 단위로 반올림)[5]

이런 것들 때문에 눈이 아픈 걸까? 아니면 책을 읽다가도 스마트폰으로 휙 옮겨가 이메일을 확인하거나, 좋아하는 비디오게임을 하거나, 필요한 책을 찾느라 아침 일찍부터 설치거나, 아니면 잠깐 멈추어 기사를 찾느라 눈이 아픈 걸까? 이도 아니면 이 책에서 마음에 드는 문장을 트윗에다 인용해 올리느라고?

나처럼 한 번에 여러 방향으로 정신이 산만해지는 사람이 아니더라도 정보와 디지털 기술에 대한 이 무한한 접근성은 사람들의 주의를 산산조각 낼 것이다. 스스로 스크린에 너무 많은 시간을 쓰는 게 아닐까 하는 의심이 드는 사람도 있을 것이다. 게임이나 다른 행위 중독 때문에 괴로워하는 사람은 자신에게 문제가 있다는 것을 이미 알 것이다. 그러나 게임이나 다른 행동 중독으로 중등도나 중증 쪽으로 가면서도 미처 문제를 깨닫지 못하는 사람들도 있다.

행위중독에 대해서는 곧이어 좀 더 이야기하겠지만, 먼저 자가 테스트로 현재 자신이 디지털 사용에 대해 중독 스펙트럼의 어느 위치에 있는지 알아보자.

나는 중독 스펙트럼의 어디쯤 있을까?

I. 전자기기를 몇 개나 가지고 있습니까?

스마트폰 _____
태블릿(아이패드, 킨들 등 전자책 단말기 포함) _____
컴퓨터(데스크톱, 노트북 등) _____
게임 콘솔(엑스박스, 위 게임기, 플레이스테이션) _____
텔레비전 _____
기기당 1점   **합계 점수:** _____

II. 스마트폰: 스마트폰을 가지고 있는 경우 각 항목에 대해 '예' 또는 '아니요'에 동그라미 하세요. 스마트폰이 없으면 바로 III번으로 가세요.

나는 통화나 문자보다 게임이나 소셜미디어, 인터넷 검색 등을 위해
전화기를 더 많이 사용한다. (예 / 아니요)

나는 매일 아침 눈 뜨자마자 전화기를 확인한다. (예 / 아니요)

나는 전화기 때문에 화장실이나 식사, 잠을 건너뛴 적이 있다. (예 / 아니요)

나는 화장실에 있을 때, 소변을 볼 때조차도 전화기를 사용한다. (예 / 아니요)

나는 전화기 사용 없이 영화 한 편을 끝까지 보지 못한다. (예 / 아니요)

나는 전화기를 꺼야 하거나 전화기가 없으면 불안하다. (예 / 아니요)

전화기의 배터리가 떨어지면 나는 안절부절못한다. (예 / 아니요)

하루에 한 시간 이상 스마트폰으로 소셜미디어를 확인하거나 게임을 한다.
(예 / 아니요)

나는 사람들과 같이 있는 게 어색할 때 전화기를 손에 든다. (예 / 아니요)

나는 심심하거나 불안할 때 또 우울할 때 전화기를 손에 든다. (예 / 아니요)

나는 현실 세계의 친구보다 소셜미디어가 편하다. (예 / 아니요)

나는 전화기를 사용하느라 일에 지장을 받는다. (예 / 아니요)

친구나 사랑하는 사람들이 내 전화기 사용에 대해 불평한 적이 있다.
(예 / 아니요)

나는 내가 전화기를 너무 많이 사용하는 게 아닌지 걱정스럽다. (예 / 아니요)

'예'에 답한 경우 각 1점   **합계 점수:** _____

III. 게임: 비디오게임을 하는 경우 아래 각 항목에 대해 '예' 또는 '아니요'로 답하세요. 게임을 하지 않으면 바로 IV번으로 가세요.

나는 게임을 하느라 화장실이나 식사, 잠을 건너뛴 적이 있다. (예 / 아니요)

나는 게임을 몇 시간 동안 할지 통제하는 게 어렵다. (예 / 아니요)

때때로 나는 내가 게임을 통제하는 것보다 게임이 나를 통제할 때가
많다고 생각한다. (예 / 아니요)

친구나 사랑하는 사람들이 내가 게임을 하는 것에 대해 불평한 적이 있다.
(예 / 아니요)

나는 내가 게임을 하는 것에 대해 걱정한다. 내게 문제가 있다고 생각한다.
(예 / 아니요)

IV. 텔레비전

우리 집에서는 TV를 항상 켜둔다. (예 / 아니요)

나는 하루에 평균 네 시간 이상 TV를 본다. (예 / 아니요)

나는 TV로 무엇을 보는지는 상관하지 않는다. TV를 보기만 하면 된다.
(예 / 아니요)

나는 하루라도 TV를 못 보면 짜증이 나거나 속이 상한다. (예 / 아니요)

나는 TV를 시청하느라 일에 지장을 받는다. (예 / 아니요)

나는 스트레스를 받거나 기분이 상했을 때 TV를 본다. (예 / 아니요)

나는 항상 TV를 더 많이 보고 싶다. (예 / 아니요)

친구나 사랑하는 사람들이 나의 TV 시청에 대해 불평한 적이 있다.
(예 / 아니요)

나는 내가 TV를 얼마나 많이 보는지에 대해 솔직하지 못하다. (예 / 아니요)

나는 내가 그래야 한다고 생각하는 것보다 TV를 더 많이 본다. (예 / 아니요)

'예'에 답한 경우 각 1점   **합계 점수:** _____

점수 해설

0~10점: 좋은 소식이다. 당신은 자신의 디지털 사용을 잘 통제하고 있다. 계속해서 디지털 건강을 잘 실천하고, 디지털 사용의 빨간 깃발이 보이지 않는지 주의를 기울인다.

11~20점: 그다지 좋은 소식이 아니다. 당신은 기기에 너무 많은 시간을 쓰고 있는지도 모른다. 그게 당신 삶의 질에 방해 요소가 되기 시작할 것이다. 당신은 아마도 중독 스펙트럼의 중등도 또는 중증을 향해 나아가고 있을 것이다. 지금 제동을 거는 것이 중요하다. 그러면 디지털 중독 때문에 당신의 삶은 물론 사랑하는 사람들의 삶에도 부정적인 영향을 미치게 되는 중독 스펙트럼의 중증 끝까지 가지 않을 수 있다.

좋은 기분을 느끼는 게 왜 나쁜가?

어떤 사람이 아주 친한 친구와 함께 좋아하는 넷플릭스 시리즈를 몰아보는 걸 즐긴다고 하자. 그 사람은 또 하루 4, 5시간씩 비디오게임을 한다. 트위터에 들어가 스크롤과 클릭을 반복하고 정치 토론에도 주기적으로 참여한다. 그래서 뭐가 어떻다고? 요컨대 드라마 '아메리칸 반달리즘' 시리즈를 주말에 몰아보기 하는 것은 일주일간의 스트레스에서 벗어나기 위한 재미있고 무해한 방법이다. 좋은 기분을 느끼는 건 당연히 나쁜 일이 아니다. 그것이 '중독자'를 만드는 건 결코 아니다.

TV를 한 번에 한두 시간 이상 보는 게 건강하지 않은 일이긴 하지만 토요일에 몰아보기를 하는 것 자체가 문제는 아니다. 문제는 자신의 삶과 단절되어 자기 행동에 대해 스스로와 다른 사람들에게 거짓말을 하면서까지, 다른 모든 활동을 배제한 채 충동적인 쇼핑이나 게임 또는 음식만을 선택할 때 발생한다.

이 책에서 지금까지 화학적 중독인 약물과 알코올 중독에 대해 주로 이야기했다. 이 같은 화학적 중독은 우리 뇌의 보상 중추에 영향을 미쳐 도파민을 증가시키고 순간적으로 강력한 쾌감을 만들어낸다. 술이나 약물이 만들어낸 '취한' 상태가 가시면 뇌 속의 도파민이 부족해지고 그러면 기분이 나빠지면서 또 다시 술이나 마약을 갈망하게 된다. 놀라운 것은 물질적인 중독이 아닌 비디오게임이나[6] 인터넷,[7] 쇼핑,[8] 음식,[9] 섹스,[10] 포르노,[11] 도박,[12] 운동,[13] 분노,[14] 상호의존적인 관계[15] 등도 도파민이 증가했다가 고갈되는 폭력적인 보상 사이클을 만들어낸다는 사실이다.[16]

새 이메일이나 문자가 오거나 "띵!" 하는 전화기의 알림이 울릴 때마다 우리 뇌는 도파민을 공급해 쾌감을 선사한다. 도파민은 앞에서 말한 것처럼 뭔가 긍정적이거나 즐거운 일을 기다리거나 경험할 때 우리 뇌에서 분비되는 신경전달물질이다. 도파민은 우리 뇌에 주의를 기울이라는 신호를 보낸다. 예컨대 맛좋은 냄새나 혹시 짝이 될지도 모를 매력적인 이성과의 눈 마주침, 한잔의 포도주가 그러하듯, 곧 경험하게 될 일이 가치 있는 일일 거라는 메시지를 전달하는 것이다. 신경과학 및 인간행동을 연구하는 UCLA 세멜연구소의 책임자인 피터 와이브로는 스크린이 우리 뇌에 매우 유혹적이라는 뜻에서 '전자 코카인'이라고 부른다.[17]

인간 역시 동물계에 속하는 생명체로서 위험을 탐지하도록 회로가 만들어져 있다. 오늘날 우리가 살고 있는 이 연결된 세계의 문제는 잠재적인 위험을 촉발하는 방아쇠가 거의 상시적으로 존재한다는 것이다. 문자가 왔다는 전화기 알림이 울리거나 뉴스를 볼 때마다 우리 몸은 경각심을 높이고 맞서 싸우거나 도망칠 준비를 갖추게 하는 '투쟁-도피 반응' 호르몬인 에피네프린을 분비한다. 우리 인간의 호르몬은 야생동물의 공격 같은 '실제 위험'과 전화기 알림이나 문자와 같은 '위험'을 구분하지 못한다. 이 같은 스트레스 신호의 과부하는 우리 마음을 사로잡고 흥분시키기도 하지만 이와 더불어 호르몬의 고갈, 피로, 불안, 우울증 등을 가져오기도 한다.

샨드라는 매달 내 진료실을 찾아온다. 디지털 중독을 치료하기 위해서이다. 샨드라는 원래 이야기하는 걸 좋아하고 전 과목 A학점만 받는 학생이었는데 지금은 가족과 친구들에게 외면당하고 학교에서도 낙제할 위험에 처해 있다. 샨드라는 인터넷에 지나치게 많은 시간을 쓰면서 수면 방해를 받고 그 결과 심각한 우울증을 앓게 되었다.

모든 중독이 다 똑같은 건 아니다. 어떤 중독은 확실히 다른 것들보다 훨씬 더 해롭다. 과로보다는 필로폰을 피우는 게 몸을 더 상하게 할 것이다. 그러나 중독으로 볼 수 있는 상식적인 단서는 신체적이거나 정신적인 해를 입을 정도로(예를 들어 8만 달러짜리 신용카드 청구서나 심각한 체중 증가, 거짓말투성이의 변명처럼) 그 일에 완전히 과몰입한다는 점이다. 사실 중독을 일으키는 대부분의 행동은 적당하기만 하다면 정상적이고 완벽하게 용인될 수 있으며 심지어 필수적이기까지 하다. 먹지 않고 살 수 있는 사람은 없다. 대부분의 일은 매일 컴퓨터나 전화기를 써야 한다. 운동은 필수적일 뿐 아니라 생활의 큰 즐거움이기도 하다. 그러나 정도가 심해지면 이들 활동 중 무엇이든 잠재적으로 우리 삶을 궤도에서 벗어나게 만들 수 있다.

통제 불가능한 디지털 미디어 사용과 같은 비물질 중독을 의학적으로 '중독'이라고 인정하기까지는 오랜 시간이 걸렸다. 2018년 6월 세계보건기구는 스스로 통제를 못하고 게임에 빠지는 것을 정신건강에 문제가 있는 것으로 규정하는, 즉 중독으로 인식하는 새로운 국제 분류를 발표했다. 미국정신의학회의 《정신 장애의 진단 및 통계 편람Diagnostic and Statistical Manual of Mental Disorders, DSM》에서 도박을 중독으로 인정한 지 5년

정상적인 행동인가, 아니면 비정상적인 집착인가?

중독이 될 가능성이 있는 대부분의 행동은 적당히만 한다면 정상적일뿐더러 심지어 건강한 게 많다. 그러면 이런 즐거운 활동이 파괴적인 중독으로 변하는 건 언제일까? 집착을 하게 되면 중독 스펙트럼을 따라 더 멀리 나아간다. 그 행동에 몰두할 수 있는 기회를 점점 더 많이 찾는다. 부정적인 결과에도 불구하고 그 일을 지속한다. 가족과 친구들은 우려를 표명한다. 하지만 그 일을 못 하게 되면 금단증상과 심한 좌절감, 다른 부정적인 감정을 느낀다. 한때 기쁨을 가져다주었던 활동들, 예컨대 사랑하는 사람들과 함께 시간을 보내고 창의적인 노력을 기울이던 일, 취미 등에 더 이상 관심이 없다. 일상생활을 유지하는 것 자체가 힘들어진다.

중독되었다는 걸 알 수 있는 단서

- 줄곧 그 생각을 한다.
- 그 행동(활동)을 하는 데 너무 많은 시간을 쓴다.
- 부정적인 감정에 대처하기 위해 그 일을 한다.
- 신체적, 정신적으로 해가 되기 시작하는데도 계속 그 일을 한다.
- 직장이나 학교, 가족을 소홀히 하기 시작한다.
- 줄이려고 노력하지만 안 된다.
- 그만하려고 하면 짜증이 나고 우울해진다.
- 가족이나 친구들에게는 그 문제의 심각성을 적극적으로 숨긴다.
- 그 행동으로 인해 고립되었거나 완전히 혼자라고 느낀다.

만이다. 2013년 DSM 5판에서는 강박성 도박이 '물질 관련 중독성 장애'에 포함되었다. 정신건강 전문가가 아니라면 이러한 것들이 획기적인 이정표처럼 보이진 않겠지만 2018년의 세계보건기구 발표는 2013년 미국의 DSM 5판에서의 변화와 더불어 중독 및 정신건강 전문가들 사이에서 사고의 점진적 전환이 일어났음을 나타낸다. 사실 우리 중 많은 사람은 이런 변화가 이미 한참 전에 일어났어야 했다고 본다.

2013년의 DSM 분류는 과학자들이 거의 20년에 걸쳐 상습 도박꾼들의 뇌에서 일어나는 생리학적 변화를 연구하고 영상 기술의 도움으로 관찰해왔기에 가능했다. 비록 모든 연구 결과가 완전히 일치하는 것은 아니었지만 병적인 도박꾼들의 뇌는 강력한 마약에 중독된 사람들의 뇌와 실제로 비슷한 것으로 나타났다.[18]

세계보건기구가 강박적 비디오게임을 정신건강질환으로 인정한 것은 도박이나 포르노, 비디오게임, 쇼핑, 음식 등 비물질 행위중독에 빠진 사람들을 곁에서 지켜본 가족, 친구들은 이미 오래전부터 알고 있던 사실이 맞았음을 말해준다. 이러한 행위중독도 약물중독만큼 파괴적일 수 있다. 아르만도라는 내 환자가 좋은 사례다. 부프레놀핀과 상담 덕분에 아르만도는 오피오이드 중독을 통제하였다. 그는 또한 필로폰과 술, 마리화나도 끊었다. 그러나 도박에 대한 아르만도의 갈망은 여전히 치명적일 정도로 심했다. 아르만도는 헤로인 중독보다 도박에 대한 강박적인 욕구에 훨씬 큰 영향을 받고 있었다.

중독 전문가이자 그 자신 헤로인과 알코올 중독이었다가 회복된 케리는 무엇보다도 음식 중독 때문에 무척 힘들어했다. 케리의 부모는 둘 다 알코올중독이었고 그녀는 분노로 가득 찬 집에서 자랐다. 냉장고에 음식이 없는 경우는 종종 있었지만 맥주는 항상 있었다. 가족들이 함께 식사할 때 케리나 형제들이 식전 기도를 올리면서 더듬거리기라도 하면 아버지는 그들의 뺨을 후려치곤 했다. 케리는 이미 어렸을 때부터 강박적으로 먹기 시작했다. "저는 정말 허전했어요." 케리는 이렇게 설명했다. "저는 포만감을 느끼고 싶었어요." 음식, 특히 마카로니와 치즈, 으깬 감

닥터 폴의 미디어 스크린과의 싸움

작년에 나는 주치의와 나의 건강에 대해 이야기를 나누고 있었다. 의사는 검사를 의뢰했고, 결과는 약간 우려스러운 상태였다. 갑상선 기능이 저하되어 있고 테스토스테론 수치가 낮았으며 혈당이 높아서 당뇨병에 걸릴 위험이 있었다. 의사는 내게 마지막으로 휴가를 낸 게 언제였냐고 물었다.

"지난주죠." 내가 말했다. "이틀 쉬었어요."

의사의 눈썹이 위로 올라갔다. "그러면 이메일 확인도 안 하고, 블로그에 글도 안 쓰고, 소셜미디어도 한 시간 이상 쓰지 않았고, 책이나 다른 프로젝트도 하지 않았겠군요."

그 말에 내가 큰 소리로 웃었던 것 같다. 과장이 아니라, 실제로 나는 깨어 있는 매일, 매 시간 무슨 일인가를 한다.

의사가 이어서 물었다. "점심시간에는 어떤 스크린도 보지 않고 오프라인 상태로 쉬나요?"

내 대답은 역시 '아니요'다. 10~30분쯤 되는 점심시간 동안 나는 거의 차트 작업(환자의 정보를 컴퓨터 파일 시스템에 입력하는 일)을 한다. 점심은 환자를 보는 사이에 게걸스럽게 먹어치우고 급하게 검사실로 돌아가곤 한다. 내 주치의의 말은 내가 이미 알고 있는 바였다. 내 몸은 기본적으로 항상 투쟁-도피 상태를 유지하고 있었다. 이 점이 바로 왜 내 혈당이 예상보다 높은지, 왜 허리선 주변으로 지방이 쌓이는지, 왜 만성피로와 축농증에 시달리는지를 설명해준다. 주치의는 스크린을 끄고 오프라인이 되는 게 우리 뇌에 필수이며 매일같이 하루 종일 멀티태스킹을 하는 건 해롭다는 사실을 끈질기게 설명해주었다.

문제라고? 누구, 내가? 나는 그저 생산적으로 살았을 뿐인걸! 나는 정말로 생산적이었고, 문제가 있다는 생각은 안 들었다. 그리고 당연히 중독도 아니었다. 하지만 주치의와 이야기를 나눈 뒤 나는 할 수 없이 내 스크린타임을 조사했고 문제였다는 것을 깨달았다. 나는 말 그대로 몸이 산산조각 나는 것 같았다. 나는 꼭 필요하다고 여기는 모든 과업에 너무 집착했다. 내가 일중독이고 스크린에 너무 많은 시간을 썼다는 데에는 의심의 여지가 없다. 지금은 규칙을 정해두었다. 주중에는 저녁 식사 후에 컴퓨터와 전화기를 쓰지 않고 주말에는 최소한 반나절 이상 오프라인을 유지한다. 또 스트레칭 시간을 늘리기 위해 노력 중이다. 지금은 적어도 일주일에 네 번 이상은 격렬한 운동을 하려고 하고, 해야 할 일이 수천 가지나 되는 것처럼 느껴질 때조차도 나 자신을 위해 충분한 수면을 고집스럽게 지킨다. 내 인생에서 해온 많은 일처럼 지금은 컴퓨터와 스마트폰 시간을 제한하는 작업이 진행 중이다.

자, 달콤하거나 기름진 거라면 무엇이든 케리를 위로해주었지만 케리에게는 끄는 스위치가 없었다. 케리는 일단 먹기 시작하면 멈추지를 못했다. "음식 봉지에 손을 집어넣으면서 속으로는 '먹지 마!' 하고 소리치는 거죠." 케리가 말했다. 케리는 열네 살 때 처음 헤로인 주사를 맞았는데 그때의 느낌을 '완전한 열반'이라는 말로 묘사했다. 그러나 그녀가 가장 극복하기 힘들었던 건 음식 중독이었다고 말한다. 헤로인 습관을 떨쳐버리고 몇 년 동안이나 맨정신을 유지했지만 강박적으로 먹는 것만은 멈출 수가 없었다.

오피오이드나 필로폰, 알코올 중독과 마찬가지로 이러한 비물질 중독 역시 건강을 해치고 친구와 가족들로부터 멀어지게 만들며 삶을 파괴한다.

미디어 스크린 남용의 결과

◇◇◇◇◇◇◇◇◇◇◇◇◇◇◇◇◇

"사람들이 정말로 완전히 자제력을 잃고 거기에서 헤어나오지 못해요." 시애틀 부근에서 디지털 중독 재활 센터를 공동 설립한 힐러리 캐시는 이렇게 말한다. 해독이 필요한 청소년 대상 재활 센터 프로그램의 수요가 너무 많아서 아무리 빨리 직원을 채용해도 감당할 수 없을 정도라고 한다. "심각한 저체중과 과체중, 수면 부족 등 온갖 종류의 부정적인 결과들이 있죠. 인대나 허리에 심한 염좌가 생긴 아이들도 있어요. 사회적, 학업적인 면에도 영향이 있어요. 디지털 중독이란 그런 거예요."[19]

중독 스펙트럼의 경증 끝에 있는 사람이라 하더라도 스크린에 너무 많은 시간을 쓴다면 다음과 같은 결과를 초래할 수 있다.

불안: 별생각 없이 페이스북에 접속했다가 대학 동창이 달 밝은 밤 편안한 자기 집에서 넷째를 낳았다는 소식을 본다. 뒤에서 촛불이 비추고 있는 멋진 사진들이다. 반면에 당신은 지난 1년간 임신을 하려 노력했지만 결국 실패했거나 아니면 엄청 스트레스받으며 병원에서 출산한 뒤 엄마가 되는 게 얼마나 힘든 일인지 깨닫는 중일 수도 있다. 친구가 업데이트한 글을 읽으면 기분이 거지 같다. 페이스북, 스냅챗, 인스타그램 같은 소셜미디어에 끊임없이 접속하다보면 불안이나 질투를 느낄 수 있다. 그리고 우울증과 불안증으로 이어질 수 있다. 19~32세를 대상으로 한 2017년의 한 연구에 따르면 온라인 플랫폼을 7개 이상 사용하는 사람은 2개 이하를 쓰는 사람보다 불안과 우울증을 겪을 가능성이 3배 이상 높았다.[20]

허리와 목 통증: 카이로프랙틱이나 정골요법 의사 등을 비롯해 의료계

동료들에게 들으니 허리와 목 통증 환자가 눈에 띄게 늘고 있다고 한다. 스크린타임이 너무 긴 게 그 주원인이다. 심지어 거북 목이라고, 그 이름까지 있다. 완전히 진행된 중독이든 단순한 과사용 장애이든 한 번에 몇 시간씩 스마트폰을 들여다보느라 고개를 숙이고 있으면 자세가 나빠지고 두통이나 다른 통증으로 이어질 수 있다. 허리나 목 통증 때문에 의사를 찾아가면 아마도 오피오이드 진통제를 처방해줄지도 모른다. 바로 중독을 부추기는 악순환의 시작이다.

수면 방해: 우리 딸아이 하나는 열네 살 때 처음으로 휴대전화를 가졌다. 그때만 해도 휴대전화는 새로운 것이었고 우리 딸과 딸 친구들은 휴대전화에 다소 집착했다. 딸애는 문자를 보내느라 반쯤 밤을 새다시피 했는데 친구와 어울리는 주된 방법이었기 때문이다. 휴대전화는 확실히 마약이나 음주, 심야 파티보다는 안전한 습관이었다. 그러나 딸애는 완전히 지친 상태로 눈 밑에 다크서클을 달고 10대치고도 심하게 투덜거리며 아침 식탁에 나타나곤 했다. 아내와 나는 걱정스러웠다. 우리는 같이 해결책을 생각해냈다. 딸애는 밤에 휴대전화를 쓰고 싶은 유혹에 넘어가지 않도록 잠자리에 들 때는 우리에게 휴대전화를 맡기기로 동의했다. 그러나 우리 부부는 아이들을 감시하는 데 젬병이었고 몇 년 뒤에야 딸애가 제 오빠들과 거래를 했다는 사실을 알게 되었다. 낮에 오빠들 방을 청소해주는 조건으로 밤에 오빠들의 전화를 사용했던 것이다.

수면장애는 종종 우울증이나 양극성장애 같은 정신건강 문제가 있다는 첫 번째 신호이다. 수면장애는 또한 인터넷 중독의 부작용이기도 하다. 만약 자신의 행복을 증진시키기 위해 한 가지만 하겠다면 매일 밤 한 시간 더 자면 된다.[21] 하지만 잠을 자야 한다는 것을 알면서도 밤에 인터넷이나 비디오게임의 소용돌이에 너무 쉽게 빨려 들어간다. 인터넷 과사

용이 수면에 해가 된다는 사실에 대해서는 거의 논란이 없다.[22]

비타민 D 결핍: 앞에서 계속 말한 것처럼 비타민 D는 면역 기능, 뼈의 성장, 심지어 기분 조절에도 필수적이다. 그동안 내가 검사한 성인과 어린이 환자의 99퍼센트가 비타민 D 결핍이었다. 이는 미국인 4분의 3이 비타민 D 결핍이라는 사실을 밝힌 연구와도 일치한다.[23] 디지털 세계에서 보내는 시간이 점점 더 많아지고 햇빛쬐는 시간이 줄어들수록 우리 몸의 비타민 D는 줄어들고 면역력도 떨어진다.

비타민 D를 얻는 바람직한 방법은 가능한 한 실외에서 많은 시간을 보내는 것이지만 나는 보충제를 권하기도 한다. 닥터 폴의 처방은 컴퓨터를 끄고 뒷마당 테라스에서 잠시 누드 일광욕을 하라는 것이다. 그러나 솔직히 말해 통합의학계 동료들과 이 책의 공동 저자도 추천하지만 나는 환자들에게 누드 일광욕을 하라고 이야기하지도 않고 나 자신 알몸으로 밖에 나가 있는 일도 없다. 재미있는 이야기를 하나 하자면, 우리 가족이 캘리포니아에서 처음 오리건으로 이사 왔을 때 아이들을 데리고 컬럼비아강을 따라 루스터록 주립공원으로 소풍을 간 적이 있었다. 나는 음식을 차리다가 채 50미터도 안 되는 곳에서 나이 지긋한 남자가 벌거벗고 서 있는 걸 목격했다. 나는 그 사람이 바바리 맨이 아닐까 약간 걱정이 되었다. 그래서 그쪽으로 다가가다가 표지판이 있는 걸 보았다. 표지판에는 '누드 비치가 시작되는 곳'이라고 쓰여 있었다.

지나친 체중 증가 또는 감소: 디지털 중독자들은 위험할 정도로 저체중이 될 수 있는데 이는 필로폰이나 헤로인 중독자들에게도 나타나는 현상이다. 무언가에 집착하면 사람들은 기본적인 욕구, 즉 먹고 자고 씻는 일들을 잊어버린다. 무분별한 과식과 지나친 체중 증가를 초래할 수도 있다. 수면의 질이 떨어지는 것도 체중 증가의 원인이 될 수 있다.[24]

연구자들은 기술에 소비라는 돈이 전 세계 비만 증가의 중요한 한 요인이라는 것을 발견했다.[25]

자존감 저하: 노르웨이에서 시행한 대규모 전국 조사에서 소셜미디어를 중독적으로 하는 게 자존감 저하와 관련이 있는 것으로 나타났다.[26] 스크린에 지나치게 시간을 쏟는 것은 고립감과 우울감의 원인이 된다.

늘어나는 시력 문제: 컴퓨터, 태블릿, 스마트폰에 너무 많은 시간을 쓰면 눈의 피로 및 다른 시력 문제(이중 또는 삼중 초점 등)와 앞에서 언급한 두통 등이 생길 수 있다. 의사들은 이를 컴퓨터시력증후군이라고 이름붙였다. 컴퓨터시력증후군은 아이들보다는 40세 이상 성인에게 더 심각한 문제로 여겨지지만, 의사들은 휴대용 단말기를 무제한적으로 사용하는 젊은이들에게서도 특이한 시력 문제가 나타나고 있다는 사실에 주목한다. 화면을 계속 들여다보면 사람 얼굴을 알아보는 능력이 손상될 수 있다. 시력이 정상적으로 발달하고 시선이 적절하게 움직이고 초점을 맞추려면 멀리 지평선을 바라보는 게 필요하다.[27]

전자기, 뭐라고?

전자기장Electromagnetic Field, EMF은 전기를 전도하는 물체에 의해 만들어지는 힘의 장force field이다. 집에 있는 가전제품과 전자기기, 예컨대 냉장고, 컴퓨터, 무선 라우터, 전기난로 등이 모두 전자기장을 발생시킨다. 전자기장은 눈에 보이지 않아 우리가 그걸 인식하지 못한 채 살고 있으니 거의 행운이라 할 만하다. 만약 전자기장을 볼 수 있다면 창이나 천장, 벽을 통해 흐르는 에너지의 선을 보게 될 것이다. 전자기장이 살아 있는

중독과 자존감

당신은 스스로에 대해 긍정적으로 생각하는가? 마음 깊은 곳에서부터 스스로가 가치 있고 사랑받을 만하다고 생각하는가? 자신의 잠재력을 최대한 발휘하면서 살고 있다고 느끼는가?

자존감이 충분하면 자기 자신 및 주변 사람들과 잘 지낸다. 스스로를 연민으로 대하고 자신에게 유리한 판단을 내린다. 뭔가 극적인 사건이나 남용에 끌리지 않고 건강한 활동을 추구한다.

내가 만나는 많은 소아과 환자들이 그러하듯 중독 환자들도 자존감 저하로 힘들어한다. 아마도 우리 모두 그렇지 않을까? 사람은 누구나 자신에 대해 바꾸고 싶은 부분이 있고 크게 후회하는 시절이 있다. 부모이자 소아과 의사, 중독 전문가로서 나는 자식들과 환자들에게 긍정적인 자존감을 심어주고자 노력한다. 그러나 중독은 긍정적인 자존감을 갖는 걸 어렵게 만든다. 낮은 자존감 때문에 중독 스펙트럼의 중증 끝을 향해 나아가기 시작했을지도 모르고, 중독됨으로써 자신감을 파괴하고 있는지도 모른다.

어느 쪽이든 자존감은 상처받고 있다. 중독에 점점 더 매달릴수록 스스로 통제 불가능하다고 느낀다. 자신의 책임을 소홀히 하고 사랑하는 사람들을 피하며 다른 사람들을 속이고 있다는 것도 잘 안다. 일상생활은 그럭저럭 영위한다고 해도 행복감과 자신감은 이미 사라지고 없다. 종종 불안과 우울증에 사로잡힌다. 그리고 자기혐오가 자리를 잡는다.

무너진 자존감을 어떻게 회복할 수 있을까? 가능한 한 빨리 자원봉사 기회나 의미 있는 회복 방법을 찾아야 한다. 다른 사람을 돕는 일을 통해 자존감에 도움을 받을 수 있다. 지금 당장은 불가능하다고 느낄지 모르지만 어쨌든 시도를 해보는 거다.

1899년 한 잡지 기고문에서 미국의 철학자(의사가 되는 교육도 받았다) 윌리엄 제임스는 이렇게 썼다. '감정에 따라 행동하는 것 같지만 사실 행동과 감정은 함께 움직인다. 따라서 행동을 규제하면(행동은 의지로 통제할 수 있다) 감정을 조절할 수 있다(감정은 의지의 통제 밖에 없다).'[28] 다시 말해 느끼고 싶은 방식으로 행동을 하면 좋은 감정이 뒤따른다는 것이다. 제임스는 이것을 '정신 위생'이라고 불렀다.

삶의 모든 면에서 긍정성과 목적의식을 키움으로써 정신 위생을 실천할 수 있다. 긍정적인 확신을 하루 종일 스스로에게 반복해서 말한다면 그것들을 믿게 된다. 일을 싫어하더라도 일터에서 가장 긍정적인 사람이 되어라. 열심히 일하라. 만나는 모든 사람에게 친절히 대하라. 누구에게든 인사할 때 미소를 지어라. 혹시 스스로 부정적이라고 느낀다면 스스로가 가치 있고 사랑스럽고 애정이 넘치는 사람이라는 것을 상기하라. 왜냐하면 실제로 그러하기 때문이다. 이와 같은 작은 변화들이 중독 스펙트럼의 경증 끝으로 갈 수 있게 도와준다. 자존감을 쌓아올려 스스로 괜찮을 거라는 사실을 깨닫도록 도와준다.
이 책, 특히 10장에서 개괄하고 있는 지침을 모두 따르는 것은 자존감을 높이고 중독 세계에서 '평온'이라고 부르는 것을 찾도록 북돋워 준다.

조직에 침투해 우리 몸에서 암이나[29] 심장질환,[30] 뇌 손상과[31] 관련이 있는 전하를 만들어낸다는 사실은 이미 알려져 있다.

고등학교 과학 시간에 지구 자체가 자기장을 갖고 있어서 나침반이 북쪽을 가리키고 새나 물고기가 길을 찾을 때 이를 이용한다는 것을 배운 기억이 날지 모르겠다. 전자기장은 물론 자연적으로 발생한다. 그러므로 많은 사람이 전자기장이 정말로 위험한가 하는 질문에 의문을 표한다. 불행히도 대답은 '그렇다'이다.

우리 뇌세포는 다른 세포들과 통신하기 위해 끊임없이 화학 신호를 전기 신호로 변환하며 우리 심장은 항상 전기 신호를 보낸다는 사실을 떠올려보라. 걱정스러운 점은 인간이 만든 기기에서 나오는 전기 신호가 우리 몸의 신호를 방해하고 우리 뇌에 변화를 일으키거나 해를 줄 수 있다는 것이다.[32] 과학적 연구에 따르면 전자기장 노출과 백혈병 발병 위험은 연관성이 있다고 한다.[33] 하버드대학의 신경학자인 마사 허버트를 비롯해 몇몇 연구자들은 약한 신호도 생리적 영향을 미칠 수 있다고 주장한다.[34] 예를 들어 휴대전화의 장기 사용이 뇌종양과 뇌암의 위험을 크게 높인다는 것은 주지의 사실이다.[35] 그 위험은 20세 이전에 휴대전화를 쓰기 시작한 사람들이 가장 높다.[36]

따라서 나는 통합의학 의사로서 이 디지털 시대에 전자기장 노출을 제한하기 위한 조치를 취하는 것이 매우 중요하며 그다지 어려운 일도 아니라고 제안한다. 다음 충고를 지키자.

무릎 위에 노트북을 두지 않는다: 휴대가 간편한 노트북컴퓨터는 전자기장의 고 에너지원이므로 무릎에 바로 올려놓지 않는 게 가장 좋다. 컴퓨터는 무릎 위가 아니라 책상 위에 두도록 한다. 임신부는 특히 무릎 위에 노트북컴퓨터를 올려놓지 않는다. 어쩔 수 없이 무릎 위에 올려놓고 써야 한다면 고품질 열과 방사선 차폐용품을 구입해 기기와 무릎 사이에 끼운다.

전화기를 머리에 대지 않는다: 전화기를 머리에 대거나 전자기기를 장신구처럼 착용하는 것은 가능한 한 피한다. 통화할 때는 스피커폰이나 헤드폰을 사용한다. 무슨 일이 있든 자는 동안 전화기를 머리맡에 두고 충전하면 안 된다. 이미 말한 것처럼 일단 전화기와 컴퓨터는 침실에 두지 않는 게 가장 좋다. 전자기장을 발생시키는 전자기기 즉 알람시계와 전등, 컴퓨터 등은 자는 동안 플러그를 꽂은 채로 가까이 두지 않는다.

장치를 사용할 때에는 플러그를 뽑는다: 컴퓨터, 태블릿, 휴대전화는 플러그를 뽑고 배터리로 사용하면 전자기장 노출을 줄일 수 있다.

케이블로 연결한다: 전자 장치들(프린터 포함)을 와이파이 대신 케이블

로 연결하면 전자기장 노출을 크게 줄일 수 있다.

스마트미터는 정중히 거절한다: 전기, 수도, 가스 등의 사용량을 자동으로 집계해 전송하는 스마트미터는 최악의 전자기장 발생 장치이다. 대부분의 지역에서는 스마트미터에 대한 선택권을 준다. 전력회사나 시청에 전화를 걸어 알아본다.

보호막을 두른다: 생활 및 작업 공간의 모든 전선이 도관이나 외장 케이블로 적절히 보호되고 있는지 확인하고 전자기장에 불필요하게 노출되지 않도록 한다.

케리의 이야기

이 장의 앞부분에서 잠시 언급한 케리는 이번 달에 헤로인과 알코올에서 벗어난 지 35주년이 되는 것을 축하할 것이다. 그런데 음식 중독에서 벗어난 지는 3년밖에 안 된다.

케리는 화가 많은 사람이어서 첫아이가 태어났을 때에도 사랑이 아니라 그저 분노를 느꼈다. "다른 사람들이 널 이기기 전에 네가 그들을 무찌를 수 있는 방법을 가르쳐줄게." 케리는 아기에게 이렇게 속삭였다.

케리는 키가 160cm밖에 안 되는데 몸무게는 135kg이 넘었다. 하지만 그녀는 몸집이 크다는 것을 신경 쓰지 않았다. 케리는 사람들이 자신을 함부로 대하는 걸 원치 않았고 불쌍해 보이고 싶지도 않았다. "뚱뚱한 게 보호 수단이 된다니까요." 케리가 설명했다. "사람들은 뚱뚱한 사람과 가까워지고 싶어 하지 않죠."

2015년에 케리는 복강내 출혈을 동반한 탈장 때문에 수술을 받아야 했다. 수술 후 케리는 지치고 무기력해졌다. 그녀는 장을 거의 40cm 가까이 절개했다. 철분과 페리틴 수치가 위험할 정도로 낮았다. 의사들은 케리에게 절대 금식을 해야 한다고 말했다. 그러나 케리는 침대에 누워 있는 대신 간신히 몸을 일으켜 보행기에 의지한 채 발을 질질 끌고 수액 걸이를 밀면서 음식을 찾아다녔다. 먹고 싶은 충동이 너무 강한 나머지 죽을지도 모른다는 생각이 들었지만 케리는 의사들의 말에 주의를 기울일 수 없었다. 케리는 크나큰 부끄러움과 외로움을 느끼며 음식을 먹었다. 눈물이 두 볼을 타고 흘러내렸다.

> *"모든 게 비밀이에요. 음식 중독이란 그런 거예요.*
> *나 자신은 물론 다른 모든 사람들에게도 비밀인 거죠.*
> *삶을 사는 게 아니라 중독을 사는 거예요."*
> ― 케리, 67세, 음식 중독에서 회복 중

케리는 음식 중독을 통제하려면 혼자 마음대로 음식을 선택해서는 안 된다는 것을 깨달았다. 그 대신 케리에게 필요한 것은 음식 계획에서 절대로 일탈하지 않을 수 있는 방법이었다. 책임감도 필요했다. 케리는 후원자에게 매일 연락하고 과식자 모임에도 매주 참석했다. 케리는 매일 비슷한 방식으로 음식 무게를 잰 다음 먹는 절차가 과거 음식에 집착하고 과식했을 때와 똑같이 위안이 된다는 것을 알게 되었다. 그녀는 식단에서 살을 찌우고 건강에 안 좋은 음식을 전부 제외하고 가공식품이나고 탄수화물 또는 설탕이 많이 든 음식은 더 이상 먹지 않았다. 케리는 모든 음식의 무게를 달아보고 정해진 양의 단백질과 채소, 과일, 탄수화물, 건강에 좋은 지방을 섭취하고 간식은 먹지 않았다.

중독 전문가로서 케리는 '가망 없는' 환자를 가장 잘 다룬다. 분노에 찬 불안한 사람들이나 학대, 방치, 자해와 같은 충격적인 이력이 있는 사람들을 케리는 가장 반긴다.

"내가 그런 사람이었어요." 케리가 내게 말했다. "선생이 내 기록을 봤다면 '빌어먹을, 이 환자는 더 이상 가망이 없어!' 하고 말했을 거예요."

그러나 케리는 살아남았을 뿐만 아니라 아주 잘 살고 있다. 그녀는 내가 아는 사람 중에 가장 침착하고 말솜씨가 좋으며 너그러운 데다 허튼 짓이라고는 하지 않는 사람이다.

"내가 특별한 건 아니에요." 케리는 이렇게 주장한다. "내가 할 수 있으면 누구든 다 할 수 있어요."

그렇다면 강박적으로 쇼핑이나 음식, 게임에 매달리는 사람은 그것을 어떻게 멈출 수 있을까? 오늘 당장 시작할 수 있는 몇 가지 해결책이 있다. 그 외 13가지 중독 회복 방법에 대해서는 10장에서 개략적으로 설명할 것이다.

닥터 폴의 처방:
디지털 및 다른 비물질 중독에 대한 통합적인 해결책

신체 건강을 회복한다: 중독을 극복하려면 뇌와 몸이 모두 건강해야 한다. 이 말은 곧 매일 운동을 해서 엔도르핀으로 뇌를 적시고 피에 산소를 공급해주며 영양가 있는 음식을 섭취해 건강을 개선한다는 것을 의미한다. 또한 다양한 바이옴 상태, 면역체계를 지원하는 충분한 비타민 D, 뇌와 신체에 활력을 불어넣어 줄 충분한 수면도 필수적이다. 모두 내가 이 책에서 반복해서 이야기하고 있는 내용들이다. 운동에 대해서는 352~353쪽, 수면은 181~183쪽과 344~350쪽에서 더 자세히 설명한다.

시간과 양을 추적, 기록한다: 다른 중독과 마찬가지로 문제의 범위를 솔직하게 평가하는 것이 중요하다. 기록을 계속해 나간다. 말로는 간단해 보이지만 가장 어려운 과정이기도 하다. 음식을 얼마나 많이 먹는지 식사 일지를 쓰거나, 신용카드와 다른 재정 상태에 대한 회계 기록을 하거나, 실제로 사이버 공간에서 얼마나 오래 있는지 알아내기 위해 온라인에서 보내는 시간을 재는 것부터 시작한다.

이미 알고 있는지도 모르지만, 하루에 스마트폰을 몇 번이나 확인하는지 추적해 다른 사람들과 비교해주는 앱도 많이 있다. 식사 기록 앱도 수십 개가 있는데 주로 살을 빼고 싶어 하는 사람들을 위해 고안된 것들이다. 자신이 그 무언가를 얼마나 과하게 하고 있는지 솔직해져야 한다는 생각만으로도 손에 땀이 나지 않는가? 힘든 일이라는 걸 잘 안다. 쉽지 않겠지만 어쨌든 해보는 거다. 앱에 친숙하지 않다면 인터넷에서 기록지를 찾아 프린트하거나 빈 장부를 사서 하거나 휴대전화 메모장에 기록한다.

구조 신호를 보낸다: 도움은 누구에게나 필요하다. 이 일을 혼자 할 수 있는 사람은 없다. 케리도 혼자하려고 했지만 음식 중독을 극복할 수 있게 해준 유일한 방법이 결국 하루도 빼놓지 않고 후원자와 연락한 일이었다. 비물질 중독의 함정을 잘 이해하고 행동 수정 방법이나 명상, 책임감 등을 지도해줄 수 있는 중독 전문가나 좋은 치료사, 인생 코치를 찾아보라. 주 1회 외래 상담으로 중독을 끊는 게 불가능하다는 생각이 든다면 행위중독 치료를 위해 입원하는 것도 고려해볼 수 있다. 자신의 상태

가 재활 센터 프로그램을 알아봐야 할 때일 수도 있다. 개인 치료, 그룹 활동, 명상 훈련, 운동, 자연 속에서 보내는 시간 등이 포함된 좋은 재활 센터 프로그램을 통해 자신의 삶을 완전히 혁신할 수 있다.

접근을 통제한다: 알코올중독자는 집에 술을 두면 안 된다. 마약중독자들은 마약이 있는 현장을 떠나야 한다. 그런데 행위중독의 경우라면 피하기가 훨씬 힘들 것이다. 음식 중독자는 음식을 완전히 피할 수 없다. 하지만 '문제 음식'만은 집 안에 절대 두지 않음으로써 통제할 수 있다. 디지털 중독자는 업무나 학교 공부에 컴퓨터가 필요하겠지만 스스로 통제 조치를 취할 수 있다. 어떤 종류의 비물질 중독이든 스스로 정한 한도를 지킬 수 없다면 중독 상담가나 개인 코치에게 도움을 청하는 게 좋다.

디지털 중독에 대해: 스마트폰이나 인터넷, 게임을 하지 않고 일정한 시간을 지내본다. 두세 시간 연속해서 스크린을 보지 않고 편안히 지낼 수 있으면 시간을 반나절로 늘린다. 실제로 스마트폰을 놔두고 산책이나 달리기를 하거나 체육관에 가도록 일정을 짜는 것도 괜찮은 시작이다.

아주 최근까지 우리는 모두 24시간 내내 전화, 문자, 인터넷, 인스타그램에 접속하지 않고도 잘 살았다. 적어도 일주일에 한 번은 외출할 때 스마트폰을 집에 두고 나가거나 아니면 무음 상태로 하거나 꺼놓고 진짜 위급 상황에만 사용해본다.

비록 완벽한 스크린 절제가 완벽한 음식 절제만큼 비현실적일지라도, 자신에게 가장 중요한 것이 무엇인지 되새기고 스크린으로부터 벗어난 활동으로 삶을 채움으로써 균형감 있게 스크린을 사용할 수 있다.

문제 프로그램 차단한다. 만약 어떤 게임이나 프로그램이 자신의 생활을 빨아들이고 있고 일단 시작하면 멈출 수 없다면 그것들을 완전히 삭제한다. 페이스북에 정신이 팔려 시작하면 몇 시간씩 하고 기분이 나쁠수록 더 오래하는 자신을 발견할 수도 있다.[37] 혹시 그렇다면 1~3개월 동안 소셜미디어 계정을 닫고 스스로 해독을 시도한다. 아니면 아예 접근을 제어할 수 있게 설계된 앱이나 웹사이트를 이용한다.

'스크린 안 보는 일요일'을 선언하거나 '테크 토론 화요일'을 시도한다. 최상의 시나리오는 아주 단순하게 일주일에 하루는 스마트폰, 컴퓨터, 게임기, 그 외 다른 전자기기와 '떨어져' 지내는 것이다. 종교가 있다면 종교 의식이 있는 날에 맞출 수 있다. '스크린 안 보는 일요일'은 디지털 세계에는 없는, 우리 자신과 우리가 사랑하는 사람들에게 중요한 모든 것을 다시 설정하고 다시 연결하고 기억하게 해준다. 자연 속에서 시간을 보내거나 해안을 따라 오토바이를 타고 달리고 롤러스케이트를 타러 가거나 모임을 위한 음식을 만들고 길거리 농구를 하거나 공원에서 열리는 무료 연주회에 가고 저녁에 보드게임을 하거나 함께 춤을 즐길 수도 있다. 테크 토론 화요일Tech Talk Tuesday은 의사이자 신세대 영화 제작자인 들레이니 러스턴Delaney Ruston이 처음 시작한 활동으로, 스크린타임에 대한 공개 대화를 장려하고자 만들었다. 화젯거리를 온라인에서 내려받거나 스스로 정할 수 있다. 디지털 기술이 어떻게 창조적이면서 동시에 소모적인 활동이 될 수 있는지, 친구나 가족과 함께 이야기를 나누는 시간을 갖는다면 모두에게 도움이 될 것이다.

현실 삶과 연결한다: 강박적으로 게임이나 도박을 하거나 다른 비물질 중독에 빠져 있을 때는 얼마나 타인과 '연결'되었다고 느끼는지와 무관

하게 결국 스스로를 단절시키고 외롭다고 느끼게 된다.[38]

다른 사람과 직접 대면하는 것을 대신할 수 있는 건 없다. 게임하느라 침대에서 안 나오거나 폭식할 때가 실은 유대가 가장 필요한 때다. 다행인 것은 우리 자신이 어떤 문제와 싸우고 있든 세상에는 많은 비물질 중독 회복 그룹이 있다는 사실이다.

소셜미디어를 끄고 실제의 상호작용 속으로 들어가자. 그 형태는 헤아릴 수 없이 다양하다. 많은 환자가 낚시 동호회, 대학의 평생교육 강좌, 뜨개질 모임, 정치 활동, 사진 공부 등을 통해 지역 공동체와 유대감을 발견해내는 것을 보았다. 핵심은 우리의 마음과 눈동자, 의식을 스크린이나 쇼핑, 도박, 음식으로부터 멀어지게 하는 것이다.

내 환자인 샨드라는 인터넷 중독과 우울증으로 고생하고 있었다. 그녀는 중독 스펙트럼의 중증 끝에 거의 도달했지만 내가 이 책에서 개략적으로 설명한 통합적인 방법을 실천하고 또 가족과 지역 공동체의 강력한 응원에 힘입어 디지털 중독에서 벗어날 수 있었다. 샨드라는 지금처럼 일주일에 한 번 디지털 중독 상담사를 만나는 일을 계속할 것이다. 치료사의 도움으로 샨드라와 그 부모는 다 같이 지킬 수 있는 적절한 스크린타임을 합의했다. 나도 그들이 즐겨 했던 가족 활동을 기억해내도록 도왔다. 샨드라의 가족은 주말마다 적어도 반나절은 미디어 스크린 없이 지내기로 약속했다. 그들은 샨드라를 스트레스 해소를 위한 과외 활동 즉 지역 미술 강좌, 보석 만들기 워크숍, 월례 자연 산책 등에 등록시키고 학교 상담지도사에게 연락해 성적 향상과 온라인에서의 시간 관리에 좀 더 많은 도움과 지원을 받았다. 샨드라는 또한 진짜 자연 음식을 먹고 비타민 D를 복용했으며 스트레스를 주는 친구들이나 온라인 괴롭힘을 피하고 일찍 잠자리에 들고(지금은 잘 때 스마트폰을 침대로 가져가는 대신 방 밖 보관함에 넣어두는 일이 좀 더 수월해졌다) 운동을 거르지 않기 위해 매일 개를 산책시키기 시작했다.

지난주에 샨드라가 클리닉에 왔었다. 샨드라는 웃음 띤 얼굴로, 여전히 힘든 날이 있지만 자신이 이제 아주 잘하고 있다고 말했다. 샨드라의 스마트폰 사용은 줄어들었고 그만큼 성적이 오르고 있다.

"반가운 소식이구나." 나는 하이파이브를 하자며 손을 올렸다.

샨드라는 웃으며 내 손바닥을 세게 쳤다.

"셀카 어때요, 폴 선생님?" 샨드라가 재빨리 청바지 주머니에서 전화기를 꺼내며 물었다.

3부

중독에서
벗어나기

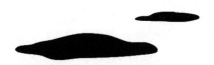

9장

의료체계의 미로에서
길 찾기

중독에서 회복하는 동안 복잡한 의료체계 속에서 정확한 길을 찾는 건 몹시 어려운 일이다. 많은 사람이 경험했겠지만 전통적인 방식으로 훈련된 의사들은 사실 인내심이 강하다고 할 수 없다. 그런데 중독 치료에는 인내심과 집요함, 실패해도 다시 시도하겠다는 의지, 환자와 치료 과정에 대한 끝없는 헌신이 필요하다.

2장에서 말한 것처럼 중독자 중에는 비율로 따지자면 특출하게 똑똑한 사람이 많다. 솔직히 말해서 일부 중독자가 느끼는 좌절감 중 하나는 그들을 치료할 의사보다 자기가 더 똑똑하다고 종종 느끼는 것이다(특히 약을 손에 넣으면 의사를 더욱 능가할 수도 있다). 그럼에도 중독자는 계속해서 열등한 사람 취급을 받을 뿐이다.

그렇다면 정말로 나를 도와주고 지지해줄 수 있는 좋은 의사는 어떻게 찾을 수 있을까? 이미 담당 의사가 있다면 어떻게 그 의사가 다른 접근법을 시도해보도록 만들 수 있을까? 의사가 귀를 기울이게 하려면 어떻게 말해야 할까? 나는 어떤 자세로 들어야 할까?

최고의 의사는

ooooooooooooooooo

1. 모른다고 인정하는 것을 두려워하지 않는다.
2. 자신이 경험한 범위를 넘어서더라도 도움이 되고 안전하기만 하다면 어떤 치료법이든 기꺼이 배우고자 한다.
3. 통찰력 있는 질문을 한다.
4. 환자들이 필요하다고 생각하고 있는 것뿐 아니라 환자 스스로 무엇이 '진정으로' 필요한지 알아낼 수 있게 돕는다.
5. 귀 기울여 듣는다.
6. 주의를 기울인다.
7. 충분히 똑똑해서 환자들에게 속아서 이용당하지 않는다.
8. 성공하기 위해 노력하는 과정에서 자신과 환자가 실패할 때도 있다는 사실을 잘 알고 있다.

자기에게 맞는 치료 프로그램 찾기

ooooooooooooooooo

중독은 큰 사업 분야다. 인터넷에서 중독에 대해 검색하면 검색 엔진은 우리를 영리 프로그램으로 이끌어 간다. 우리는 기쁜 마음으로 지갑을 열고 때로는 많은 돈을 지불한다. 이런 프로그램들 중 일부는 훌륭하고 그만한 돈을 지불할 가치도 있다(그럴 여력이 있는 사람이라면). 나머지는 약공장의 치료 버전과 다름없다.

구매자 위험부담 원칙을 기억하자. 의료계의 모든 일이 그러하듯, 프로그램의 가격이 반드시 품질을 나타내는 것은 아니다. 여태껏 비싼 것일수록 품질이 더 좋다고 믿으며 살아왔다면 다시 생각해보기 바란다. 미국은 다른 어떤 선진국보다 훨씬 많은 돈을 의료에 쓰지만[1] 수명도 미국이 가장 짧을뿐더러 전반적인 의료 조치와 결과 면에서도 꼴찌(아니면 꼴찌에 가까운 순위)를 차지한다.[2] 중독에 관한 한 가지 진실은 최상의 효과를 내는 프로그램이 종종 비용은 가장 적게 든다는 것이다. 그러니 부디 현란한 광고 책자나 명품 가격표에 속지 않기를 바란다. 어떤 사람한테는 효과가 있는 것이 다른 사람에게는 효과가 없을 수도 있다. 중독에서 회복한 사람, 믿을 수 있는 친구와 가족 또는 의사의 추천이 자신에게 맞는 최선의 프로그램을 찾는 한 가지 방법이 될 것이다.

문제는 바로 적임자다. 즉 넓은 마음으로 자기를 내세우지 않는 친절하고 똑똑하며 분별 있는 중독 전문가와 연결되어야 할 뿐 아니라 환자를 존중하며 품위 있게 대하는 의료 전문가(통합의학이나 대체의학을 포함해)를 찾아야 한다는 뜻이다.

어디에서 시작해야 할까?

자신이나 소중한 사람이 응급 상황에 처하면 우리는 바로 119에 전화한다. 비록 위급하지 않더라도 지금 어떤 상태이고 어떤 치료가 필요한지 스스로는 분명한 감이 있을 것이다. 그러나 아직 분명치 않다면 1장 49쪽의 자가 진단표로 돌아가서 다시 알아보기 바란다. 중독 스펙트럼에서 현재 위치에 따라 어떤 치료가 필요한지 결정할 수 있다.

중독 스펙트럼의 경증 위치에 있을 때: 도움이 된다는 판단이 서면 매주 지지 모임에 가거나 일주일에 한 번 또는 2주에 한 번 개인 상담을 받는다. 질병의 근본 원인을 알아내는 것이 얼마나 중요한지 잘 아는 의사를 찾아가는 게 좋다. 무엇보다 중요한 것은 영양과 생활습관 개선이다. 이 책과 더불어 자신을 지지해주는 가족과 친구들의 네트워크가 스스로 실천할 수 있게 도와줄 것이다.

중독 스펙트럼의 중등도 위치에 있을 때: 심한 금단증상(떨림, 땀, 설사, 편집증, 자살 충동 등)이나 큰 문제 없이 약물이나 술을 끊을 수 있는가? 금단증상이 심각하지 않다면 다음 장의 중독 회복을 위한 13가지 방법으로 시작해도 된다. 만약 금단증상 때문에 끊을 수 없다면 또는 만성적인 마약 사용이나 음주로 생명이 위협받을 정도라면 외래 환자 치료 센터를 찾아가거나 입원 치료를 해야 한다.

어느 쪽이든 중독 스펙트럼의 중등도 상태에서는 중독 클리닉이나 알코올 회복 프로그램 치료가 필요하다. 또 일주일에 1~3회의 개별 상담이나 일주일에 3~5회의 지지 그룹 모임(도움이 된다면 매일 해도 된다)에 간다. 이 책을 보고 스스로 하든 가까운 친구나 가족, 네트워크의 도움을 받든 영양과 생활습관 개선을 실천한다. 만약 이렇게 해도 스펙트럼의 경증 끝으로 돌아가는 게 힘들다면 재활 센터 프로그램을 좀 더 연장해야 할지도 모른다.

중독 스펙트럼의 중증 위치에 있을 때: 만약 자살을 계획하고 있거나 심한 금단증상을 겪고 있다면, 병원 응급실이 첫 번째 정류장이다. 응급실 의료진들은 환자의 안전을 위해 입원시키거나, 환자가 힘겨운 금단증상을 견디도록 돕고, 재활 센터 프로그램이나 지역 시설에 연결시켜준다. 사실 응급실 의사는 의료적인 위급 상황에는 훌륭하게 대처하지만 장기적 해결책을 제시하지는 못할 것이다.

중독 스펙트럼상 중증에 해당한다면 종종 입원 치료 후 재활 센터 프로그램이 필요하다. 그리고 재활 센터에서 나가기 전에 내가 만든 '중독 회복을 위한 13가지 방법'을 실행할 전략을 세워야 한다. 이에 대해서는 다음 장에서 설명하겠다.

스펙트럼의 중등도 또는 경증 위치로 돌아가기까지 하루 한 번(하루 두세 번도 아주 과한 편은 아닐 것이다) 이상 그룹 모임에 참석한다. 또 원하는 만큼 자주, 특히 저항하기 힘들 정도로 갈망이 강할 때는 언제든지 전화할 수 있는 후원자가 필요하다. 일주일에 두세 번, 신뢰할 수 있는 약물 및 알코올 상담사와 면담을 하거나 매주 중독 전문의의 진료를 받아야 할 수도 있다. 쉽지 않은 길이다. 온통 울퉁불퉁한 그 길은 군데군데 끊어져 있고 장애물로 가득 차 있다. 그러나 우리가 내딛는 걸음이 아무리 더뎌도 중독 스펙트럼의 경증 끝으로 우리를 데려가 우리를 속박하고 있는 물질로부터 우리를 자유롭게 해줄 것이다. 자유가 우리의 목표다. 경로를 유지하자.

입원 치료가 나한테 최선의 방법일까?

내 환자 중에 본인은 오피오이드 중독이고 엄마는 필로폰을 습관적으로 사용하는 사람이 있다. 또 다른 환자는 동거 중인 남자 친구가 같이 마약하기를 강력하게 원한다. 두 사람 모두 매주 정기적으로 오는 외래 환자인데 그들에겐 약물을 끊는 게 정말 힘든 일이다. 두 사람은 집

입원 치료가 필요한가?

다음과 같은 경우에는 시설 또는 병원의 집중적인 입원 치료 프로그램이 필요하다.

- 자살 계획이 있다.
- 금단증상이 심해 죽을 만큼 아프거나 죽고 싶을 지경이다.
- 심각한 정신질환이 있는데 약물이나 술을 끊으려고 하면 더 심해진다.
- 넌덜머리가 나고 질려서 끊고 싶지만 그럴 수가 없다.

에 있는 내내 유혹에 시달린다. 예를 들어 아이스크림을 끊으려고 하는 중인데 가족들이 연이어서 이 맛 저 맛의 아이스크림을 사 와서 대놓고 즐거워하며 먹는다. 그러면서 내게도 "한 입만 먹어봐." 하고 권하는 것이다. 하루이틀 아니 큰맘 먹고 일주일이나 한 달은 견딜 수 있다 치자. 하지만 매일 이런 일이 벌어지면 결국 침샘을 자극하는 간식의 달콤한 유혹이 감당할 수 없게 커진다. 나는 이것을 고위험 생활환경이라고 부른다. 약물이나 술에 대한 접근성이 끊임없이 갈망에 불을 붙이는 것이다. 그러니 술꾼이나 약물 사용자들에게 둘러싸여 살고 있다면 입원 치료가 필요하다. 그래야 안전하고 보호받는 환경에서 회복할 수 있고, 약을 끊은 이후의 새로운 생활 방식을 준비할 수 있다.

치료받을 시간이 있을까?

중독자들이 치료를 회피할 때 가장 많이 대는 핑계가 "시간이 없어서"이다. 나 역시 그렇게 말했다. 그러다가 마침내 술을 끊게 되었을 때 계산을 해보았다. 내 음주가 최고조에 달했을 무렵 나는 매일 2~4시간을 술 마시는 데 썼고 또 그만한 시간을 숙취로 흘려보냈다.

시간이 없다고? 나는 치료받을 시간은 없었지만 사랑하는 술로 나의 두뇌와 신체를 망가뜨릴 시간은 있었던 걸까? 제발 중독에 빠진 뇌가 우리를 속이지 못하게 하자.

시간을 내야 한다!

치료의 목표

지난 세기 동안 의사들은 치료하면 중독이 고쳐질 거라고 믿었다. 우리는 이제 중독과 약물 사용 장애는 스펙트럼 위에서 일어나며 중독-스펙트럼 장애는 만성이 될 수 있고 재발도 할 수 있다는 것을 알고 있다. 지금 그 자리에서 멈추어야 한다. 반드시 만성 중독이 되는 것은 아니다. 재발도 필연이 아니다. 나는 중독을 인슐린 의존성 당뇨병, 암, 우울증처럼 생각하면 도움이 될 거라고 생각한다.

다음 장에서 설명할 13가지 방법을 따르면 중독을 완화시킬 수 있다. 여기에는 진짜 음식을 먹는 식습관, 매일 하는 규칙적인 운동, 효과적인 수면 프로그램, 필요한 경우에만 하는 신중한 약물 처방, 지속적인 사회적·심리적 지원, 일상적인 스트레스 완화 등을 자신의 삶 속에 통합하는

사랑하는 이들을 위해 알아두어야 할 사항
(그리고 응급실에 갔을 때 의사와 의논해야 하는 사람들에게)

새벽 세 시에 경찰이나 병원에서 전화가 와서 배우자나 자식, 친한 친구가 약물 과용이나 자살 시도를 했다거나 사고를 당했다는 소식을 듣는 것보다 더 가슴 철렁한 일은 없다. 냉정하고 명확하게 생각하는 능력이 가장 필요한 순간에 사람들은 오히려 더 흥분하기 쉽다.

응급실에 가는 길이든 이후에 후속 진료를 위해 중독자인 가족이나 친구를 데리고 병원에 가는 길이든 의료의 미로 속에서 덜 헤매려면 전략이 필요하다. 의사들과 더욱 원활하게 소통하고 최악의 상황에서도 최선을 다하기 위해 이런 방법을 쓸 수 있다.

메모를 한다. 의사에게 들은 것을 전화기나 수첩 아니면 손바닥에라도 적어둔다. 디지털 기기의 음성 녹음 기능을 켜거나 동행한 친구에게 대신 메모를 해달라고 부탁한다. 의사들이 말하는 것을 모조리 적거나 녹음해두면 스트레스를 좀 덜 받는 상황이 되었을 때 그 기록들을 다시 훑어볼 수 있다.

동행을 구한다. 응급실에는 지나치게 감정적인 절친보다 가능하면 침착하고 이성적인 사람을 불러야 한다. 이후의 외래 진료 때에도 그 사람과 동행한다. 비상시에는 또 다른 귀와 뇌가 있는 게 언제나 도움이 된다.

질문한다. 궁금한 것은 무엇이든지 물어본다. 의사가 하는 말을 분명하게 이해할 수 없을 때는 망설이지 않고 되묻는다. 응급실 의사가 가버린 뒤에 '이걸 물어봤더라면 좋았을걸' 하는 게 항상 생각날 것이다. 질문은 전부 적어둔다. 담당 간호사에게 답을 얻지 못하면 의사를 호출해달라고 요청한다.

건강한 음식을 챙긴다. 사랑하는 사람이 위험에 처했다면 블랙커피에 빵 한 조각으로 때우기 십상이다. 그러나 건강한 식습관의 모든 규칙은 위기 상황에도 그대로 적용된다는 것을 기억한다.

> **감사하는 태도를 갖는다.** 의사들 특히 처음 만난 의사들에 대해 그들이 얼마나 열심히 일하는지 관심을 기울이고 인정해주고 감사함으로써 인간적인 관계를 맺는다. 응급실 의사들은 환자 옆에 사랑하는 사람들이 같이 있을 때 더 높은 수준의 서비스를 제공한다. 내 생각에, 모든 의사는 중독 환자의 가족이나 친구들이 적극적으로 회복 과정에 참여하는 것을 볼 때 그 환자에 대한 관심과 배려가 더 커지는 것 같다.

것이 포함된다. 이것을 모두 지키면 남은 평생 중독에서 자유로운 삶을 살 수 있다.

몇 달 동안 끊은 사람이든 몇 년 만에 재발한 사람이든 아니면 줄이고는 있는데 완전히 끊는 것은 불가능한 사람이든 치료의 진짜 목표는 회복의 여정을 시작함으로써 자각심을 더욱 높이고 더 행복하고 더 건강하고 더 안전해지는 것이다.

중독과의 싸움은 건강을 위한 싸움이다

중독으로 고생하는 사람들 중에는 정신질환 등 다른 건강 문제가 있는 사람이 많다. 불안이나 조현병, 양극성장애, 분열정동장애, 우울증, 경계성 성격장애, 외상후스트레스 장애, 사회적 또는 다른 심각한 공포증, 섭식장애 등을 들 수 있다. 이처럼 중독과 더불어 다른 정신질환이 있는 경우를 의사들은 '이중 진단'이라고 말한다.

치료 센터나 중독 의사에 대해 알아보려고 전화를 걸었다면 비록 부끄럽더라도 자신의 건강 문제를 다 이야기하도록 노력한다. 이런 정보는 앞으로 당신의 건강을 돌봐줄 사람에게 꼭 필요한 것이다.

나는 정신증이나 조현병 같은 심각한 정신질환만 아니면 어떤 질병이 있든 10대 중독 청소년을 치료하는 게 불편하지 않다. 이 두 가지는 내 전문 분야 밖의 질환으로, 정신과 의사 중 중독 전문 교육을 받은 의사가 가장 잘 볼 것이다.

의사 중에는 당뇨나 심장병, 일부 정신질환 등 심각한 질병이 있는 중독자를 진료하는 걸 꺼려하는 사람도 많다. 혹은 나이 어린 중독자를 치료한 경험이 없을 수도 있다. 중독 때문에 의료의 미로 속에서 길을 찾고 있다면, 찾아가려는 치료 센터나 의사가 다른 건강 문제까지 관리할 능력이 있는지 잘 따져보고 정해야 한다.

내 병이 곧 나 자신인 것은 아니다. 어느 누구도 나에게 꼬리표를 붙이고 나를 정의하거나 나를 제한할 권리는 없다. 사실 우리 개개인은 엉망진창에다 복잡하고 흥미로우며 여러 얼굴을 가진 인간이다. 영양 결핍, 독소에 대한 노출, 혼란스러운 어린 시절, 스트레스 그리고 이제는 약물 남용까지 삶에서 비롯된 여러 문제가 있다. 나약한 인간이 중독을 통제하고 지속가능한 회복을 만들어 나가기 위해서는 영양 섭취, 운동, 스트레스 완화뿐만 아니라 주변의 지속적인 지원이 절대적으로 필요하다.

나는 중독이나 진단명만으로 규명할 수 있는 존재가 아니다.
의사나 어느 누구도 나를 그렇게 취급하지 못하게 하자.

의료 시스템이 불완전한 만큼 우리는 그 시스템 안에서 문제를 해결해야 한다. 어쨌든 지금은 그러하다. 명심해야 할 것은 가장 실제적이고 중요한 회복은 병원이나 의사의 진료실에서가 아니라 자신의 내부에서 일어난다는 사실이다. 이 일은 평생 해야 하는 과제다. 좋은 소식은 그 중요한 일을 오늘 당장 시작할 수 있다는 것이다.

10장

━━

닥터 폴의
'중독 회복을 위한 13가지 방법'

통합의학 의사로서 내가 결코 하지 않을 일은 사람들을 마치 쿠키 찍어내듯이 단일한 의료 프로그램 속에 집어넣는 일이다. 이것이야말로 내가 통합의학을 선택한 이유이기도 하다. 나의 목표는 각 사람에 맞게 치료와 돌봄을 '개별화'하는 것이다. 가족력이나 개인의 병력, 어린 시절의 환경, 지금 복용 중인 약물, 생활습관, 필요한 영양소, 유전적 검사나 의학적 검사 결과 등을 고려할 때 그 사람에게 가장 좋은 것은 무엇일까?

나는 이 장에서 사람들에게 꼭 필요한 일종의 지침을 제시하겠지만, 역시 개별화의 정신에 따라 꼭 지켜야 할 계명보다는 제안으로 생각해주기 바란다. 자기에게 효과가 있는 것과 없는 것을 적절히 조정하면 된다.

그런데 무엇이 맞고 안 맞는지 어떻게 알 수 있을까? 누구보다 자기를 잘 아는 사람은 자기 자신이다. 주치의보다 어머니보다 오랫동안 선의로 나를 바꾸고자 노력해온 배우자나 애인보다도 더 잘 안다. 기분이 좋아지는 단계를 따르고 아닌 것은 버려도 된다.

자기 자신과 자신만의 접근법을 확실히 신뢰할 준비가 되었는가? 그렇다면 이 책을 계속 읽어보자.

최고의 삶을 살기 위한 닥터 폴의 13가지 방법

중독 회복을 위한 13가지 방법은 통합의학을 기반으로, 중독 클리닉 운영과 나 자신의 개인적인 경험을 통해 발견한 가장 효과적인 전략과 실천이다. 나는 이 방법을 사람들이 즉시 시작할 수 있게 또한 살아가는 내내 중독에서 벗어날 수 있게 다듬고 발전시켰다.

나는 일단 맨정신을 가지는 게 매우 중요하다고 생각한다. 다들 같은 생각일 것이다. 그렇다면 이 장을 생명줄로 여겨주기 바란다. 핵심 페이지에 책갈피를 끼워두고 형광펜을 꺼내든다. 필요하다면 원하는 페이지를 찢어서 몸에 지니고 다닌다. 이것은 스스로를 옭아매는 중독 행위나 물질로부터 마침내 어떻게 자유를 획득할 수 있는지 차근차근 다루고 있는 워크북이다. 이 13가지 방법은 새로운 삶의 시작이며 미래를 향해 나아가는 용감하고 새로운 경로다.

1. '왜'에서 시작한다.
2. 솔직해진다. 철저하게 솔직해져야 한다.
3. 통증을 받아들이고 그대로 느낀다.
4. 상담을 시작한다.
5. 필요하다면 다른 약물의 도움을 받아 자연스럽게 치료한다.
6. 근원적인 기저 질환에 대한 치료법을 찾는다.

7. 종합적인 영양 섭취 방법을 찾는다.

8. 장내미생물군을 치유함으로써 뇌를 치유한다.

9. 종합적인 수면 계획을 세운다.

10. 규칙적인 운동을 시작한다.

11. 안전한 생활, 건강한 인간관계, 스트레스 관리를 위해 나를 지지하는 사람과 모임을 만든다.

12. 나의 맨정신과 꿈을 훔치려는 사람들을 멀리한다.

13. 비상약(날록손)을 가지고 다닌다•

"나 아직 준비가 안 된 건 아닐까?", "또 실패하면 어떡하지?"

지금 자신에게 이런 질문을 던지고 있는가? 중독을 이겨내고자 했지만 거듭 실패해서 지치고 힘든 상태인가? 어떤 기분인지 나도 잘 안다. 정말 끔찍했다. 그러나 이 말만은 꼭 해주고 싶다. 자기 회의와 자기비판에서 벗어나자. 이제까지 몇 번이나 시도했다가 실패했는지는 중요하지 않다. 나의 투쟁에 대해 다른 사람들이 어떻게 말하고 생각하는지는 중요하지 않다. 이미 천 번을 포기했더라도 전혀 상관없다.

출발선에 서서 다시 시작해야 한다. 언제나 다시 시도할 수 있다. 속박을 거부하고 자유를 향한 여정을 기꺼이 받아들인다. 이 모든 시도가 나를 맨정신에 한 걸음 더 다가가게 만들고 빛나는 건강과 의미 있는 관계로 가득한 새로운 삶에 한 걸음 더 가까워지게 한다.

실패해도 괜찮다. 괜찮지 않은 단 한 가지는 시도를 안 하는 것이다.

• 오피오이드 중독의 경우에 한한다.

쉽게 될까?

그러지는 않을 것이다.

정말 쉬운데 가치 있는 일이 있을까?

그런 건 없을 것이다.

그만한 가치가 있을까?

두말할 필요도 없다.

방법 1. '왜'에서 시작한다

왜 알코올중독자 모임이나 재활 프로그램, 지지자 그룹 모임에 참석하는 걸까? 왜 이 책을 읽고 있을까? 우리 클리닉에서는 진료 접수 카드를 작성할 때 변화하려는 자신의 의지를 0에서 10까지의 점수로 매겨보라고 한다. 0은 아무 의지가 없는 상태다. 스스로 원해서 또는 계획해서 온 것이 아니라 단지 법원 명령 때문이거나 누군가(부모, 배우자, 자녀 등)가 데려왔기 때문에 여기에 왔다는 말이다. 자포자기한 상태로, 그 습관을 차버릴 아무런 동기도 의지도 없다. 10은 만반의 준비가 된 상태로, 무슨 일이 있어도 설사 내가 막으려고 해도 시도할 것이다.

그럼 자신이 어디에 있는지 알아보자.

중독에서 벗어나 맨정신을 회복하고자 하는 자신의 의지에 부합하는 숫자에 동그라미 친다.

0   1   2   3   4   5   6   7   8   9   10

지금부터가 가장 멋진 부분인데, 사실 방금 동그라미 친 숫자는 중요하지 않다. 만약 당신이 나와 마주 앉아서 내 접근법이 어떻게 도움이 될지 이야기 나누는 중이라면, 나는 당신이 해낼 거라는 것을 안다. 지금 이 순간에는 당신의 의지에 근거하지 않겠다. 환자들이 처음 나를 찾아올 때 대개 고통스럽고 절박하며 절망적인 상태다. 검사를 하면 온갖 약물에 양성 반응을 보이고 주변에 어떤 지원 시스템도 없을뿐더러 달라지려는 의지도 거의 없다. 모든 게 그들에게 불리하게 작용하는 것만 같다. 그러다가 놀라운 일이 벌어진다. 4장에서 이야기한 마이클처럼 성공적으로 회복하는 것이다. 이런 변신을 본다면 누구라도 신뢰하고 낙관하게 된다.

AA에서 만난 내 후원자 둘은 모두 치료 방법을 찾아보기 전에 뛰어내릴 장소를 먼저 물색할 만큼 자살 위험이 높았다. 첫 번째 후원자는 권총을 입에 넣고 방아쇠를 당겼다. 운 좋게도(그 운은 그때 딱 한 번뿐이었다) 불발이었다. "때가 아니었지." 하고 그가 말했다.

회복은 하루아침에 이루어지지 않겠지만 동기가 강하다면 결국 사용을 중지할 수 있고 끊을 수 있다. 동기란 단순한 의지가 아니라 기꺼이 하려는 '이유'가 얼마나 크고 얼마나 중요한가에 달려 있다. 습관을 버리려고 노력했지만 결국 실패한 사람이라면 이미 알고 있을 테니 솔직하게 말하겠다. 금단증상의 느낌은 트럭에 치였을 때와 비슷하다. 잘못된 구멍으로 오줌이 나오는 것과 같다. 떨림과 땀이 너무 심해서 날이 새기 전에 죽을 것만 같다. 단 한 모금의 술, 단 한 번의 마약이 너무나 간절해 그것을 끊고 견디기보다는 자살이 더 낫다고 확신한다. 그러나 믿기 어려운 일이 실제로 자신에게 일어난다. 금단증상을 이길 수 있다. **점점 나아질 것이다. 매일이 새로운 시작이다. 한 번에 하루씩 해 나가자.**

현대 의학에는 극심한 금단증상을 견디도록 도와주고 일부 증상을 완화시켜주는 기법들이 있다. 하지만 회복을 도와주는 최고의 약과 도구를 모두 이용한다고 해도 '왜'가 없으면 성공하기 힘들다. 그러니 자신의 '왜'가 무엇인지 당장 알아보자.

간단한 이 질문에 대답하면 된다. **왜 끊고 싶은가?**

어쩌면 사랑하는 아내나 남편에게 더 이상 상처 주고 싶지 않아서일 것이다. 아니면 미적분의 즐거움을 기억하는 사람으로서 수학 선생님이 되어 그 즐거움을 다른 사람과 나누고 싶다고 생각했을 수도 있다. 혹은 지난주에 손녀가 태어났는데 1년간 맨정신을 유지하지 않는 한 절대 손녀를 볼 수 없을 거라고 아들이 선언했을 수도 있다. 어쩌면 생일이 다가오고 삶의 변화를 꾀할 준비가 되어 과거를 직면하고 잘못을 수정하고 싶은지도 모르겠다. 아니면 지금 끊지 않으면 모든 것을 잃어버리기 때문일 수도 있다. 여기서 중단하지 않으면 결국 약물 남용이나 음주로 죽을 거라고 생각할 수도 있다. 종종 공포가 그 이유가 되기도 하지만 공포만으로는 충분하지 못하다. 자신의 '왜'를 확장해 나가야 한다. '왜'가 크면 상황이 어려울 때조차도 계속해서 자유를 향해 나아가도록 끌어준다.

인덱스카드에 자신의 '왜'를 간단히 요약해서 욕실 거울에 써 붙여놓고 아침저녁으로 양치질을 하며 본다. 스마트폰에 '왜'를 입력하고 알람을 설정해 매일 같은 시간에 되새긴다. 포스트잇에 써서 회사 책상, 집 부엌, 자동차 계기판에 붙여둔다.

'왜'를 그림으로 그려도 좋다. 그 그림을 게시판에 붙이고, 잡지에서 오려낸 사진이나 사랑하는 사람들의 사진도 추가하고, 미래에 되고 싶은 모습을 상상하는 데 영감을 주는 인용구도 더한다. 이 비전 게시판은 몇 주 또는 몇 달 동안 만들어가는 재미있는 프로젝트가 될 수도 있고 한 시간 만에 재빨리 그려서 완성할 수도 있다. 하고 싶은 대로 하면 된다.

자신의 '왜'는 개인적인 것이므로 자기 방식대로 한다. 완성되면 매일 볼 수 있는 곳에 둔다.

그 '왜'를 볼 때마다 왜 자유와 맨정신이라는 목표를 향해 나아가고자 하는지 다시 기억하게 될 것이다.

방법 2. 솔직해진다, 철저하게 솔직해져야 한다

비밀은 사람을 아프게 한다. 사람들은 (도움을 받기 전에) 중독 스펙트럼의 중증 끝을 향해 나아가는 동안 자신이 얼마나 멀리 가버렸는지 주변에 결코 알리고 싶지 않다. 문제를 무시하는 게 '최선'이라고 생각한다. 자신이 솔직하지 못하다는 것을 은연중에 알고 있을지도 모르지만 중독임을 부정한다. 중독된 뇌는 스스로 알아서 정당화한다. **스스로에게 그리고 다른 사람들에게 솔직해질 준비가 되었을 때라야 비로소 진정한 치유가 시작된다.**

사람은 자기가 가진 비밀만큼 아프다.

진실만을 말하는 사람은 아무도 없다. 만약 누군가가 자신은 늘 솔직하다고 말한다면 거짓말하는 현장을 들킨 것이다. 회의가 있는데 늦었다. 그런데 길까지 막힌다. 그러면 상사에게 늦게 출발했기 때문이 아니라 교통정체 때문이라고 말한다. 정확히 말해 거짓말한 건 아니지만 진실을 이야기한 것도 아니다. 이것은 철저하게 솔직한 게 아니다. 나는 지금 우리를 속박하고 있는 커다란 비밀에 대해 말하는 중이다.

몹시 수치스러운 기분이 들지라도 마약이나 술, 비물질 중독에 대해 솔직해지겠다고 결심해야 한다. 그런 다음 나를 비난하지 않고 공감해줄 수 있는 사람을 한 명 찾아내 그에게 진실을 털어놓는다. 그 사람은 내 상담 치료사일 수도 있고 성직자나 친구, 부모님, 나의 후원자일 수도 있다. 짐을 나누면 어깨가 가벼워진다. 비밀을 간직하는 것은 신체적, 정신적, 영적으로 우리의 회복을 방해한다. 거짓말은 우리 자신에게 해를 주는 습관이다. 솔직함 역시 습관이 될 수 있다. 우리의 치유를 돕는 좋은 습관이 될 것이다.

솔직해지는 연습: 자신의 깊고 어두운 비밀 즉 아무에게도 말하고 싶지 않은 비밀을 종이에 쓴다. 한 문장일 수도 있고 다섯 장이 될 수도 있다. 원하는 만큼 충분히 적는다. 그런 다음 그 종이에 불을 붙인다(안전한 곳에서 해야 한다). 재를 모은다. 밖으로 가지고 나가 자신이 행복감을 느낄 수 있는 곳으로 가서 그 재를 내려놓는다. 재가 바람을 타고 날려가는 것을 지켜보며 스스로에게 이렇게 말한다. "나는 스스로에게 솔직해질 준비가 되었다. 내 비밀을 드러낼 준비가 되었다. 사랑받고 안전해질 준비가 되었다."

조시(5장에서 이야기한)는 소변검사에서 간간이 암페타민이 나왔는데 그는 예전에 한 것이 일시적으로 나타나는가 보다고 말했다. 그러더니 어느 날 털어놓았다. 나에게 치료를 받는 동안에도 암페타민을 몰래 복용했다고. 약은 여러 의사들한테서 처방전을 중복해서 받거나 여자 친구에게서 얻고, 주로 가루로 빻아서 코로 흡입했다고 했다. 조시는 몇 년 동안 이렇게 지내면서 아무에게도 말하지 않았다. 게다가 나는 이런 사정도 모른 채 조시가 집중하는 걸 힘들어하니 각성제를 처방할까 생각하고 있었던 것이다.

그날 조시가 내게 솔직하게 말해주어 그는 완전히 새로운 회복 차원으로 들어설 수 있었다. 삶과 스스로에 대한 자신감이 두려움과 주저하는 마음을 대체했다.

이것은 누구에게나 일어날 수 있는 일이다. 그러니 스스로에게, 담당 의사와 치료 팀에게 솔직해야 한다. 솔직해진다는 건 쉽지 않은 일이지만 회복하려면 꼭 필요한 일이다. 의사는 환자에게 온갖 사적인 질문을 하고 환자가 진료 접수 카드에 정직하게 답변할 거라고 기대한다. 성병에 걸린 적이 있는가? 성관계를 맺은 사람은 몇 명인가? 약물 사용이나 음주로 문제가 생긴 적이 있나? 의사들은 이런 정보를 가지고 데이터를 취합해 건강의 심각성을 평가한다. 하지만 그 정보가 사실이라는 것을 어떻게 알 수 있는가? 앞에서 언급한 것처럼 대부분의 경우 사실이 아니다. 자기 자신에게도 솔직하기 어려운데 병원 접수실에서 유리 칸막이 너머에 있는 직원이 건네준 비인간적인 종이라면 말할 필요도 없다. 그렇지 않은가?

많은 사람이 진료 접수 카드에 거짓말을 한다. 물론 접수 카드에도 솔직하면 좋겠지만 내가 말하는 철저한 솔직함에는 해당하지 않는다. 내 말의 의도는 스스로에게 솔직하고, 사랑하는 사람들에게 솔직하고, 바로 맞은편에 나와 얼굴을 마주하고 사람 대 사람으로 앉아 있는 의사에게 솔직하라는 것이다.

사람들이 솔직하지 못한 데에는 아마도 그럴 만한 이유가 있을 것이다. 어린 시절, 타고난 솔직함과 쉬이 감탄하던 마음이 빈정거림이나 조롱, 심지어 학대의 대상이 되었을지도 모른다. 어른이 되어, 자신이 한 일이 부끄러워서일 수도 있다. 너무 창피하다. 지우개로 지우고 또 지우고 싶은 그런 수치심이 든다. 다만 그리할 수 없다는 것만을 깨달을 뿐이다.

누구나 하는 경험일 것이다. 나 역시 일어나지 않았더라면 하고 후회하는 몇 가지 일이 있는데 기억하기조차 꺼려진다. 오랫동안 거짓말과 속임수로 스스로를 안전하게 지켜왔는데 어떻게 정직과 솔직함의 생활방식을 발전시킬 수 있을까? 미디어나 세상 사람들—가족에서 공직자에 이르기까지—모두가 정직을 선택 사항쯤으로 여기는, 특히 디지털로 연결된 세상에서 누가 중독자로 커밍아웃할 수 있을까? 우리는 힘 있는 사람들이 매일같이 거짓말을 하고 사실을 왜곡하는 것을 본다. 중독으로 고통받는 사람들이 솔직하지 못한 게 이상한 일일까?

누군들 문제가 있다고 자인하고 싶겠는가? 누군들 술이나 약물 사용을 다시 하게 되었다고 또는 너무 많이 한다고 인정하고 싶겠는가? 누군들 마약 때문에 돈을 훔쳤다고, 술에 취해 몽롱한 상태에서 바람을 피웠다고, 포르노에 집착한다고, 필름이 끊어진 적이 있다고 인정하고 싶겠는가? 누군들 자신이 어디에 가는지, 누구와 함께 있는지에 대해 거짓말을 한 적이 있다고 인정하고 싶겠는가? 누군들 자신이 술을 마시거나 약을 할 때 저지르는 온갖 종류의 일들에 대해 인정하고 싶겠는가?

차를 운전하거나 자전거를 타는 것처럼 정직 또한 배워야 하는 기술이다. 자전거를 타고 가다가 차에 치이면 다시 자전거에 오르기가 힘들다. 솔직해진다는 건 겁나는 과제이며 시간이 걸린다.

솔직해져야 한다. 직설적으로 말해야 한다. 수술이나 치료 과정에 들어가기 전, 새 의사를 만날 때마다, 새 의료 기록을 작성할 때마다, 의사에게 자신이 약물중독이거나 알코올중독이라는 것을 밝혀야 한다. 다른 사람인 척하려는 어리석은 시도로 자기 안의 중독자를 숨겨서는 안 된다. 다른 사람이 나를 어떻게 생각하는가보다 나의 맨정신이 훨씬 중요하다.

누가 나를 동정하거나 예단한다면 어떻게 해야 할까? 상관없다! 담당 의사, 이웃 사람, 친한 친구, 아이의 선생님, 청소부, 그 밖의 누가 나를 깔보든 상관없다. 오히려 내가 그들보다 더 똑똑하고 더 자기 인식을 잘하고 있다는 의미일 뿐이다.

자기 자신이 누구 못지않게 능력 있고 인정도 있으며 사랑받을 만한 좋은 사람이라는 것을 깨달아야 한다. 솔직해지겠다고 다짐하자. 또한 남을 미리 판단하지 말고 그들의 말에 귀를 기울이자. 우리는 다른 사람을 인정하면서 자신을 인정하는 법을 배운다.

방법 3. 통증을 받아들이고 그대로 느낀다

내 아들 노아는 술을 끊기 위해 날트렉손 주사를 맞고 우울증에 빠져 1년 넘게 고생했다. 원래 몸집이 큰 편이 아니었음에도 몸무게가 13kg이나 줄었다. 그때가 내 인생에서 최악의 시기이기도 했다. 노아는 나중에 "그때는 마치 창문 하나 없는 아주 작고 푹푹 찌는 방에 들어가 있는 것 같았어요" 하고 말했다. "숨도 쉴 수 없어요. 누군가가 서서히 산소를 빼먹고 있어요." 그렇게 노아의 고통은 수그러들 줄을 몰랐다.

이것이 중독자의 딜레마다. 즉 사람들은 신체적이고 감정적인 고통을 유예하기 위해 자가 치료의 방편으로 물질이나 행위를 이용한다. 맨정신일 때 느끼는 우울증이나 불안, 외로움에서 벗어나기 위해 약으로 눈을 돌리는 것이다. 자신이 무엇을 하고 있는지 알 수도 모를 수도 있다. 중단하려고 하면 금단증상이 찾아온다. 평생 피하려고 발버둥 쳐왔던 그 고통인 양 느껴진다. 그래서 다시 시작한다. 아무리 합리화를 하거나 중독을 부정하려고 해도 결국 스스로를 속박하는 끝없는 순환에 빠지고 만다.

약을 끊으려면 통증에 대한 우리의 사고방식에 변화가 필요하다. 통증이 있어도 괜찮다. 중독을 끊는 목표는 통증감을 없애자는 게 아니다. 오히려 맨정신이란 통증을 느끼는 것이다. 왜냐하면 통증을 느끼는 것 자체가 인간의 일부이기 때문이다. 그것 때문에 마음을 조정하거나 파괴하는 물질을 쓸 필요는 없다. 나는 환자들에게 이렇게 말하곤 한다. **"통증이 느껴지기 시작하면 자신이 뭔가 제대로 하고 있다는 뜻입니다."** 힘든 일이지만 회복 기간에는 통증을 인정하고 받아들이기를 당부한다. 통증이 찾아오면 잠시 멈추고 호흡을 한다. 정신을 모아 '아프지만 괜찮다'고 스스로에게 말한다. 이는 회복의 한 과정이다.

신체의 통증은 정보다: 4장에서 말한 것처럼 통증은 우리 몸이 전하는 정보다. 몸의 균형이 깨졌으니 재조정이 필요하다고 몸이 우리에게 말하는 것이다. 나는 허리가 아프기 시작하면 자세를 바꾸거나 바닥에 누워 무릎을 구부리거나 산책을 한다. 오래 전에 허리를 다친 적이 있어 지금도 컴퓨터 앞에 몇 시간씩 앉아 있으면 악화된다. 산책은 머리를 맑게 해주고 피에 산소를 공급하며 기분을 올려준다. 내 몸에 귀를 기울이면 방법을 찾을 수 있다.

"일시적인 통증이라면 쉬울 것 같아요. 하지만 선생님, 만성통증은 어떻게 해요?" 일단 이 장과 이 책 전반에 걸쳐서 말하고 있는 생활습관의 변화를 실행한다면 통증이나 고통은 줄어들고 더 많은 에너지를 얻고 걸음걸이도 가벼워질 것이다. 식습관을 바꾸고 운동 요법을 시작하고 장을 치유하고 독소를 제거했음에도 여전히 만성통증이 있다면 그 통증은 매우 중요한 정보를 담고 있다. 요컨대 근본 원인을 찾기 위해 더 깊이 파고들어야 한다. 이 통증은 머릿속에 있는 게 아니므로 치료에 오피오이드나 술은 필요 없다. 경험이 풍부한 통합의학 또는 기능의학 의사가 근본 원인을 찾아 치유할 수 있도록 도와줄 것이다.

감정적인 고통 역시 정보다: 만약 감정적인 고통, 불안, 갈등, 끊임없는 공포나 공황 때문에 힘들다면 정신이 무언가 말하고 있는 것이다. 어린 시절에 시작된 풀지 못한 문제가 있거나 현재의 관계나 가정생활이 위험해졌거나 경제적으로 불안을 느끼고 있거나 친구나 가족이 매우 심각한 문제를 겪고 있기 때문일 수도 있다. 아니면 그저 정말 힘든 하루를 보내고 있어서일 수도 있다. 정서적인 고통 중 일부는 영양 결핍이나 독성물질에 노출된 것이 원인일 수도 있다. 고통이 없는 척하는 대신 그 통증을 인정하자.

가슴에 손을 얹고(맨살에) 눈을 감는다. 그리고 심호흡을 길게 다섯 번 한다. 숨을 들이쉬고 내쉬는 데 주의를 기울인다. 호흡에만 집중한다. 그 소리와 산소가 폐를 채울 때의 느낌이 어떤지 조용하게 스스로에게 말한다. "내가 들이마시는 이 들숨, 내가 내쉬는 이 날숨." 도움이 된다면 조용히 속삭일 수도 있고 흥얼거리거나 큰 소리로 노래처럼 불러도 된다. 이렇게 하는 동안 마음이 산란해지면 마음이 산란해진 것을 받아들이고 그 마음에 인사를 건넨다. 그런 다음 다시 호흡으로 돌아온다. 기억할 것은 고통은 약물이나 어떤 행동을 통해 안정을 찾아야만 한다는 신호가 아니라는 점이다. 고통은 우리가 완전히 인간적인 경험을 하며 살아가는 인간이라는 증거다. 지금 당장은 힘들다. 오늘은 힘들다. 내일은 좀 나아질 것이다.

완벽하지 못할 수도 있고 통증이 100퍼센트 사라지지 않을 수도 있지만 몸과 정신의 고통을 건강한 방식으로 관리하는 것을 배울 수 있다. 우리는 지저분하고 비참하며 때로는 파괴적이고 실망스러운 이 세상을 중독이 베풀어주는 몽롱한 꿈에 취하지 않고도 살아갈 수 있다.

"선생님은 몰라요. 제 통증은 진짜라고요." 처음 온 환자들이 나한테

늘 하는 말이다. 원인이 무엇이든 예컨대 심각한 부상이든 일련의 복잡한 수술이든 아니면 심리적, 정서적으로 심각한 트라우마이든 상관없이 나는 환자들에게 이렇게 말한다. "맞아요, 당신의 통증은 진짜죠! 그리고 아픈 건 참 거지 같죠. 그러나 모순되는 말이지만, **우리는 통증을 느낄 수 있어야 살 수가 있습니다.**"

4장에서 말했듯이 이 환자들은 열이면 열, 내가 오피오이드를 줄이게 도와주자 실제로 통증이 줄어드는 것을 경험하고는 깜짝 놀란다. 중독 물질이 우리 뇌의 '기분을 좋게 하는' 수용체와 신경전달물질을 자극하는 것은 다 마찬가지겠지만, 특히 오피오이드는 이러한 수용체와 화학물질을 자극하면 할수록 더 많은 수용체를 활성화시킨다. 따라서 오피오이드를 끊으면 통증 수용체가 덜 활성화되고 '실제로' 통증도 덜 느끼게 된다.

삶이란 항상 경이롭고 항상 행복하며 항상 바른 일만 하는 쭉 뻗은 직선이 아니다. 인생이란 이쪽의 즐거운 경험에서 저쪽의 즐거운 경험으로 건너뛰는 게 아니다. 인생에는 봉우리와 계곡과 굴곡이 있으며 큰 기쁨과 큰 슬픔, 건강할 때와 끔찍한 고통의 시기가 있다. 회복 과정에서 많이 울게 될 것이다.

이제 당신은 안전한 곳에 있다. 있는 그대로 느끼자. 울어도 된다. 어린아이였을 때 스스로를 방어하고 보호할 수 없었던 그 모든 시간을 생각하며 울어라. 당신이 가장 사랑했던 사람이 당신을 실망시켰던 그 시간들을 떠올리며 울어라. 그 어떤 것도 당신 잘못이 아니다. 태어나게 해 달라고 하지 않았다. 어린 시절에는 자기 자신을 보호할 수 없었다. 그러나 이제는 과거에 보호받지 못했던 '그 아이'를 지켜줄 수 있다. 이제 안전하다.

혼자서는 못 할 것 같아서 그냥 운다. 그동안 너무 외로웠기에 운다.

그러나 지금 당신은 사랑으로 둘러싸여 있다. 그냥 바닥에 앉고 싶다면 바닥에 앉아라. 내가 바로 당신 옆에 앉아 있을 거다. 당신이 신뢰하는 누군가 당신 어깨를 만지며 부드러운 목소리로 말하는 걸 느껴보라. "나는 당신과 함께 있어요. 괜찮아질 거예요. 이제 안전해요." 계속 울어도 된다. 고통을 놓아버릴 수 있을 것이다. 이제 더 이상 고통을 자기 내부에 꽁꽁 눌러두지 않아도 된다.

회복에 들어가면 우리는 "당신은 느끼게 될 거예요."라고 말한다. 너무 오랫동안 우리는 멍한 상태로 지냈다. 현실적인 목표를 세우는 게 필요하다. 늘 행복해지려고 애쓰지 않는다. 절대 실수하지 않으려고 애쓰지 않는다. 심지어는 재발을 막기 위해서조차 애쓰지 않는다. 그저 지금 이 순간 오늘만큼은 정신에 영향을 주고, 우리 의식을 빨아들이고, 우리 몸을 파괴하는 두 얼굴의 거짓 약물에서 자유로워진다.

통증이 있을 때 해야 할 일: 호흡만으로는 충분하지 않을 것이다. 베개에 얼굴을 파묻고 울거나 소리치는 것만으로는 한계가 있다. 신체적, 정서적으로 고통이 너무 심하다면 다음 사항을 참고한다. 마약이나 술집을 찾아 거리로 나서기 전에 이것들을 먼저 하겠다고 약속해주기 바란다.

1. **뜨거운 물로 샤워나 목욕을 한다:** 물 치료법hydrotherapy이라고 부른다. 가능한 한 뜨거운 물로 샤워하면 정서적이거나 신체적인 고통 모두에서 놀라운 효과를 볼 수 있다.
2. **스트레칭한다:** 신체의 특정 부분이 아프다면 그 부분을 둘러싸고 있는 모든 긴장된 근육을 풀어주는 스트레칭을 한다. 마음이 어지러울 때도 근육 스트레칭이 도움이 된다. 두 손을 머리 위로 최대한 높이 올린 다음 한 손씩 번갈아 하늘로 쭉 늘이고 나서 양손을

동시에 떨어뜨린다. 10회 또는 자기가 산 햇수만큼 반복한다. 그런 다음 무릎을 부드럽게 구부린 채 양손을 늘어뜨려 발가락에 갖다 댔다가 몸을 일으킨다. 5회 반복한다. 그다음엔 골반 스트레칭을 한다. 엉덩이를 오른쪽으로 3회 왼쪽으로 3회 돌린다.

3. **호흡한다:** 샤워도 했고 스트레칭도 했다면 이제 조용히 앉아서 호흡에 집중한다. 치유를 들이마시고 상처를 내쉰다. 특히 마음을 가라앉히기가 힘들다면 다음과 같은 명상 구절이 실제로 도움이 될 수 있다. "내가 바꿀 수 없는 것을 받아들일 수 있는 평정심, 내가 바꿀 수 있는 것을 바꿀 수 있는 용기, 그리고 이 둘의 차이를 알 수 있는 지혜를 주소서." 통증이 심하거나 너무 겁에 질려 있어서 호흡에 집중할 수 없다면 이런 문구를 조용히 말해보거나 종이에 쓰거나 휴대전화에 입력한다.

4. **친구와 대화한다:** 통증이 심해지고 약물을 갈망하게 되면 반드시 친구나 가족, 치료사 아니면 생명의 전화에라도 전화를 건다. 친구나 사랑하는 사람, 전문가에게 고통을 솔직하게 털어놓아도 통증이 가시지는 않는다. 그러나 마음이 조금은 가벼워질 수 있고 다른 사람과 좀 더 연결된 기분을 느낄 수 있다.

5. **밖으로 나간다:** '삼림욕'이 어떤 지역에서는 전통적으로 예방 보건의 초석이었다.[1] 자연에서 시간을 보내는 것 특히 숲이 우거진 곳은 마음을 깊이 가라앉히고 원기를 되찾게 한다. 콘크리트 숲에서 사는 사람이라면 이런 일을 매일 할 수는 없지만 적어도 일주일에 한

번은 자연으로 나가려고 노력한다.

6. **반려동물을 기른다:** 개가 있으면 아무래도 자리에서 일어나 움직이게 될 테고 밖으로 나갈 기회를 만들기 쉽다. 고양이는 사람들 옆에 앉아 외로움을 덜어주는 포근한 동반자가 될 수 있다. 반려동물은 무비판적인 우정으로 우리의 고통을 덜어준다.

7. **자신의 이야기를 쓴다:** 아내 마이야는 자기 이야기를 다시 쓰는 법을 배웠는데 이를 통해 스스로 깊이 치유되는 것을 느꼈다. 생각은 그저 생각일 뿐 실재하는 게 아니라는 점을 기억하라. 있는 그대로의 자신을 받아들이자. 불완전한 자신이 아름다운 존재이며 모든 게 다 괜찮다고 스스로에게 말한다. 사랑하는 사람들에게 부탁해서, 당신이 안전한 상태이며 사랑받는 존재이고 필요한 것은 다 가질 수 있을 거라는 점을 상기시켜 달라고 하자.

방법 4. 상담을 시작한다

인간이 된다는 것은 우리 뇌가 다른 사람과 신체적, 정서적 연결을 바탕으로 번창한다는 것을 의미한다. 우리는 무언가의 일부가 되고 싶어 하고 쓸모가 있기를 바라며 어딘가에 속하기를 원한다. 인류는 선사시대와 초기 역사시대 대부분을 함께 사냥을 하고, 먹을거리와 땔감을 모으고, 보금자리를 마련하고, 위험에서 도망치고, 서로의 아이를 돌보는 일을 하며 부족의 일부로 서로 연결되었다. 오늘날의 세계에서는 우리가 모르는 농부가 작물을 키우고, 집안일은 현대식 가전제품이 하며, 우리 생존에 직접적인 위협을 가하는 것은 별로 없다. 따라서 이제는 서로 연결될 수 있고 서로에게 유용하며 우리들 삶의 의미를 창조해낼 수 있는 다른 방법을 찾아야 한다.

친구들과 마약을 하고 파티를 벌이는 것은 겉보기에 이기적이며 제멋대로 행동하는 것 같지만 실제로는 우리가 삶의 목적과 유대, 연결을 추구하는 방식이다. 술과 마약이 있을 걸 알면서도 파티에 가는 것이 집에 혼자 남아 느끼게 될 고립감과 외로움보다는 덜 위협적으로 느껴질 때가 많다. 내가 이 책의 거의 모든 장에서 말한 것처럼 마침내 "이제 그만!" 하고 선언할 때 우리 삶에 남게 될 공허를 채우지 못한다면 결코 끊을 수 없다.

기본적으로 모임은 우리를 다른 사람과 연결시켜준다. 개별 상담 역시 연결해주며, 공개적으로 다루기에 너무 개인적이거나 고통스러운 일들을 다루기에 알맞다. 우리 중 많은 사람이 성별에 상관없이 종종 어린 시절에 성적이거나 정서적인 학대를 받아왔다. 이런 경험은 사실 벗어나기가 너무 고통스럽기 때문에 사람들은 그것을 마약이나 술로 억누르곤 한다. 이러한 지점을 숙련된 상담사가 진정으로 도와줄 수 있다.

외래나 입원이냐에 관계없이 치료 센터의 장점을 한 가지 들자면 그곳에는 집중 상담과 그룹 치료 세션, 현장 만남이 있다. 치료 센터에서는 프로그램의 일부로 이 모든 필수적인 서비스가 제공된다.

치료 후에 '현실' 세계에 다시 발을 들여놓을 때도 자기 관리를 계속해 나가야 한다. 자기 관리에서 가장 중요한 부분은 충분한 영양이나 적절한 수면, 그리고 술이나 약을 하지 않는 것을 넘어서 **상담과 모임 프로그램을 지속하는** 것이다. 재발하지 않도록 관리하고 있는 대부분의 사람들은 몇 년 혹은 몇십 년 동안 치료사를 계속 만난다. 회복 상태를 유지하기 위해 12단계 모임 등 단체 모임에 참석하는 사람도 많다. 혹시라도 자극이나 스트레스를 받거나 약물에 대한 갈망이 생긴다면 먼저 상담사나 후원자, 친구에게 전화를 걸거나 모임에 참석한다.

좋은 상담사는 우리가 저지르는 자기 파괴적인 '즐거운 일'을 어떻게 하면 건강하고 생산적이며 만족감을 주는 활동으로 대체할 수 있을지 알려줄 것이다. 개별 치료나 정서적인 지원 모임 둘 다 가보기 바란다.

익명의 알코올중독자[AA] **모임에 대해:** 술을 끊는 데에는 여러 가지 다른 길이 있다. AA가 모든 사람에게 효과가 있는 것은 아니다. 그러나 자신에게 맞기만 하면 아주 효과적이다. 모임의 이름이나 주관 단체가 무엇이든 자신이 안전하다고 느끼고, 거기서 나누는 이야기에 공감이 가고, 시작할 때보다 모임을 마치고 떠날 때 기분이 더 좋아진다면(그래서 술집이나 마약상에게로 달려가지 않는다면), 자신과 맞는 곳을 찾은 것이다.

다만 누군가가 자신의 이야기를 들려줄 때 차이에 주목하지 말고 항상 공통점에 귀를 기울여야 한다. 비록 각자가 경험하는 방식은 다를지라도 우리는 모두 절망감과 외로움, 자기혐오를 겪고 있다. 모두가 갈망과 싸우고 있으며 마약이나 술을 끊는 것은 물론 맨정신을 유지하겠다는 일견 불가능해 보이는 과업을 성취하고자 애쓰는 중이다.

방법 5. 필요하다면 다른 약물의 도움을 받아 자연스럽게 치료한다

우리 중독 클리닉에서는 부프레놀핀의 도움으로 오피오이드를 천천히 줄여 나간다. 이때 각 개인의 의존도에 따라 부프레놀핀의 용량을 다르게 처방한다. 처음에는 주 1회 진료를 하다가 환자가 충분히 잘한다 싶으면 월 1회로 바꾼다. 4장에서 말한 것처럼 내 경험으로 볼 때 오피오이드 중독에는 부프레놀핀으로 줄여 나가는 방법이 갑작스런 약물 중단으로 금단증상을 겪게 하는 것보다 효과적이다. 단번에 끊으면 짧은

익명의 알코올중독자^{AA} 모임

자신이 사는 곳 주변에서 AA 모임을 찾기 힘들거나 AA 또는 12단계 프로그램이 자기에게 맞는지 확신하기 어려운 경우도 있을 수 있다. 혹은 예전에 그런 모임에 참석해봤지만 효과가 없었던 경우도 있을 것이다. 무신론자라서 신이 하는 말을 받아들일 수 없거나 아니면 그저 시간이 없어서일 수도 있다. 중독자가 모임에 참석하지 않는 이유는 무궁무진하다.

AA가 내 목숨을 구했다고 말하는 건 결코 과장이 아니다. 다른 사람들도 모임에 참석할 수 있는 용기와 힘을 얻었으면 좋겠다. 요즈음엔 심지어 온라인으로도 참석할 수 있다. 지금 당장 이 책을 덮고 가장 가까운 모임을 찾아서 참석하기 바란다. 그 모임에서 무엇을 얻을 수 있는지 감을 잡을 수 있도록 AA의 12단계를 소개한다. 이것은 핵심 요약판으로 가능한 한 종교적인 색채를 빼고 정리했다. 회복 중인 중독자들 중에는 AA의 종교적인 측면을 힘들어하는 사람도 있기 때문이다.

1. 지금 당신이 겪는 걸 우리도 모두 겪었다. AA의 첫 단계는 우리가 너무 탐닉한 나머지 결국 선택권을 상실했음을 인정하는 것이다. 일종의 '우리되기'이다. 우리 모두 멈출 수 없었고 결국 자신의 삶을 통제할 수 없었다.

2. 당신은 혼자가 아니다. 이 단계에서는 자신보다 더 큰 힘을 상상하는 것을 배운다.

3. 당신의 삶에는 더 높은 목적이 있다. 비록 당신이 아직은 더 높은 목적을 잘 알지 못한다 하더라도 열린 마음을 갖기로 한다. 12단계 프로그램의 진정한 축복 중의 하나가 우리 의지를 창조자(하느님, 우주, 부처님, 대자연 등 사람마다 다르게 부를 수 있다)에게 맡긴다는 개념이다. 그 '능력자'는 당신을 아무 조건 없이 사랑하며 당신이 맨정신으로 있을 수 있도록 힘을 줄 것이다.

4. 지금이야말로 자기 탐색을 할 때다. 어디서 잘못되었을까? 내가 이기적이

고 자기중심적이었을 때는 언제였나? 분노하거나 두려워하고, 내 이익만 찾거나 정직하지 못하고 불친절했을 때는 언제였을까? 사업에서 재고 정리를 하는 것처럼 자신의 자산과 부채 목록을 작성한다. 이 과정에는 앞서 얘기한 철저한 솔직함이 필수다. 자신이 느끼는 두려움과 분노, 실수 그리고 자기 인생의 전진을 방해한다고 느끼는 모든 것을 써내려간다.

5. 자기 탐색의 결과를 공유한다. 실제로 자기 자신과 다른 누군가에게 자기 잘못을 정확히 드러낼 때에만 우리는 그것을 놓아줄 수 있다. 자신의 도덕적 실패가 포함된 자기 탐색 목록을 후원자나 상담사, 성직자와 공유한다. 우리 중 어떤 이는 범죄 상황이나 스스로를 피의자로 만드는 이야기를 하기도 한다. 그렇기 때문에 이 과정은 비밀 유지를 맹세한 사람들 내에서만 행해져야 한다.

6. 당신의 결함을 제거할 준비를 한다. 단 하나의 옳은 길이라는 건 없다. 내가 서 있는 이 길이 바로 내가 가야 할 길이다. 이 단계는 우리가 변화에 대해 감정적으로 준비할 수 있게 도와준다.

7. '능력자'에게 자신의 단점을 없애줄 것을 간청한다. 이 단계는 자신이 꼭 붙들고 있는 단점들을 느슨하게 풀 수 있는 기회다. 바닷가에 갈 수 있다면 썰물 때 자신의 단점을 모래 위에 쓴다. 그런 다음 바다라는 능력자가 그 단점들을 씻어버리는 것을 지켜본다. 아니면 성격상 약점을 종이에 쓴 다음 그것을 아주 작은 조각으로 찢어버릴 수도 있다. 놓아주는 것을 시각화하면 도움이 된다.

8. 자신이 상처를 준 사람들의 이름을 모두 적고 기꺼이 보상할 것을 마음먹는다. 자산과 부채에 대한 자기 탐색 목록을 참고해, 우리가 중독과 싸우는 동안 실망시켰을 사랑하는 사람들을 떠올린다.

9. 보상한다. 보상하는 일이 누군가에게 해를 끼치지 않는다면 가능한 한 보상한다. 나는 우리 여정의 이 지점에서 멘토나 후원자, 상담사 등과 의논하라고 충고하고 싶다. 자기가 상처 준 사람들에게 사과하면 놀라운 자유와 안도

감을 얻는다. 이 과정에서 우리는 오로지 자신의 역할만 수행할 뿐이다. 그 대가로 아무것도 기대해서는 안 된다.

10. 자신에 대한 목록 작업을 계속해나가고, 잘못을 하면 그것을 인정하고, 잘못을 바로잡기 위해 할 수 있는 일을 한다. 회복 중이라는 것이 더 이상 실수를 하지 않을 거라는 의미는 아니다. 이제 겸손하고 솔직해질 거라고 다짐하자.

11. 자기 자신과 자기중심적인 생활에서 벗어나도록 노력하며 더 높은 목적에 열린 자세로 임한다. 명상, 호흡법, 기도(종교가 있다면)가 이 단계에서 도움이 된다.

12. 분투 중인 다른 사람들을 돕고 모든 면에서 정직하게 사는 이 새로운 방식을 계속한다. AA는 우리가 다른 사람들을 도울 때 실제로 우리 자신의 맨정신을 더욱 굳건히 할 수 있다는 것을 가르친다.

중독을 극복하는 데 이것이냐 저것이냐를 따질 이유는 없다. 내 방식은 말하자면 더하기 접근법이다. 내가 제시하는 통합의학의 13가지 회복 방법도 AA의 과정을 보완하고 뒷받침한다. 우리는 독소 물질로 가득한 단절된 세상에 살고 있기 때문에 AA의 전략이 현재의 중독 상황을 되돌리기에는 충분하지 못할 수도 있다. 자신의 건강을 지키고 중독이 재발하지 않도록 지속적으로 생활방식을 변화하고 통합하도록 권장한다. 나는 여전히 12단계 모임에 참석하며 이 책에서 권하는 방법도 따르고 있다.

기간 안에 오피오이드 해독 작용이 이루어지긴 하지만 때로는 재발하여 환자를 더 고통스럽고 치명적인 지경에 이르게 한다. 신체적인 갈망이 얼마나 지속되는가 하는 것은 약물을 사용해온 기간, 약물에 대한 뇌의 민감성, 그리고 일상생활을 해 나갈 때 약물을 찾게 만드는 자극이 얼마나 많은지에 따라 달라진다. 오피오이드 의존성이 아주 심하면 서서히 줄여 나가는 접근법이 말 그대로 생명을 구할 수 있다.

이와 동시에 오피오이드 중독자라면 4장에서 말한 것처럼 근원적인 고통 완화에 도움이 되는 비약물적인 치료법을 찾는 게 시급하다. 알코올중독자와 마약중독자 모두 재미있게 놀고 유대감을 느끼며 흥분을 경험할 수 있는 건강한 방법을 찾아야 한다. 몰입해도 좋다! 단, 자기 뇌나 신체, 지갑을 파괴하지 않는 방법으로, 가정생활을 위태롭게 하지 않는 방법으로, 사랑하는 사람들을 밀어내거나 현실 세계로부터 스스로를 분리시키지 않는 방법으로 해야 한다.

(조시처럼) 중독에 빠지게 된 게 부분적으로 아드레날린이 필요했기 때문이라면 암벽등반이나 승마, 패러글라이딩, 파쿠르* 더 나아가 스카이다이빙을 시작한다. 뇌가 쉬지 못하고 안개가 긴 것처럼 뿌옇다면 명상수업을 듣거나 매일 요가를 해 뇌를 진정시켜보자. 나도 이 방법으로 효과를 보았다. 트리비아 나이트**에 가거나 지역 대학의 뇌 해부학 과정에 등록하거나 뇌의 호기심을 채워줄 다른 학습 기회도 찾아본다. 뇌에 산소를 공급할 수 있게 크로스핏 체육관이나 다른 그룹피트니스 활동에 참여해 완전히 몰입해서 운동을 한다.

통증이 끊이지 않는 이유가 부분적으로 만성염증을 유발하는 독성물질에 과도하게 노출되었기 때문이라면 집을 치우고 건강에 해로운 음식을 식단에서 빼자. 우리가 재기를 향해 내딛는 큰 걸음이 될 거다. 우리

• 자연이나 도시의 건물이나 다리, 벽 등의 지형과 사물을 이용해 맨몸으로 이동하는 것으로, 프랑스의 야마카시 그룹이 시작했다.
•• 트리비아 나이트(trivia night): 퀴즈 나이트, 펍 퀴즈로도 불린다. 특정 주제를 정하고 이 주제에 관심이 있는 사람들이 모여서 퀴즈를 푸는 행사로, 음식점 같은 데서 주로 열린다.

모두가 끊임없이 접촉하고 있는 플라스틱, 살충제, 제초제, 의약품 속의 유해한 화학물질들(긴 목록 중 몇 가지만 들면 파라벤, 내연제, 다이옥신, 글리포세이트, 티메로살, 포름알데히드, 폴리소르베이트80 등이 있다)은 우리 몸과 뇌를 교란시킨다. 새 가전제품, 자동차, 가구, 페인트(어떤 사람들은 '새것' 냄새라며 아주 좋아하는)에서 나오는 기체들 또한 우리가 생각하는 것보다 훨씬 독성이 강하고 건강을 해친다.

이런 독성물질을 순화하는 방법으로 정수기를 사용할 것을 권한다. 나는 부엌 싱크대 밑에 역삼투압식 숯 필터 정수기를 설치해 유해 화학물질과 잔여물을 걸러낸 후 식수나 조리용수로 사용한다. 숯 필터를 수도꼭지에 부착하거나 그저 숯 필터가 들어 있는 물병을 쓰는 것만으로도 충분히 경제적이며 훌륭한 선택이다. 실내공기 질이 문제라면(이는 우리 대부분이 겪고 있다) 헤파 공기 필터를 적어도 침실에서라도 쓰면 도움이 된다. 매트리스는 유기농 면이나 양모 소재를 권한다. 최소한 난연제를 쓰지 않은 것을 선택한다. 집이나 아파트에 가구를 들인다면 되도록 중고품을 선택한다. 그러면 포름알데히드 같은 유해한 휘발성 유기화합물이 배출되지 않을 것이다. 가능하면 항상 플라스틱보다는 유리를 선택한다.

중독에 관한 모든 것이 그렇듯이 이것도 스스로 각성하고 이해하고 최선을 다해 분투하는 과정이다. 오피오이드를 줄여나가고, 해로운 물질 남용을 건강한 활동으로 전환하고, 독소를 내뿜던 제품을 좀 더 자연적이고 덜 해로운 제품으로 바꿈으로써, 제 힘으로 서서 앞으로 나아갈 수 있다.

방법 6. 근원적인 기저 질환에 대한 치료법을 찾는다

내 환자 중 대다수는 중독 외에도 몇 가지 근원적인 정신건강 문제를 안고 있다. 가장 흔한 것이 불안과 우울증, ADD, ADHD, 강박장애, 양극성장애이다.

당신이 중독 치료 중이라면 이미 꼬리표를 받았을지도 모른다. 이 꼬리표는 의사에게 그 병을 치료하는 데 승인된 약이 무엇인지 알려주고 환자의 고통을 이해하는 길을 제공한다. 그럴 법하다. 물론 그 사람이 평생 왜 그렇게 고통을 받았어야 했는지 유전적, 생화학적인 이유도 있을 것이다. 하지만 우울증이나 불안, ADD, ADHD, 양극성장애나 조현병을 진단하는 혈액검사 같은 건 없다. 나는 궁극적으로 꼬리표를 붙이는 것보다는 정신질환의 근본 원인을 찾는 데에 중점을 둔다.

우리는 통합의학적 접근으로 불안이나 우울증, ADHD의 근본 원인을 찾고 해결하고자 한다. 물론 환자의 증상도 치료한다. 자신의 중독 의사와 함께 뇌의 힘든 싸움을 도와줄 수 있는 가능한 선택지를 의논해보기 바란다. 선택적 세로토닌 재흡수 억제제, ADHD 약물, 웰부트린, 가바펜틴, 클로니딘 등 다양한 치료 약물이 있다. 그런데 내 동료이자 정신과 의사인 켈리 브로건은 이런 약이 유익함보다는 해로운 점이 더 많다고 확신한다. 브로건은 자신의 책《자기 자신의 마음A Mind of Your Own》에서 이에 대해 설득력 있는 주장을 펼친다. 나는 원칙적으로 브로건의 말에 동의하며 모든 환자에게 자연 치유를 시작할 것을 권한다. 하지만 그동안 소량의 약물이 얼마나 도움이 되는지도 보았다.

담당 의사에게 가짓수와 용량 면에서 최소한의 약만 쓰고 부작용이 가장 적은 안전한 약을 처방받기를 원한다고 말한다. 기존에는 양극성장애(조울증) 치료에 단순 소금인 리튬을 최소 300mg씩 1일 2회 사용하였다. 나는 10~20mg씩 하루 1, 2회 복용하는 게 가장 효과적이라는 사실을 발견했다. 약효가 나기까지 2~3주쯤 걸릴 수도 있으므로 시간을 갖고 기다린다.

만약 처방받은 약이 도움이 되는지 확신이 서지 않거나 도움이 되긴 하지만 점점 효능이 떨어지는 것 같다면 가능한 한 의사의 감독 하에 2, 3개월에 걸쳐 천천히 그 약을 중단한다.

회복 여정을 처음 시작할 때 중독 의사는 아마도 여러 검사를 받게 할 것이다. 여기에는 HIV, B형 간염, C형 간염, 완전 혈구 측정CBC, 포괄적 대사 패널CMP, 갑상선자극호르몬TSH 그 외 갑상선 기능 검사 등이 포함된다. 대개의 경우 매독이나 클라미디아, 임질 등 여러 성병도 검사한다. 심하게 피로를 느끼거나 질병이 있는 환자에 대해서는 엡스타인 바 바이러스EBV와 라임 역가, 적혈구 침강속도ESR, C-반응성 단백질CRP, 혈청 비타민 B12, 엽산, 비타민 D 등을 검사할 수도 있다. 일반적으로 열이 나는 감염이 있을 때에는 혈액 배양이 필요할 수도 있고 발작이나 두부 외상이 있는 경우 뇌 스캔이 필요할 수도 있다.

그런 뒤에 부신 기능부전, 테스토스테론과 다른 호르몬 수치, 음식 민감성, 신경전달물질과 유전자 검사, 독소에 노출된 증거 등을 검사할 수 있다. 그리고 숙련된 의사와 함께 자신에게 알맞은 개별화된 방법을 만들어낸다.

방법 7. 종합적인 영양 섭취 방법을 찾는다

자, 이제 현실을 직시하자. 내가 이 책에서 같은 얘기를 하고 또 하고 있지만 중독으로 고생하는 사람들 대부분이 다행히 살 집이 있는 경우라도 집세를 낼 돈조차 없다는 것을 잘 알고 있다. 중독자들의 삶은 너무 엉망이어서 이상적인 식습관과 운동 요법에 대한 토론 같은 건 그림의 떡이다. 그렇긴 하지만 충분한 영양은 도달해야 할 목표다. 회복이 진행되면 될수록 더 쉬워진다. 누군가는 더디게 나아간다. 누군가는 성큼성큼 나아간다. 아주 조금이라고 해도 전혀 안 하는 것보다는 낫다. 그렇지 않은가?

영양이 중요하다. 정말로 그렇다. 빈혈이 있으면 절망감이 들 만큼 극심한 피로를 느낀다. 내 환자 중에서도 두 아이의 엄마인 37세의 엘리자베스는 심각한 빈혈이 있었지만 본인은 그걸 모르고 있었다. 엘리자베스는 그저 하루하루를 지내기 위해 각성제로 자가 치료를 했다. 그런데 정맥 철분 주사 두 번 만에 에너지가 돌아왔고 엘리자베스는 회복의 길을 걸어갔다. 또 다른 환자 알리샤는 철분이 풍부한 식단을 시작하자 천지가 개벽하는 것 같았다고 했다. 엄격한 채식주의자였던 알리샤는 다시 고기를 먹기 시작했다. 57g 정도의 품질 좋은 붉은색 고기를 일주일에 세 번 먹었고 많은 녹색 채소와 감귤류(우리 몸이 철분을 더욱 효과적으로 흡수하게 도와주는 일을 한다)를 매일의 식단에 포함했다. 알리샤는 또한 렌틸콩이나 일반 콩 수프를 늘 먹으려고 애쓰는데 때때로 소시지를 곁들이기도 하고 케일과 시금치는 항상, 마늘은 일주일에 한 번 같이 먹는다. 영양이 풍부한 이런 음식은 알리샤의 에너지 수준을 높여주었고 회복 과정을 제 궤도로 올려놓았다.

준비가 되면 **일주일간 음식 일기를 써본다.** 음식 일기를 통해 자신이 그동안 설탕과 탄수화물, 건강에 안 좋은 지방으로 연명해왔다는 사실에 눈뜨게 될 것이다.

의학적인 검사 결과에 따라 보충제나 권장 음식, 식단의 변화가 필요하다고? 이미 통합의학을 따르고 있는 사람에게는 매우 친숙하게 들리겠지만, 기존 주류 의학계 의사의 조언에 익숙한 사람이라면 대부분 처음 듣는 이야기일 것이다. 우리 몸 내부에서 시작될 중독 치유를 생각한다면 유기농 자연식품이나 진짜 음식, 항염증 식단의 중요성은 아무리

중독과 영양 결핍

오랫동안 음식을 잘못 선택하면 영양분 흡수력이 낮아지고 결국 영양 결핍이 된다. 특히 지용성 비타민 A, D, E, K와 비타민 B와 C, 마그네슘과 아연 같은 소량영양소 결핍이 자주 나타난다.

만성 알코올중독자는 흔히 비타민 B1(티아민)이 결핍되어 심한 경우 베르니케 뇌병증이라고 하는 희귀하고 위험한 뇌질환으로 이어지기도 한다. 베르니케 뇌병증은 정신 혼란, 불안정한 걸음걸이, 안구 운동 장애, 안구진탕증(눈이 빠르게 흔들리며 좌우로 움직이는 상태)을 일으킨다. 중독자에게 비타민 B12 결핍은 빈혈만큼이나 흔하다.

이러한 영양 결핍을 채울 수 있는 자연 건강 식단으로는 녹색 채소를 많이 먹고(매 끼니, 특히 아침에도 먹는다), 색깔 있는 과일과 채소(무지개색으로 먹는다), 다양한 생선, 고기, 견과류, 씨앗, 달걀 등을 풍부하게 섭취해야 한다. 이미 적어도 500번 이상 말한 것 같은데 비타민 D 결핍은 실내에서 생활하는 사람들 특히 햇빛이 제한적인 지역에서 사는 사람들에게 흔하다. 적도에서 멀리 떨어진 지역에서 살수록 실제로 피부까지 오는 햇빛은 줄어든다. 검사 결과에 따라 다음 영양소들을 섭취해야 할 수도 있다.

비타민 B 복합체
칼슘과 마그네슘
어유(생선기름) 또는 오메가 3 지방산이 들어 있는 음식(2,000mg)
프로바이오틱스(건강한 박테리아와 장 치유를 촉진하기 위해)
비타민 C
비타민 D3를 비타민 K2와 함께(비타민 K2가 칼슘 흡수를 돕는다)
아연

여기에 다양하고 맛있는 진짜 음식을 더하면 얼마나 기분이 좋아질지 놀라게 될 것이다.

강조해도 지나치지 않다.

음식 민감성이나 미처 알지 못한 음식 알레르기 때문에 온갖 병이 생길 수도 있다. 예전에는 음식 민감성이 드물었다. 그러나 지난 10년간 상업 작물에 글리포세이트 등 살충제와 제초제가 광범위하게 사용되고, 항생제를 남용하고, 또 어린 시절부터 성인까지 과거에 비해 공격적인 예방접종으로 독성물질에 과다 노출되어 대부분의 사람에게 어느 정도 장이 새는 현상(장누수증후군)이 나타났다. 글리포세이트는 장 안쪽 점막의 방어막을 파괴해 소화되지 못한 음식이 혈류로 스며들게 한다. 그러면 우리 몸의 면역세포들이 이 음식을 공격한다.[2] 음식물을 세균이나 바이러스의 침입으로 본 것이다. 음식에 대해서는 면역글로블린 G 항체를 갖지 않아야 하는데 그런 일이 생기는 것이다.

우리 소아과 진료실과 중독 클리닉에서 보면 뇌질환(우울증, 불안, ADD, ADHD, 자폐스펙트럼장애, 피로, 중독) 때문에 고생하는 환자의 50퍼센트 이상이 심한 음식 민감성을 가지고 있다. 지금까지 가장 흔한 것을 순서대로 나열하면 글루텐, 유제품, 달걀, 견과류(특히 땅콩)에 대한 민감성이다.

그러면 이 음식을 식단에서 완전히 빼버리면 어떻게 될까? 모든 사람에게 효과가 있는 건 아니지만 실제로 뇌와 몸에서 변화가 일어나는 것을 느낄 수 있다. 외부 침략자들과 더 이상 싸울 필요가 없으므로 우리 뇌는 더욱 집중력을 갖게 되고 머릿속에 안개가 낀 듯한 느낌이나 굼뜬 느낌이 줄어들 것이다. 나는 심지어 자폐증 때문에 말을 못 하던 아이들이 음식 민감성 검사를 바탕으로 식단을 바꾼 지 한 달쯤 뒤에 문장으로 말을 하기 시작하는 것을 보았다.

또 다른 고백을 하자면, 몇 년 동안 나 역시 이 점에 대해 다른 사람들과 마찬가지로 회의적이었다. 주류 의학계의 다른 동료들처럼 영양 치유가 그렇게 강한 영향을 미칠 수 있다는 것을 무시했다. 그러나 '회복이 불가능'한(그렇게 배웠다) 뇌 손상을 입은 아이들의 임상 증거를 보면서 (비록 모든 사람에게 다 해당하는 건 아닐지라도) 음식 치유가 효과가 있다는 확신을 갖게 되었다. 어떤 효과들은 좀 미미하지만 그래도 매우 실제적이며 그럴 만한 가치가 있다.

음식 민감성은 대개 영구적인 것이 아니다. 민감하게 반응하는 음식을 몇 달간 식단에서 제외하고 고품질의 프로바이오틱스에다 자연 발효된 음식을 추가하면 장 내벽이 충분히 치유될 수 있다. 특히 일상생활에서 다른 독소들을 제거하고 유해한 살충제나 제초제 없이 키운 음식만 먹을 수 있다면, 천천히 다시 민감한 음식들을 시도해보는 게 좋다.

하지만 글루텐 민감성은 예외다. 글루텐에 민감한 사람들은 셀리악병에 걸릴 위험이 있으며 글루텐을 다시 먹기 시작하면 종종 탈이 나곤 한다. 셀리악병에 대한 검사를 받을 수도 있지만 글루텐에 민감하다는 것을 이미 알고 있다면 미리 글루텐을 영구히 멀리한다.

7일간의 중독 회복 메뉴

나는 이 책에서 건강에 이로운 음식을 먹는 법과 진짜 음식을 먹는 게 얼마나 중요한지에 대해 계속 이야기해왔다. 개인 맞춤 의료가 필요하듯이 식단 또한 개인 맞춤이어야 한다. 여기에서는 진짜 음식과 자연식품 식단을 추천하는 것 말고 어떻게 먹어야 하는가에 대해 엄격한 규칙은 제시하지 않을 생각이다. 그 대신 자신이 무엇을 먹고 있는지, 그것을 어떻게 먹는지, 어떤 기분을 느끼는지에 주의를 기울이라는 말을 하고 싶다. 가족, 친구들에 둘러싸여 음식을 먹고 즐기는 것이 자신의 식단표에 따라 견과류 4분의 1컵을 정확히 재어서 부엌 싱크대 앞에 서서 비참한 기분을 느끼며 먹는 것보다 훨씬 낫다. 당연하지 않은가?

건강하게 먹는다는 것이 실제 끼니에서는 어떻게 드러나는가? 도정한 곡물은 절대 먹지 말라고 하는 의사도 있다. 적정 체중을 유지하며 세계에서 가장 장수하는 사람 축에 드는 일본인들은 대개 하루 두세 번은 흰쌀밥을 먹는다. 의사들은 수년간 저지방 식단이 건강에 더 좋다고 믿었으며 환자에게 탈지 우유를 마시고 저지방 요구르트를 먹고 버터를 피하라고 했다. 그러나 틀렸다는 게 밝혀졌다! 우리는 이제 전지 유제품을 먹는 사람들이 더 날씬하고[3] 성인 당뇨병의 위험도 더 낮고[4] 심장질환 관련 표지도 더 적다는 증거를 갖고 있다.[5]

유제품은 피해야 하는가? 만약 치즈를 먹으면 몸이 나른해지고 우유를 마시면 배앓이를 하는 사람이라면 피하는 게 좋다. 아니면 최소한 유제품을 먹기 전에 소화효소나 락타아제를 섭취한다. 그러나 이건 정말로 사람 나름이다. 다만 우리가 알고 있는 것은 의심의 여지없이, **덜 가공된 음식을 먹는 것이 더 많은 에너지를 얻을 수 있고 면역체계도 더 튼튼해질 거라는 점**이다. 정제 설탕을 피하고 유기농식품을 먹으며(물론 비싸기도 하고 어려운 일이지만 최대한 노력하자) 간식도 되도록 건강한 자연식품으로 한다면 우리 뇌와 몸에 지금 당장 그리고 평생 좋은 영향을 주게 될 것이다.

처음 회복 과정을 시작할 때에는 무엇을 먹을지 생각한다는 게 매우 어려운 일이다. 하물며 자기가 먹을 음식을 요리하는 것은 훨씬 더 어렵다. 건강한 식단은 지금이든 아니면 중독으로 인한 갈망이 조금 누그러졌을 때든 언제든 할 수 있을 때 시도하면 된다. 난생처음으로 요리를 배울 수도 있고 한때 좋아했던 일을 재발견할 수도 있다. 어느 쪽이든 스스로 준비가 되었을 때 도움이 될 만한, 건강한 식사의 7일 치를 소개한다.

이 식단은 준비에 몇 시간씩 걸리는 화려하고 정교한 요리도 아닐뿐더러 모두 인터넷 검색으로 요리법을 빠르게 찾을 수 있는 것들이다. 중독에서 겨우 회복 중이라면 고급 요리사가 되기 위해 수련할 시간을 낼 순 없다! 대신 치유 기간 동안 자신의 몸과 뇌를 지원할 수 있는 간단하면서도 영양가 있는 식사를 제안한다.

1일째

아침: 스크램블드에그, 군고구마, 루이보스 차나 커피, 레몬 물

점심: 참치나 연어 샐러드 샌드위치(통곡물 또는 일반 토스트), 당근, 오이, 사과 한 조각씩

간식: 아몬드 한 줌, 물에 담근 올리브 몇 알

저녁: 바질 레몬 닭고기 구이, 찌거나 살짝 볶은 브로콜리, 쌀밥(가능한 한 현미), 자우어크라우트나 발효 채소 약간

2일째

아침: 전지 플레인 요구르트(염소젖, 우유, 코코넛으로 만든)에 과일 및 코코넛 플레이크를 곁들인 것, 그린스무디(만드는 법은 343쪽 참고)

점심: 가장 좋아하는 생야채에 바질 레몬 닭고기 남은 것이나 삶은 달걀을 얹은 샐러드

간식: 유기농 깍지콩이나 꼬투리째 먹는 완두콩, 혼합 견과류 조금

저녁: 토마토와 병아리콩을 곁들인 생선(가능한 한 자연산), 마늘을 넣어 살짝 볶거나 찐 야채(케일, 콜라드, 시금치, 근대 등), 남은 쌀밥이나 전지 플레인 요구르트를 곁들인 고구마

3일째

아침: 납작귀리 또는 도정을 최소화해 부순 귀리로 만든 오트밀에 전지 플레인 요구르트와 좋아하는 견과류나 견과류 버터, 씨앗, 신선한 과일 등을 더한 것

점심: 닭고기 구이, 남은 닭고기나 생선으로 만든 케일쌈, 자우어크라우트나 김치 조금, 신선한 과일

간식: 아보카도 반쪽에 바다소금, 레몬즙 또는 라임즙, 영양효모를 뿌린 것

저녁: 야채와 콩, 목초 사육 소고기를 굽거나 살짝 볶은 것, 구운 양, 자우어크라우트 또는 발효 야채

4일째

아침: 달걀(스크램블드에그, 수란, 프라이 등 취향대로 조리한 것), 유기농 붉은색 피망이나 다른 야채 썬 것, 오렌지 조각, 자우어크라우트 조금

점심: 페타 치즈와 토마토와 올리브를 토핑한 떡, 오이 샐러드, 바나나 또는 다른 과일

간식: 호두와 건포도(또는 말린 자두나 대추)

저녁: 푸짐한 렌틸콩 수프나 야채 스튜, 밥 또는 으깨거나 구운 감자, 과일 샐러드 또는 생과일

5일째

아침: 플레인 전지 유기농 요구르트에 납작귀리, 신선한 망고, 바나나, 치아시드를 곁들인 것

점심: 푸짐한 샐러드

간식: 혼합 견과류와 대추 한 줌

저녁: 닭고기 또는 두부 프로방살, 구운 방울양배추, 샐러드

6일째

아침: 야채를 넣은 스크램블드에그, 통곡물 또는 글루텐프리 토스트, 자우어크라우트 조금

점심: 남은 닭고기나 두부로 만든 프로방살

간식: 당근과 사과 조각에 레몬을 곁들인 것

저녁: 베지테리언칠리, 옥수수빵, 샐러드

7일째

아침: 칠면조 소시지 또는 다진 칠면조 고기에 마늘과 야채를 넣어 볶아낸 것, 그린스무디

점심: 토마토, 마늘, 시금치에 치즈를 녹인 것 또는 남은 샐러드나 오이, 당근, 브로콜리, 붉은 양배추 같은 채소를 얇게 썬 것 한 접시

간식: 생과일 또는 냉동 블루베리, 구기자, 캐슈너트

저녁: 미트로프(채소를 가득 넣은), 굽거나 찐 아스파라거스, 자우어크라우트 또는 발효 야채 조금, 신선한 과일

초보 요리사를 위한 조언: 가능한 한 유기농식품을 많이 먹는다. 근처에서 생산된 과일과 채소를 산다. 양식장에서 기른 것보다는 자연산 생선을 구입한다. 이렇게 하는 게 항상 현실성이 있지는 않겠지만 어쨌든 최선을 다한다. 위의 식단에 탄산음료나 주스, 쿠키나 칩, 사탕 같은 가공식품이 들어 있지 않다는 사실을 알아차렸을 것이다. 채식주의자는 적절한 단백질 섭취를 위해 고기를 두부나 템페(인도네시아의 발효 음식)로 대체하고 콩이나 씨앗, 견과류를 추가한다. 또한 쌀을 먹는 사람은 실제로 꽤 맛있는 현미 파스타로 대체할 수 있다. 단것을 먹고 싶은 갈망이 있다면 디저트로 생과일이나 냉동 과일을 먹는다. 습관적으로 아침을 거르는 사람도 있다. 적절한 영양소를 섭취하면서 아침을 안 먹는다면 저녁 식사와 다음날 아침 식사 사이의 긴 단식이 사실은 유익할 수 있다. 내 경우에는 체중을 줄이고 적절한 체지방을 유지하는 데 간헐적 단식이 도움이 되었다.

간식이 필요하다면?

끼니 중간에 배가 고프거나 너무 바빠서 간식을 직접 만들기 힘들다면 여기 소개한 간식을 먹는다. 이러한 자연식품은 설탕이 들어간 음식이나 카페인 음료와는 달리 혈당이 빠르게 오르내리지 않는다. 혈당이 춤을 추면 우리 몸은 당을 더욱 갈망하게 된다. 그 대신 이러한 자연식품을 섭취하면 우리 몸에 더 많은 에너지를 주고 기분을 좋게 만드는 필수 비타민과 미네랄을 얻을 수 있다.

- 견과류: 마카다미아, 브라질너트, 아몬드, 피스타치오, 헤이즐넛(개암), 호두
- 굴
- 김
- 껍질째 먹는 콩: 깍지콩(그린빈), 꼬투리째 먹는 완두콩
- 다크 초콜릿
- 당근
- 대추
- 망고(가능한 한 생과일)
- 멸치
- 베리류: 구기자(고지베리), 딸기, 산딸기, 블랙베리, 블루베리, 빌베리
- 적양배추
- 브로콜리
- 삶은 달걀
- 씨앗류: 해바라기씨, 수박씨, 호박씨, 치아시드, 헴프씨(대마씨)
- 오렌지
- 오이
- 올리브
- 자두 말린 것
- 체리
- 코코넛
- 플레인 전지 요구르트

그린스무디

기준: 2인분

시간: 10분 이내

무설탕 스무디와 신선한 야채주스를 마시는 습관은 아주 좋다. 에너지를 주는 영양이 풍부한 자연식품으로 하루를 시작하려 한다면 스무디가 빠르고 쉬운 방법이다. 블렌더만 있으면 집에서 만들어 먹을 수 있다. 전문가 조언 한 마디. 블렌더를 쉽고 빨리 청소하려면 스무디를 만든 후 곧바로 물을 부어 고속으로 돌린다.

다양하고 신선한 유기농 야채(시금치, 베이비케일, 루콜라 등 자신이 좋아하는 것으로 시도한다) 2컵 분량

물 1컵

코코넛 밀크 또는 우유 1컵

냉동 파인애플과 망고 조각(둘 중 하나만 넣어도 됨) 1/2컵

껍질 벗긴 냉동 바나나(작게 자른 것) 2개

꿀 또는 아가베시럽(선택) 1큰술

1. 야채를 흐르는 물에 잘 씻어 흙을 제거한다. 블렌더에 물, 우유를 붓고 야채를 넣는다. 고속으로 돌려 주스를 만든다.
2. 취향에 따라 냉동 과일, 꿀 또는 아가베시럽을 넣고 잘 섞는다. 만들어서 바로 마신다.

방법 8. 장내미생물군을 치유하여 뇌를 치유한다

나는 이 책에서 장 치유의 중요성에 대해 내내 이야기를 해왔다. 건강한 박테리아가 대장이나 소장에 다양하게 많을수록 장과 뇌에 염증이 덜 생긴다. 아직까지 발효 음식을 먹지 않았다면 지금이 시작할 때다. 프로바이오틱 플레인 요구르트, 우유를 발효시킨 케피르, 자우어크라우트, 발효 피클, 김치, 템페 등을 추천한다. 또한 일반적으로 유산균과 여러 비피두스균을 함유하고 있는 프로바이오틱스 보충제를 복용하는 것도 좋다.

글루타민은 아미노산의 일종으로 장 누수를 방지하고 면역체계를 강화시키는 데 도움이 된다. 글루타민은 몸속 활생균(프로바이오틱스)과 함께 작용해 우리 장을 치유한다. 역시 하루에 한 번 알로에베라 즙을 2~4 큰술씩 섭취한다. 아침에 스무디에 타서 먹어도 된다. 다른 생활습관 개선 노력 즉 진짜 음식을 먹고, 첨가물이나 식용 색소, 인공감미료를 식단에서 제외하고 스트레스를 줄이며, 매일 운동을 하는 것 역시 지속적으로 장을 치유한다. 장 건강이 뇌 건강이라는 점을 명심하자.

방법 9. 종합적인 수면 계획을 세운다

내가 자란 짐바브웨의 쇼나족 문화에서는 친구나 가족에게 아침 인사로 "망와나니. 마라라헤레?"라고 말하는데 이는 "좋은 아침이에요. 잘 잤어요?"라는 뜻이다. 다른 사람의 수면을 챙기다니 정말 놀라운 관습이다! 수면의 회복력은 사람이 살아가는 데에 필수적이다. 필요 수면 시간은 사람마다 다르지만 성인은 대부분 하룻밤에 7~9시간 정도 자야 한다. 10대들은 더 많이 필요한데 하룻밤에 열두 시간을 자야 할 수도 있다.

우리 몸과 뇌는 잠을 자야 한다. 잠은 우리 몸이 자연적으로 원기를 회복하는 방법이다. 5장에서 말한 것처럼 필로폰 등 약물에 중독된 사람은 며칠씩 잠을 안 자고 깨어 있을 수도 있는데 이렇게 잠이 너무 모자라면 중독 증상이 열 배나 강해진다. 그러나 중독과 싸우는 사람에게 질 좋은 수면이 얼마나 중요한 치유 요소인지 간과될 때가 많다. 수면이 부족하거나 수면의 질이 떨어지면 질병과 싸울 힘도, 행복을 느끼고 건강을 즐길 힘도 같이 떨어진다.

여기에는 한 가지 길밖에 없다. 중독 스펙트럼의 중증 끝에서 멀어지려면 좋은 수면 습관을 길러야 한다. 아마 자신도 모르게 스스로의 잠을 방해하고 있을 것이다. 내 환자들 중에도 부지불식간에 잠을 위태롭게 하는 사람이 많다.

숙면을 취할 수 있는 가장 바람직한 규칙은 다음과 같다.

잘 때는 항상 침실을 어둡게 만든다. 암막 커튼이나 빛 가리개를 구입한다. 그런 것을 살 여유가 없다면 검은색 종이나 수건으로 창을 가려 빛을 차단한다. 전등을 모두 끄고 시계나 컴퓨터, 그 밖에 빛을 뿜어내는 것은 모두 플러그를 뽑는다. 다른 사람과 방을 같이 써서 어렵거나 방을 어둡게 할 수 없다면 수면 안대를 쓴다. 좀 우스꽝스러워 보여도 실제로 도움이 된다. 머리 위로 베개를 대는 게 편안하면 그렇게 한다. 사람은 주행성 동물이다. 낮 동안에 깨어 있고 밤에는 자야 한다. 우리의 실내 환경이 마치 낮인 것처럼 우리를 속인다면 잠을 잘 수 없다.

잘 때는 항상 침실을 조용하게 만든다. 방음이 중요하다. 문 아래 틈에는 수건을 끼워 두고, 소음을 흡수할 수 있는 카펫을 마련하고, 귀마개를 끼고 잠을 청해보자. 많은 사람이 안대와 귀마개를 사용하면 훨씬 편하게 잠을 잘 수 있다고 한다. 이와 달리, 밤에 백색 소음이 마음을 편안하게 해준다는 사람도 있다. 너무 조용해서 불안한 마음이 생긴다면 저런

한 백색 소음 기기를 구입하거나(가능한 한 몸에서 멀리 두기만 한다면) 밤에 작은 선풍기를 틀어놓을 수도 있다.

오후 두 시 이후에는 카페인이 함유된 것은 아무것도 먹거나 마시지 않는다. 나는 일부 환자들이 하루 동안 얼마나 많은 카페인 음료를 마시는지 알고는 깜짝 놀랐다. 그래놓고는 왜 잠들 수 없는지 의아해한다. 카페인 대사에 드는 시간은 사람마다 다르지만 몸에서 배출되기까지 대부분 8~12시간이 걸린다. 그러므로 오후 두세 시 이후에는 카페인이 든 커피나 차, 에너지 음료나 에너지 바, 심지어 초콜릿도 먹지 않기로 규칙을 정한다.

잠자기 전 일정한 행동 패턴을 만든다. 잠들기 한두 시간 전에는 긴장을 푸는 게 필요하다. 즉 컴퓨터와 스마트폰, 텔레비전을 끄고(위에서 말했듯이 이 기기들의 화면에서는 우리 몸을 깨우는 빛이 나온다) 잠자리에 들기 위한 자기만의 의식을 치르는 것이다. 환경에 따라 30분 정도 가족이나 친한 친구와 이야기를 나눈 다음 엡솜소금과 라벤더오일을 한 방울 넣은 따뜻한 물로 목욕을 하거나 책이나 잡지를 읽거나 편지를 쓴다. 인터넷 시대에 이 같은 충고가 구태의연하게 들릴 수도 있지만 밤마다 스크린이 배제된 이 같은 수면 의식을 치른다면 아기처럼 잘 수 있다.

잠자리에 들기 직전에는 운동을 하지 않는다. 당연히 운동은 해야 한다. 내가 이 책에서 권장하고 있는 것처럼 매일 적어도 45분, 가급적 한 시간 이상 하는 게 좋다. 하지만 잠자리에 들기 한두 시간 전에는 모든 운동을 끝내야 한다.

수면 부족은 다음과 같은 결과를 초래할 수 있다.

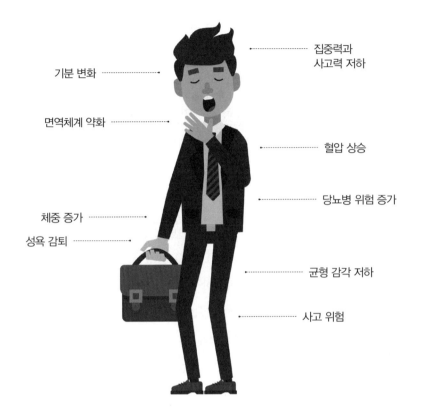

기분 변화

면역체계 약화

체중 증가

성욕 감퇴

집중력과
사고력 저하

혈압 상승

당뇨병 위험 증가

균형 감각 저하

사고 위험

잠자는 시간과 일어나는 시간을 정한다. 매일 아침 같은 시간에 일어
나고 매일 밤 같은 시간에 잠자리에 들도록 노력한다. 우리의 삶이 정신
없이 돌아간다는 건 잘 안다. 또한 혼돈은 중독의 전형적인 특징이다. 그
러나 일상생활을 규칙적으로 할수록 잠을 잘 잘 수 있다. 일단 그러한 습
관을 익혔다면 충실히 지키도록 최선을 다한다. 비록 힘든 밤을 보냈을
지라도 아침에 똑같은 시간에 일어나도록 노력한다. 규칙에서 벗어나는
것보다는 차라리 낮잠을 자는 게 더 낫다고 생각한다.

졸음을 부르는 간식을 먹는다. 배가 부른 채 잠자리에 드는 건 좋은 생각이 아니지만 잠자기 한 시간쯤 전에 적당한 간식을 먹는 것은 도움이 될 수 있다. 마그네슘은 자연 근육이완제인 만큼 마그네슘 함량이 높은 간식(아몬드, 바나나 등)을 먹는 것도 좋다. 트립토판은 불면증과 수면 무호흡증, 우울증뿐 아니라 이갈기 치료용으로도 사용된다. 칠면조 고기는 트립토판이 많이 들어 있어 좋은 간식이다. 또한 트립토판 보충제를 잠자리에 들기 30분 전에 스피룰리나와 같이 먹는 방법도 있다. 스피룰리나는 해조류의 일종으로 건강에 좋다.

수면 무호흡증 검사를 받는다. 앞서 말한 것들을 잘 지키는 데도 여전히 수면장애가 있을 수도 있다. 왜냐고? 수면장애의 근본적인 원인이 있을 텐데 그걸 환자도 의사도 파악하지 못했기 때문이다(흔히 듣는 말이다). 수면 무호흡증이 문제일 수도 있는데 수면 무호흡증의 75퍼센트는 진단이 안 된 채 방치되고 있다.[6] 밤에 수십 번씩 깬다면 자는 동안 호흡이 방해를 받고 있을 것이다. 뇌에 충분한 산소가 공급되지 못하기 때문인데 자신은 이유를 모른 채 갑자기 확 잠에서 깨는 것이다.

수면 무호흡증 가족력이 있거나 남성, 과체중, 40세 이상, 편도선이 크거나 부비동에 문제가 있으면 수면 무호흡증의 위험이 높아진다. 배우자나 가족의 증언을 들어보건대, 잠자면서 코를 심하게 골거나 숨이 막히는 것처럼 보이면 수면 무호흡증일 가능성이 높다. 수면 무호흡증을 치료하는 방법은 다양하다. 체중을 줄이거나 잠자는 자세나 매트리스, 베개를 바꾸거나 마우스 테이핑을 하거나 양압호흡기(기계에 연결된 마스크처럼 생긴 것)를 사용하거나 수술을 하는 방법도 있다. 의사에게 수면장애 클리닉을 소개해달라고 부탁한다.

필요한 경우 천연 수면 보조제를 사용한다. 나는 천연 수면 보조제 사용이 더 낫다고 생각하므로 환자들에게 잠자기 한 시간 전에 멜라토닌을 복용하라고 추천했는데 결과도 좋았다. 처음에는 3~5mg으로 시작해서 10mg까지 올린다. 그러나 10mg을 초과하면 안 된다. 수면에 도움을 주는 다른 허브로는 발레리안, 스컬캡, 카바카바, 카모마일, 레몬밤 등이 있다. 한 친구는 밤마다 의식처럼 레몬밤 차를 마시는데 이 차가 진정 효과가 있으며 잠을 잘 자게 되었다고 한다.

7장에서 말한 것처럼 대마초는 어떤 사람들에게는 효과적인 천연 수면 보조제가 될 수 있지만 나는 권하지 않는다. 파트너가 있다면 상호 합의하에 사랑을 나누는 것이 긴장을 풀고 잠들 수 있는 아주 효과적이고 자연스러운 방법이다. 파트너가 없거나 멀리 떨어져 있다면 자위를 하는 것도 도움이 될 수 있다. 라벤더나 베르가모트, 일랑일랑 같은 에센셜오일도 좋다.

수면제 사용은 삼간다. 아직 회복 초기 단계이고 심한 금단증상에 시달리며 잠을 자지 못하는 환자가 처음 내원하면 수면제 처방도 고려할 수 있다. 클로니딘은 원래 수면제는 아니지만 잠자리에 들기 전에 0.1mg만 복용해도 증상을 좀 누그러뜨릴 수 있다. 그 외에 하는 수 없이 수면제를 처방해야 한다면 부작용으로 졸음을 유발하는 항우울제 트라조돈이나 심각한 수면장애 치료에 사용되는 항우울제 미르타자핀을 처방한다. 솔직히 나는 이런 약을 좋아하지 않는데 왜냐하면 아침에 일어났을 때 기진맥진한 상태가 되기 때문이다. 수면 주기를 재설정할 목적으로 가능한 한 보수적으로 쓰되 한두 달을 넘기지 않는 게 좋다. 아마도 많은 의사가 벤조디아제핀을 처방할 텐데 수면제로 가장 많이 쓰이는 게 로

라제팜(약품명 아티반)이나 알프라졸람(자낙스)이다. 그러나 벤조디아제
핀은 중독성이 강하고 뇌에 영향을 주는 약이어서 누구에게든 매우 주
의해서 사용해야 하며 중독에 빠지기 쉬운 사람이라면 특히 조심해야
한다. 졸피뎀 타르트레이트(약품명 엠비언) 역시 인기 있는 비(非)벤조디
아제핀계 수면 보조제이다. 일부 의사는 엠비언의 안전성을 광고하기도
하지만 나는 특히 하루이틀 이상 연속해서 복용하는 경우 부작용이 걱
정스럽다.[7] 나는 벤조류나 엠비언은 수면제로 처방하지 않는다.

불안과 수면에 좋은 에센셜오일

에센셜오일은 식물에서 추출한 휘발성 액체로 집에서 비독성 세탁 세제나 스
프레이 클리너, 화장품과 로션 등 생활용품과 미용용품을 만들 때 사용될 뿐
아니라 약용으로도 사용된다. 어떤 사람들은 그 효능을 확신하는 반면 또 다른
사람들은 그게 무엇인지 전혀 알지 못한다. 비록 진보적인 의료 전문가와 자연
요법 의사는 에센셜오일을 강력 추천하지만 더 많은 동료 의사들은 에센셜오
일을 (시도도 한 번 해보지 않고) '가짜 의료'라고 무시하는 경향이 있다.

에센셜오일을 비싼 값으로 팔려는 기업들 때문에 다소 과장된 면이 없지 않지
만 에센셜오일은 건강을 회복하려는 사람들에게 도움이 될 수 있다. 이는 단지
나만의 의견이 아니다. 에센셜오일에 약효가 있다는 것을 보여주는 과학 연구
도 이미 수백 개에 달한다.[8] 예를 들어 중국 연구자들이 수행한 한 연구에 따
르면 몰약(미르)이 전립선암의 성장을 억제할 수도 있다고 하며[9] 박하유(페퍼민
트오일. 박하 잎은 항경련 효과가 있다)가 과민성대장 증후군[10] 및 두통[11] 치료에
도움이 된다고 하는 연구도 있다.

어떤 브랜드를 살까? 공격적인 마케팅을 벌이는 값비싼 유명 브랜드의 에센셜

오일 제품군은 멀리하고 대신 건강기능식품 매장이나 온라인에서 저렴하게 살 수 있는 유기농 에센셜오일을 찾아본다. 유향을 제외하고 대부분의 에센셜오일은 비싸지 않다. 한 번에 두세 방울이면 되기 때문에 오랫동안 쓸 수 있다.

에센셜오일은 어떻게 사용할까? 에센셜오일은 공기 중으로 오일을 퍼뜨리는 디퓨저를 써서 흡입할 수 있다. 코코넛오일 또는 즐겨 쓰는 보습제 등의 베이스에 한두 방울 떨어뜨려 피부에 발라도 된다. 뜨거운 물이나 찬물에 오일을 몇 방울 떨어뜨린 후 수건을 담갔다가 피부에 찜질을 할 수도 있다.

인터넷에서 보면 에센셜오일을 음식에 넣거나 직접 복용하라고 열정적으로 권하는 사람도 있는데, 아무리 희석을 했다고 해도 에센셜오일을 먹는 것은 안전하지 않을 수도 있다. 이런 건 조심하는 게 좋다. 그러므로 레몬 물을 마시고 싶다면 에센셜오일은 제치고 신선한 레몬을 물에 짜 넣어라. 물론 허브차 및 오일 추출에 사용되는 허브는 건강에 이로울 수도 있다. 어떤 에센셜오일이 잠을 자거나 긴장을 푸는 데 도움이 된다면 같은 허브가 들어 있는 유기농 차를 마셔보는 것도 괜찮다.

몇 가지 에센셜오일은 수면에 도움이 된다. 만들어서 파는 바르는 오일 블렌드나 크림형을 쓸 수도 있고 (오일 몇 방울과 베이스가 되는 정제 코코넛오일과 섞어서) 직접 만들 수도 있다. 자기 전에 목 뒤와 발바닥에 한 방울 바르는 것도 좋다. 그 효과는 대개 미묘한데, 수면에 도움이 되는 최상의 에센셜오일이 낮 시간에 불안을 잠재우는 데 도움이 될 수 있다. 이러한 오일을 몇 가지 사용해보고 어떤 느낌인지 스스로 알아보자.

카모마일: 졸릴 때 마시는 차로 항우울제와 항불안제 성질이 있다. 펜실베이니아대학의 한 연구진이 수행한 작은 규모의 위약조절 연구에 따르면, 카모마일이 우울증에 도움이 된다고 한다.[12] 두드러기쑥(돼지풀)에 알레르기가 있는 사람은 카모마일오일을 쓰면 안 된다.

베르가모트: 쥐의 스트레스 반응을 감소시키고 GABA(감마아미노부티르산) 수치를 올리는 것으로 밝혀진 베르가모트(오렌지의 한 품종)는[13] 강하고 상큼한

오렌지 계열의 향을 지니고 있으며 많은 사람이 진정 효과가 있다고 말한다. 베르가모트 껍질에서 나오는 기름이 얼그레이 티에 독특한 풍미를 더해준다. 스트레스와 불안을 완화시키기 위한 아로마테라피에 널리 쓰인다.

라벤더오일: 매혹적인 향과 진정 작용이 있는 성질 덕분에 가장 인기 있는 에센셜오일이 되었다. 라벤더오일은 피부에 직접 발라도 안전하기 때문에 내 환자 중에는 향수로 사용하는 사람도 있다. 잠자기 직전에 양 손바닥에 라벤더오일을 한 방울씩 떨어뜨리고 손바닥을 둥글게 모아 향을 들이마시거나 목 뒤, 손목과 발바닥에 바른다. 하루 중 언제라도 기분을 좋게 하기 위해 사용할 수 있다.

장미유(로즈오일): 몇몇 연구에 따르면 장미유가 편안함과 이완된 느낌을 높여준다고 한다.[14] 장미유는 꽃향기가 꽤 강한데 대개는 아주 많이 희석된 상태로 팔린다. 장미향을 좋아하는 사람이라면 목욕물에 장미유 한 방울을 떨어뜨리면 깊은 위안을 받을 수 있다. 장미차를 마셔본 적이 없다면 시도해 보라.

일랑일랑: 밤에 생각이 많아서 잠을 못 잔다면 숙면을 도와준다는 수면 크림이나 엡솜소금 목욕물에 일랑일랑을 넣는다. 이 향기로운 오일은 베르가모트와도 잘 어울리며 스트레스 감소와[15] 혈압을 낮추는 데도[16] 도움이 될 수 있다.

방법 10. 규칙적인 운동을 시작한다

중독자든 회복 과정에 있든 중독 스펙트럼의 경증 끝에 있는 누구나 운동을 하면 그 천 배의 이익을 얻는다. 우리 모두 자신의 일과에 운동을 포함시켜야 한다. 가장 좋은 운동은 매일 하는 것이다. 정말이다. 심장박동 수를 올릴 수 있고 매일 한다면 어떤 운동이든 상관없다. 일단 밖으로 나가서 움직이자.

운동에 대해서는 다른 장에서도 말했지만 다시 반복할 가치가 있다. **운동은 뇌를 치유한다.** 실제로 운동은 우리 뇌를 회복시키고 도파민 수치를 정상으로 되돌리는 데 도움이 된다.[17] 흥미롭고 중요한 사실이다. 오랫동안 '성인의 뇌는 스스로 낫거나 재생되지 않는다'고 믿어온 전통의학에서도 이를 받아들이기 시작했다.

운동은 또한 중독을 잠시 잊게 한다. 그런데 중독에 굴복하기 쉬운 사람이 규칙적으로 운동해야 하는 또 다른 이유가 있다. 바로 운동이 에너지를 더해주고 웰빙의 느낌을 증가시키기 때문이다.

가볍게 시작하고, 달성할 수 있는 목표를 세운다. 운동을 전혀 하지 않던 사람이라면 운동을 시작하는 첫 주에는 20분씩 3일, 운동을 일과에 포함시킨다. 그런 다음 운동 시간을 매주 5~10분씩 늘려본다. 운동 강도도 서서히 높여간다. 걷기 운동을 택했다면 20~30초 정도의 달리기를 추가한다. 일반적으로 단체 활동이나 팀 스포츠는 좀 더 동기 부여가 된다. 왜냐하면 다른 사람들과 협력해야 하고, 단체에 속했을 때 생기는 책임감이 있기 때문이다. 하루 45분에서 한 시간, 일주일에 4, 5일간 운동한다.

방법 11. 안전한 생활, 건강한 인간관계, 스트레스 관리를 위해 나를 지지하는 사람과 모임을 만든다

내성적이고 혼자만의 시간을 즐기는 사람도 인간인 이상 고립을 못 견디는 사회적인 존재이다. 취하지 않은 친구들의 공동체에 적극적으로 합류하는 것이 인생에서 중요한 요소다. 마약 없는 안전한 생활공간은 중독을 떨치는 데 필수적이다.

자신의 거주 공간이 중독을 끊는 데 위협이 된다면 쉼터와 재활의 집이 있다. 아니면 자립할 때까지 단기간 안전하게 머무를 수 있는 친척이나 친구 집을 찾을 수도 있다. 어떠한 경우라도 술을 마시거나 약물을 사용하는 환경, 남용의 위험에 처할 수 있는 환경, 스트레스가 너무 심해서 술이나 약물을 안 하면 버틸 수 없는 환경에서는 지내지 않도록 한다. 안전하게 살 곳이 있으면 스스로 생활을 통제하고 스트레스를 낮추는 데도 도움이 된다. 자신감이 있고 스트레스를 덜 받으면 약물을 하거나 술을 마실 가능성이 훨씬 적어진다. 더할 나위 없다.

약물로 되돌아가지 않기 위해 **스트레스를 잘 관리하는 것**이 중요하다. 3장에서 나는 스트레스를 중독의 X인자라고 불렀다. **스트레스는 중독을 촉발하는 매우 중요한 계기일 뿐 아니라 종종 무시되지만 실제로는 질병을 일으키는 아주 중대한 원인이다.** 내 말이 너무 교훈적이거나 강압적으로 들리지 않기를 바란다. 의사로서 환자에게 또한 회복 중인 중독자로서 회복 중인 중독자에게 하고 싶은 말이 있다. 명상하는 법을 배워라. 긍정적인 말을 사용하라. 스트레스를 관리하는 효과적인 방법을 찾아라.

내 말에 누군가는 머리를 절레절레 흔든다. "불가능해."라고 말하는 소리가 들리는 것 같다. 절대로 그렇게 못 할 거라고 생각하는 사람도 있을 것이다. 그 따위 터무니없는 히피 짓거리에는 아무 관심도 없다고 말하는 사람도 있을 것이다.

잠깐! 내가 할 수 있으면 당신도 할 수 있다.

장담컨대 나는 명상을 하기에는 이 세상에서 최악일 것이다. 내 뇌는 절대 멈추지 않는다. 나는 A 유형● 성격을 가지고 있으며, 스트레스는 나의 가장 가까운 친구다. 성마른 성격에 안절부절못하고 동시에 5천 군데

● 미국의 심장 전문의인 프리드먼과 로즈먼이 관상동맥 경화증 환자의 성격적 특성을 연구해 A 유형과 B 유형으로 구분했다. A 유형은 급하고 경쟁적이며 야심만만하고 편하게 쉬지 못하는 성격으로, 통계적으로 심장질환에 걸릴 확률이 높다는 것이다. B 유형은 비교적 느긋하고 덜 공격적이며 변화에 쉽게 순응한다고 한다.

에 마음이 가 있다. 이게 내 모습이다.

명상이라고? 차라리 '고문'이라고 말해야 할 것이다. 생각만으로도 소름이 돋았다.

그런데 내 후원자인 엘리엇 삼촌이 테레즈 제이콥스-스튜어트^{Therese} Jacobs-Stewart의 책《마음챙김과 12단계: 지금 이 순간 회복의 삶을 살다 Mindfulness and the 12 Steps: Living Recovery in the Present Moment》를 건네주었다. 나는 심한 ADD답게 엘리엇 삼촌이 여전히 내게 말을 하고 있는 와중에 그 책을 읽기 시작했던 것 같다. 하지만 효과가 있었다!

어떻게냐고?

제이콥스-스튜어트는 자신의 호흡에만 집중하면 된다고 강조했다. "호흡을 의식하는 일에만 마음을 집중시키고… 모든 생각이 지나가게 내버려두고… 마음이 산만해질 때를 알아차리고… 그리고 다시 호흡으로 돌아가라."

제이콥스-스튜어트는 우리 '원숭이 뇌'는 고삐를 죄기가 힘들다고 설명한다. '원숭이 뇌'는 온 사방을 그야말로 미친 듯이 돌아다니다가 곤경에 빠지곤 한다. 막 걸음마를 배워 아장아장 걸어다니면서 벽에다 그림을 그리고 가구 위로 올라가는 말썽쟁이 아기들 같다. 나는 명상을 하려면 산만한 생각들을 몰아내야 한다고 생각했는데 그런 생각이 오히려 명상을 방해했다. 하지만 원숭이 뇌가 원숭이처럼 구는 걸 막을 필요는 없다. 빙글빙글 실컷 장난치며 돌아다니게 내버려두자. 그런다는 걸 알아차리고 받아들이면 된다. 생각들이 우리 뇌 속에서 술래잡기를 하고 두개골 한쪽을 두드리게 내버려둔다. 그렇게 생각들이 지나가도록 한 다음 다시 호흡에 주의를 집중한다.

나 같은 사람도 할 수 있다! 당신도 할 수 있다!

명상 수업, 요가, 마사지, 침술, 상호 합의한 상대와의 사랑 행위, 긍정적인 자기 대화는 모두 스트레스를 줄이는 데 도움이 된다. 자기 관리에 관한 한 이기적이 되자. 그리고 다른 사람에게 친절을 베푸는 이타적인 마음 또한 스트레스를 풀고 치유하는 데에 도움이 된다는 것을 기억하자.

방법 12. 나의 맨정신과 꿈을 훔치려는 사람들을 멀리한다

우리가 중독에서 벗어나는 걸 위협적으로 느끼는 사람들이 있다. 자기 자신의 꿈을 좇기보다는 다른 사람의 꿈을 죽이려는 사람들이 있다. 하지만 대부분의 나쁜 훼방꾼들은 대단히 의식적이거나 고의로 그렇게 하지는 않는다. 우리는 사랑하는 사람들이 건강한 나를 둘러싸고 있기를 바란다. 그들의 가장 큰 즐거움이 나를 시궁창에서 건져내 깨끗이 씻고 다시 고꾸라지는 걸 지켜보며 고소해하는 것은 아니기를 바란다.

그렇다면 내가 중독으로 고통받고 있을 때 누군가가 회복을 방해하는 게 분명하다면 어떻게 해야 할까? 그들을 떠나라.

주택 대출금을 갚는 사람이 난데 그들이 얹혀사는 거라면 '나가라!'고 말한다. '나 자신의 회복이 무엇보다 중요하며 지금은 함께 있을 수 없다!'고 말한다. 이건 내 문제니까. 그 사람들을 비난하는 게 아니라 단지 의사(이 책의 저자인 닥터 폴)의 지시를 따를 뿐이다.

그런데 만약 결혼한 처지라면? 만약 아이들이 있다면? 만약 실직하게 된다면? 만약 이러면? 만약 저러면? 만약 만약…

자유로워질 준비가 되었나? 마침내 약물이나 술에 기대는 삶을 끝낼 준비가 되었다면 전에는 결코 해본 적이 없는 일을 해야 한다. 우리가 해야 할 아주 중요한 일 중의 하나가 바로 충실한 삶을 살 기회를 빼앗아 가는 나쁜 훼방꾼들에게서 벗어나는 것이다. 적어도 당분간은.

무슨 일이 있더라도 반드시 그렇게 해야 한다.

이렇게 말하는 사람도 있을 것이다. "폴 박사님, 박사님이 안다고요? 저는 떠날 수가 없어요. 그 사람을 쫓아낼 수 없어요. 박사님은 모르세요."

나도 안다. 그게 얼마나 어려운 일인지 잘 알고 있다. 내 아들 녀석도 마약을 했는데 다른 형제자매에게는 위험하고 나쁜 역할 모델이었으며 우리 부부의 결혼 생활에 금이 가게 만들었다. 우리 부부는 우리가 은연중에 아들의 약물 사용을 조장하고 있다는 것을 깨달았다. 우리 돈이 아들의 습관을 유지하는 데 자금으로 쓰였으니까. 아내와 나는 아들에게 우리 규칙을 따를 수 없으면 집에서 나가야 한다고 말했다. 아들은 열아홉 살에 노숙자가 되어 한겨울 추위를 피하고 식권을 타기 위해 빈민구제소에 이름을 올렸다. 그렇다. 의사의 자식이 길거리에 나앉은 것이다.

또한 15년 전에 우리 부부가 마침내 중독을 끊기로 했을 때에도 나는 마이야에게 재발은 우리의 선택지가 될 수 없다는 것을 분명히 했다. 나는 아내에게 집과 아이들은 함께일 테니 우리 중 누군가가 재발하면 그 사람은 집에서 나가야 한다고 말했다. 다행히 그 규칙이 정말로 관철될지 시험해볼 기회는 없었지만 나는 100퍼센트 진심이었다. 아무것도, 말 그대로 아무것도 나의 회복을 깨뜨리지 못한다. 이런 말을 점잖게 할 방법은 없는 것 같다. 나쁜 훼방꾼들은 헌신짝처럼 차버려야 한다.

자기 자신이나 사랑하는 사람이
신체적인 학대를 당하는 것을 용납하지 않는다.

만약 친밀한 관계에 있는 사람에게 정서적으로나 신체적으로 학대를 당한다면 도움을 받아야 한다. 어떻게 하면 그 친구 또는 사랑하는 사람과 적절한 경계를 설정할 수 있는지 또는 그 관계에서 벗어날 수 있는지, 자신을 도와줄 수 있는 상담사를 찾는다. 중독에서 벗어나는 게 우리의 최우선 목표이다. 부모나 배우자, 애인, 아이들, 일 등 그 무엇도 우리의 목표를 앞설 수는 없다. 생각해보라. 술이나 마약의 세계로 되돌아간다면 어차피 사랑하는 사람도 일도 다 잃게 될 것이다.

덧붙이는 글: 만약 가까운 사람 중에 나한테 지나치게 의존하는 중독자가 있다면, 그 사람의 행동 때문에 화를 내고 머릿속은 온통 그 사람의 중독 걱정뿐이라면, 나는 자신도 모르는 사이에 그 사람의 나쁜 훼방꾼이 된 것인지도 모른다. 자신의 역할을 면밀히 살펴보라. 경계를 설정하는 법을 배워야 한다. 사랑하는 사람의 중독에 우리 자신이 중독되거나 너무 몰입한 나머지 자신의 삶을 내던져 버리기 쉽다. 만약 그렇다면 알코올중독자나 약물중독자의 가족, 친구들을 위한 모임에 참여하기를 권한다. 매주 상담을 받고 이 책에 나오는 다른 수단들도 다 동원해서 자신의 삶을 정상 궤도에 올려놓기를 바란다.

방법 13. 비상약(날록손)을 가지고 다닌다

오피오이드와 헤로인 과다 복용은 지금 미국 청소년들을 죽게 만드는 가장 중요한 원인 중 하나다. 누군가 의식이 없는 상태로 발견되었을 때 주사를 놓거나 콧속에 뿌릴 수 있는 날록손만 있어도 이 같은 죽음을 많이 예방할 수 있다. 날록손은 치명적인 헤로인 또는 오피오이드 과다 복용의 효과를 차단하고 역전시킨다. 헤로인과 오피오이드 중독자와 그들을 아끼는 사람이라면 날록손을 가지고 다녀야 한다. 날록손은 이미 수천 명의 목숨을 구했고,[18] 앞으로 수백만 명을 더 구할 수도 있다. 오피오이드 중독으로 고생하는 사람이라면, 어떤 식이든(통증 때문에 처방을 받았거나 거리에서 구했거나 간에) 오피오이드를 남용하는 사람과 함께 살고 있거나, 헤로인이나 오피오이드를 사용하는 친구가 있다면, 날록손을 챙겨 다니도록 하자. 친구나 가족에게 날록손을 어디다 보관하는지 알려주고 사용법을 가르쳐준다. 약물 과다 복용으로 의식을 잃은 사람을 발견했다면 긴급구조 번호로 전화를 건다. 응급구조팀과 통화를 하면서 날록손을 투여하도록 한다.

중독이라는 선물

중독은 저주인 동시에 선물이다. 저주라는 건 명백하다. 하지만 중독이 주는 선물은 우리가 회복의 여정을 제대로 따라가기 전까지는 잘 드러나지 않는다. 회복 과정에서 우리는 할 수 있는 한 최선을 다해 자기 몫을 하고 결과에 연연하지 않는 법을 배운다. 우리는 자식이나 배우자, 부하 직원, 그 누구라도 마음대로 할 수 없다는 것을 배운다. 그저 우리 자신만을 통제하고 치유할 수 있을 뿐이라는 것을 배운다. 이런 진리를 배움으로써 우리는 자유로워진다.

나 자신의 중독과 행위는 내 책임이지만 다른 사람은 책임질 수 없다. 혼란과 소동의 한가운데서 나는 고요와 평온을 느낄 수 있다. 거의 언제나.

언제나 자신이 이 일을 할 수 있다고 '믿는다'.

나는 '가치 있는 사람'이다.

결코 포기하지 않는다.

11장

정신적,
정서적 회복 여행

산다는 건 쉬운 일은 아니다. 어떤 사람은 사람으로 사는 게 고통스러울 정도로 힘든 일이기도 하다. 중독과의 싸움은 사람마다 다르다. 그러나 핵심은 동일하다. 자신의 길을 찾기 위해 싸우고, 안전하게 살고자 하며, 다른 사람과 관계를 맺고 싶어 하고, 쾌락을 추구하며, 사랑받고 싶어 한다.

태어나고 싶어서 태어난 사람은 없다. 이 점에 대해서는 누구도 선택권이 없다. 그러나 힘들었던 과거, 단점, 실패, 수치심 때문에 패배감을 느낄지라도 지금 어떤 삶을 살 것인지는 선택할 수 있다.

행동분석가들은 사람이 새로운 일을 시작할 때 가장 힘들어한다고 말한다. 첫걸음을 뗄 수만 있다면. 오늘은 그 첫걸음에서 끝날지라도 상관없다. 내일은 내일의 해가 뜬다. 하루씩 하다 보면 언젠가는 그곳에 도착한다. 오래지 않아, 오늘과 내일이 모여 몇 주가 되고 몇 달이 되고 몇 년이 된다. 어느 날 자기 인생의 운전석에 앉아 운전대에 손을 얹고 가속

페달에 발을 올리고 있을 것이다. 그러다 보면 언젠가는 넘어진 사람을 도와서 일으켜 세워줄 것이다.

절망감을 느끼기도 한다. 우울하고 몹시 낙심해 비참하거나 그저 지루하게 느끼기도 한다. 인생은 때때로 따분하고 재미없다. 가끔씩 참을 수 없을 때도 있다. 이런 기분을 느낀 적이 있거나 지금 이 순간 그렇게 느낀다면 내 말을 잘 듣기 바란다. '언제나 희망은 있다.'

나는 실패할 것이다. 쓰러지고 말 것이다.

스스로 내 꿈을 무너뜨릴 것이다.

그래도 괜찮다. 일어나자. 다시 해보는 거다.

처음에는 자제한다는 것 자체가 가장 어려운 것 같다. 불가능한 일처럼 보이기도 한다. 중독에서 벗어날 생각을 했을 때 아마도 가장 친한 친구, 가장 가까운 측근, 비밀을 털어놓을 수 있고 나를 믿어주는 조언자를 잃는 것 같은 느낌일 것이다. 어떤 느낌인지 잘 안다. 쉽지 않은 일이다. 그러나 정말로 어려운 부분은 맨정신으로 인생을 즐기는 법을 배우고 자신의 삶 속에 존재하는 것이다.

이 큰 구멍을 메우려면 몇 가지 도구가 필요한데 다음의 개념들이 크게 도움이 될 것이다. 이것은 상담사 알아보기나 적절한 수면 취하기 등 10장에 나온 내 방법보다는 덜 규범적이다. 하지만 맨정신을 유지하려는 감정싸움에 대처하거나 다시 하라고 애원하는 머릿속의 속삭임을 무시할 때는 결정적이다. 이 장에서는 '자유FREEDOM'를 향해 나아가는 방법을 알려줄 것이다.

자신의 정신적인 자아를 찾는다. **F**ind your spiritual self.

원망을 내려놓는다. **R**elease resentment.

유혹을 예상한다. **E**xpect temptation.

자신의 결점을 포용한다. **E**mbrace your flaws.

자신을 구하러 온 사람들에게 의지한다. **D**raw on the crew sent to rescue you.

변화에 마음을 연다. **O**pen yourself to change.

완벽이 아닌 개선을 추구한다. **M**ake progress, not perfection.

자신의 정신적인 자아를 찾는다. 종교에 대한 언급을 불편해하는 사람도 있고, 과거에는 신앙심이 매우 깊었지만 지금은 아닌 사람도 있을 것이다. 하지만 신체적인 중독에서 벗어나는 것은 자신의 정신적인 측면과 연결되는 것을 포함한다. 독자들 중에 무신론자나 불가지론자, 독실한 신자도 있겠지만 상관없다. 나는 전능하신 하느님에 대한 전통적인 개념을 갖고 있는 연합감리교회에서 자랐다. 신이란 무서운 심판자이며 범접할 수 없는 존재라고 생각하는 환경에서 자란 사람도 있다. 하지만 지금은 그렇게 생각하지 않아도 된다. 우리들의 신은 그저 우리를 기다려주고, 우리를 위해 존재하며, 우리를 돕고 싶어 하고, 언제나 우리를 사랑하는 다정한 존재일 수도 있다.

신은 우리 생각에 따라 어떤 존재든 될 수 있다. 어떤 사람에게는 우리 모두가 속한 이 우주가 있음을 알게 해준 존재일 수도 있다. 반면에 자신의 호흡이 멈추면 그뿐, 신은 없다고 생각하는 사람도 있다. 그 사람에게는 자신의 호흡이야말로 절대 부인할 수 없고 언제든 의지할 수 있는 존재다. 호흡은 그가 살아 있는 한 그 사람을 저버리지 않을 것이다. 그런데 꼭 호흡을 신봉하지 않더라도 심호흡의 이완 효과는 경험할 수 있다.

폭포

어느 상쾌한 봄날 아침, 엘리엇 삼촌과 나는 컬럼비아강 협곡으로 차를 몰고 나갔다. 삼촌이 내게 과제를 주었다. 댐을 만들거나 강의 흐름을 바꾸지 않고 15분간 정신을 집중해서 폭포의 흐름을 멈추게 해보라는 것이다. 바다의 파도를 멈추게 하거나 해가 지는 것을 막으려 한다든가. 누구든 이와 같은 연습을 해볼 수 있다. 나는 폭포를 옮기거나 산을 줄이거나 뭔가 해보려고 온 정신을 집중해 애써보았지만, 실패했다! 무슨 짓을 해도, 아무리 열심히 생각하고 노력해봐도 떨어지는 물을 멈추게 할 수는 없었다.

'나보다 더 큰 힘'이 거기에 있지 않을까?

무슨 헛소리인가 하겠지만 이 일은 내 인생에서 아주 강렬한 경험이었다. 누가 지나가든 아랑곳하지 않고 나는 폭포 뒤에서 무릎을 꿇었다. 엘리엇 삼촌과 손을 잡고 '더 높은 힘'에 나 자신을 맡겼다.

"제 자신을 바칩니다." 나는 큰 소리로 외쳤다. "저를 만드시고 저를 뜻대로 하소서."

내 친구 태미가 고통받는 10대였을 때 태미 어머니(간호사였다)는 이렇게 말하곤 했다. "심호흡을 해. 긴장이 풀릴 거야." 태미는 자신의 마음이 진정되지 않을 때라도 몸의 긴장을 풀 수 있는 방법이 있다는 어머니의 말에 은연중에 안심이 되었다. **선함과 친절과 수용의 원천이 무엇이든 나한테 힘을 발휘하는 그 존재가 나의 하느님이다.**

원망을 내려놓는다. 우리의 인격적 결함, 그 모든 단점이나 맹점, 약점들은 가장 부적절한 시기에 불쑥 나타나 우리 삶을 방해하는 것 같다. 결함과 그릇된 신념을 버려야 할 때 우리는 오히려 필요하다고 생각하면서 이 짐들을 가지고 다닌다.

아마도 선불교에 나오는, 폭우 속에 마을을 찾아 걸어가고 있는 두 나그네의 이야기를 들어본 적이 있을 것이다. 두 사람은 강을 건너야 하는데 다리는 폭우에 휩쓸려 떠내려가 버렸다. 하는 수 없어 강을 건널 만한 경로를 가늠하고 있는데 한 여인이 강둑에 나타났다. 그 여인은 다리가 사라졌다는 사실에 몹시 화를 내며, 강을 빨리 건너야 하지만 화려한 옷을 더럽힐 수는 없다고 했다. 젊은 나그네는 얼굴이 붉어졌다. 그는 여인의 거만함, 참을성 없음과 특권의식에 짜증이 났다.

그런데 나이 많은 나그네가 여인에게 강을 건널 수 있게 도와주겠다고 말했다. 그는 여인을 등에 업고 빠른 물살 속으로 천천히 걸어 들어갔다. 강을 건너는 내내 여인은 빨리 가라고 재촉하고 길을 잘못 골랐다고 야단치고 자신의 가죽신이 젖게 생겼다고 투덜댔다. 나그네는 강을 건너 여인을 내려주었다. 여인은 고맙다는 인사는커녕 거들떠보지도 않고 서둘러 가버렸다. 몇 시간 동안 두 나그네는 말없이 걸어갔다. 젊은 나그네는 내내 그 여인 때문에 속을 끓였는데, 나이 든 나그네는 얼굴에 떨어지는 빗방울을 느끼고 피어나는 꽃향기와 새소리를 즐기고 있었다.

"어떻게 그러실 수가 있어요? 그걸 어떻게 참으실 수가 있냐고요?" 마침내 젊은 나그네가 불쑥 말했다. "그 여자는 고마움을 모르는 정말 끔찍한 사람이었어요!"

"이보게, 나는 내 짐을 벌써 몇 시간 전에 내려놓았네. 자네는 왜 여전히 그 여인을 데려가자고 우기는 건가?" 나이 든 길동무가 말했다.

분노와 자기 연민, 이기심, 자존심, 질투심, 원망이 우리 인생을 파괴하도록 내버려두는 것은 쉬운 일이다. 생존을 걸고 싸우고 있을 때 자신을 낮추고 고마워하고 참으려는 사람은 없을 것이다. 하지만 우리는 강하고 흔들림 없는 그 나그네를 모범으로 삼아야 한다. 그는 고맙다는 말을 기대하거나 바라지조차 않고 여인이 강을 건널 수 있게 도와주었다. 결국 여정의 모든 순간을 즐긴 사람은 바로 그 나그네였다.

유혹을 예상한다. 유혹을 느끼면 그 거부할 수 없는 갈망, 즉 피할 수도 없고 결국 굴복하고 말 거라는 그 느낌을 정보로 활용해보자. 마치 뜨거운 불꽃인 양 반사적으로 움츠리고 뒤로 물러나며 뛰어 달아난다. 나를 가장 열심히 지지해주는 후원자, 가장 친한 비중독자 친구, 형제자매, 엄마, 아빠, 친척에게 전화를 건다. 담당 심리상담가의 개인 전화나 중앙자살예방센터로 연락한다. 지옥으로 되돌아가려는 그 저항할 수 없는 욕망을 가라앉힐 수 있게 도와줄 사람이라면 누구에게든 전화한다.

숨겨놓은 술병이나 마약을 우연히 발견한다면 즉시 없애버린다! 술이나 약물 사용 전력이 있는 옛 친구와 우연히 마주쳤는데, 그가 같이 놀자며 파티에 초대하면 '거절'한다! 4장에서 내가 아만다에게 말했던 것처럼, 우리에겐 두 다리가 있으니 그걸 이용해 지옥에서 벗어난다. 부모, 배우자, 애인, 자녀, 직장 상사 등 그 누구도 우리를 또다시 탈선시킬 수 없다. 이상 끝! 나는 호구가 아니며 누구든 나를 이용하거나 학대하게 내버려두지 않겠다. 이미 말했다는 걸 알지만, 다시 한 번 이야기해야겠다. 자신의 회복 여정에 확신을 가져야 한다. 그리고 때로는 자존감을 지키기 위해 어려운 선택을 해야 한다. 우리가 맨정신을 유지하는 걸 위태롭게 만드는 사람, 장소, 물건의 마수에서 벗어나야 한다. 마약을 공급해주는 '친구들'이 있다면 그들에게 "나는 지금 중독을 극복하려고 노력 중이야. 네 잘못은 아니지만 내가 살아야 하니까 전화기에서 네 이름을 지워야겠다." 하고 말한다. 그들과의 모든 접촉을 끊고, '내 결정을 존중해서 연락하지 말아달라.'고 부탁한다.

중독에서 벗어나는 걸 최우선 순위로 한다면 기회는 있다. 직업을 가질 기회, 새로 만난 멋진 이성과 세상 전부인 아름다운 아이들과 함께할 기회, 우연히 횡재로 구입한 친환경 자동차와 아늑한 주택과 중고 가게에서 구입한 가구로 꾸민 멋있는 초현대식 아파트 등을 가질 기회 말이다. 우리는 재발과 함께 이 모든 것을 잃어버릴 내리막길이 시작된다는 것을 안다.

유혹을 받을 것이다. 그러나 굴복하지 말자.

자신의 결점을 포용한다. 두려움, 외로움, 분노, 슬픔, 이기심, 아집에서 어떻게 연민, 감사, 기쁨, 평화, 사랑으로 옮겨갈 것인가? 그리고 도대체 어떻게 평정을 찾을 수 있는가? 불완전하게나마, 수많은 모순된 감정으로, 무수한 중단과 새로운 시작으로 할 수밖에. 단 하나의 올바른 길이라는 것은 없다. 지금 내가 가고 있는 길이 나의 길이다. 만약 의도하지 않았던 쪽으로 가고 있다면 방향을 틀어 바로잡는다. 스스로를 받아들이고 있는 그대로의 자신을 사랑한다.

나의 두려움, 원망, 실수, 그리고 내 인생을 가로막던 모든 것들이 맨정신이 되면 다 사라져버리는 그런 기적은 일어나지 않는다. 하지만 며칠이 몇 주가 되고 몇 주가 몇 달이 되고 몇 달이 몇 년이 되면, 우리는 자신의 결점과 단점이 사실은 자기가 가진 힘의 일부라는 것을 깨닫기 시작한다.

자신을 사랑하는 법을 배우면 자신의 결점도 사랑하게 된다.

자신을 구하러 온 사람들에게 의지한다. 어떤 사람의 집 주변이 온통

물바다가 되었다. 소방대원들이 사이렌을 울리며 집 앞에 도착해 '물에 잠기지 않은 높은 지대로 피신해야 한다'며 리프트를 갖다 대고 빨리 집에서 나오라고 재촉한다. 홍수로 물이 불어나고 처참한 상황이다. 당장 나가야 한다! 그런데 그 사람은 도움을 거절하고 집 안으로 피해버렸다. 물이 창문 높이까지 차오르자 모터보트를 탄 구조대원들이 황급히 그 집으로 향했다. 대원들이 타라고 했지만 그 사람은 다시 거절한다. 하지만 더 이상 집 안에 피해 있을 수가 없어서 그는 지붕 위로 올라간다. 수위가 계속 높아져 물이 그의 발목에서 찰싹거렸다. 헬리콥터가 머리 위 공기를 가르며 나타나 사다리를 내려주었다. 조종사가 올라오라고 소리쳤지만 그는 도움을 거절한다.

"하느님이 저를 구해주실 거예요." "저는 괜찮을 겁니다." 고집을 부리던 그 사람은 결국 물에 빠져 죽었다. 그가 진주로 장식된 천국 문으로 들어가자 성 베드로가 맞아주었다.

"하느님이 왜 절 구하러 오지 않으셨나요?" 그 사람은 당황하고 실망하고 분한 마음에 성 베드로에게 물었다.

"우린 당신에게 소방차와 모터보트에다 헬리콥터까지 보냈어요." 성 베드로가 대답했다. "우리가 무엇을 더 하길 바란 겁니까?"

경이로운 회복의 여정에서 마침내 행동을 해야 할 시점에 도달했다. 그대로 집 안에 머무르다가 익사하기를 바라는 사람은 없다. 우리 인생을 망치던 모든 것을 한쪽으로 치워둘 준비가 된 것이다. 이제 우리는 중독 스펙트럼의 중증 끝에서 벗어나기 시작했다. 우리를 구하러 온 구조대원을 받아들여야 하는 것처럼, 자신의 삶과 자신의 짐과 지금 이 상태 자체를 받아들인다.

변화에 마음을 연다. 진실되고 진정성 있으며 엉망이고 복잡한 데다 불완전하고 '사랑스러운' 자기 자신으로 돌아가는 이 여정에서, 우리는 변화하기 위해 과감한 결정을 내려야 한다. 우리 내면의 핵심적인 믿음을 다시 조사하고, 의식적이든 무의식적이든 여태껏 우리가 배워온 것을 다시 생각해보고, 우리가 어떻게 길러졌는지 의문을 품어야 한다. 자유의 길을 찾은 다른 사람들과 함께할 의향이 있는가? 그렇다면 성공할 것이다.

우리는 혼자 힘으로 이 세상에 나온 것이 아니다. 다른 인간(엄마)의 몸속에서 아홉 달이라는 시간을 보내야 했다. 우리는 혼자서 자란 것이 아니다. 인간 아기는 다른 사람의 손길이나 보살핌이 없이는 제대로 성장할 수 없다. 우리는 또한 혼자서 중독을 떨쳐낼 수 없다. 스스로 아무리 강하다고 자부해도 소용없다. 항복하자. 혼자서도 할 수 있을 거라는 생각, 다른 사람은 필요 없다는 생각, 이 세상에서 망가진 것을 나 홀로 모두 고칠 수 있을 거라는 생각은 버리자. 마침내 자신을 치유할 수 있는 것은 파트너십과 공동체 안에서이다(다른 사람과의 파트너십이나 공동체라는 것이 불편하고 불완전하며 때로는 짜증도 나지만).

변화에 마음을 열고 아집을 버리고 자기 마음대로 할 수 없는 사람과 장소, 일에 대해 자신의 무력함을 인정하는 것은 매일매일 해야 하는 과업이다. 매일 마음을 돌봐야만 과거의 방식과 낡은 습관으로 되돌아가지 않는다. 자신의 단점에 대해 솔직해지고 다른 사람들의 생각에 개방적이 되며 늘 기꺼이 변화하기 위해 노력하자. 항복하는 법을 배울 때, 오늘 우리가 확신하는 것을 내일 믿지 못할 수도 있다는 것을 알게 된다.

완벽이 아닌 개선을 추구한다. 정신적이거나 정서적인 여정에 오른 사람이라면 이것이 완벽이 아닌 개선의 문제라는 것을 알 거다. 독자들 중에는 이 책을 읽고 이렇게 말하는 사람도 있을 것이다. "그런데, 폴 박사님, 나는 여기 현실 세계에 살고 있어요. 문제가 있다고요!"

물론 나도 안다! 사람은 누구나 문제가 있다. 우리는 모두 분투하고 있다. 그러나 우리가 자신에게 좀 더 친절해지고, 다른 사람에게 도움을 주고, 더 건강하고 더 안전하고 더 나은 결정을 내리기 시작하면, 우리를 압도하며 계속 쌓이기만 하던 문제들이 줄어들고 뜸해지기 시작한다.

우리는 종종 자기가 찾고 있는 것을 손에 넣는다. 스스로를 미워하면 고난이 우리를 찾아낸다. 우리가 중독에서 벗어나 회복을 받아들이면 시간이 흐르면서 나쁜 일에 대처할 도구를 얻게 된다. 자신을 사랑하는 법을 배우면 좋은 일이 우리를 찾아온다.

자, 여태까지 나는 중독자들에게 자신이 유별나고 남과 다르다는 생각을 포기하라고 설득했다. 이 책을 읽은 사람들은 이제 자신을 이끌어주고 건강한 몸과 마음을 회복시켜줄 외부의 힘에 기꺼이 항복할 용의를 갖게 되었다. 다 됐다. 그러니 책을 덮고 더 이상 치료 받으러 가지 않아도 된다. 끝이 좋으면 다 좋은 거니까. 맞는 말일까?

틀렸다. '회복하다'는 동사이며 그것을 우리가 지금 막 시작한 것이다. 회복은 계속되어야 한다.

그 여정의 한 걸음 한 걸음마다 나와 이 책이 항상 함께한다는 것을 기억해주기 바란다.

글을 마치며

마우이(하와이 제도의 섬-옮긴이)를 떠나기 이틀 전, 지금은 새벽 세 시
다. 내가 앉아 있는 발코니 아래로 파도는 잔잔히 바위에 부딪혀 부서지
고 하늘 위에는 열대의 별들이 반짝이며 야자수에 산들바람이 불어와
야자나무 잎들이 연 꼬리처럼 흔들린다. 나는 아내 마이아와 함께 이곳
에서 휴식을 취하면서 이 책의 초고를 쓰고 있다. 물론 자고 있어야 할
시각이다. 하지만 난 깨어 있다. 그럼에도 이렇게 일찍 깬 것 때문에 스
트레스를 받지는 않는다. 평화롭다. 외부 세계와 나 자신의 내면세계를
관찰하며 내 안의 평온한 풍경에 어울리는 것을 찾으려 애쓰는 중이다.
다 괜찮다.

우리가 여기 도착한 뒤로 나는 매일 아침 일찍 일어나 컴퓨터에다 내
아이디어를 쏟아 붓는 중인데 나중에 제니퍼가 수정하게 될 것이다. 마
이아와 나는 카아나팔리 해변을 따라 오랫동안 산책을 했다. 산책을 하
는 동안 우리 부부는 세계적인 문제의 해결책을 이야기하기도 하고, 우

리 자식들과 그들의 노력에 대해 조바심을 내기도 하고, 가끔씩은 서로 다투기도 하고, 때로는 그저 조용히 함께 걸었다.

"마할로!" 우리는 산책길에서 만난 사람들에게 하와이식 인사를 건넨다. "아름다운 날이네요." 하고 함박웃음을 지으며 덧붙인다. 인생이라는 이 여정은 목적지가 없다. 우리들 각자는 자신의 길을 찾아야 한다. 언젠가는 우리 모두 죽겠지만 지금 함께한다는 사실이 모든 것을 수월하게 해준다. 당신이 이 책을 읽음으로써 나의 길과 당신의 길이 교차하게 되었다. 당신이 진료실에서 만나는 내 환자든, 숲속 산책로에서 지나치거나 온라인에서 만나거나 이 책을 통해 만난 사람이든, 내 삶에 존재해주어서 반갑고 고맙다.

지금은 과거에 내가 가졌던 동기들이 왜 그렇게 자기중심적이고 자아 지향적이었는지, 왜 사람들이 가장 필요할 때 나는 스스로를 고립시켰는지, 어렸을 때는 왜 그다지도 자기 파괴적인 경향을 보였는지 궁금하다. 나는 먼저 나를 중독에 빠뜨린 '나 스스로 할 수 있어'라는 태도를 갖고 있었다. 무언가에 실패했을 때에는 '나는 실패자야' 하고 생각했다. 나는 속으로는 내가 무가치하고 사랑받을 자격이 없으며 곧 본색이 들통날 스스로를 혐오스러워 하면서도 이 세상의 불공평에 분노했다. 아마도 나와 비슷하게 느낀 사람도 있을 것이다. 어쩌면 지금 이런 생각을 하는 사람이 있을지도 모르겠다.

나는 수없이 많은 작은 실패로 인해 충격을 받았고 술병에서 안도감을 찾았다. 내 속의 악마를 잠재우고 자기 파괴를 멈추고 실패를 성공으로 바꾸는 방법을 찾기까지 오랜 시간이 걸렸다. 과거의 나는 수치심으로 가득했다. 지금은 알코올중독자였다는 점에 감사한다.

처음 5년은 회복 기간이었다고 말하기 힘들다. 나는 벌게진 얼굴로 조용히 모임에 참석했다. 나는 정말로 그 자리에 있고 싶지 않았고 내 비밀을 밝은 빛 아래 드러내기보다는 옷장 속에 숨겨두길 원했다. 나는 알코올중독자가 되는 건 성격상의 결함 때문이라고 생각했다. 내가 성장하고 주의를 집중하고 알코올중독이 내게 주어진 선물임을 알게 된 것은 오로지 내가 가족과 치료사와 AA 모임과 후원자와 함께 건강과 생활습관에 대해 내가 내린 결정을 실천하려고 노력했기 때문이다. 나는 그 과정에서 어느 정도의 차분함을 되찾았다. 그렇다, 때때로는 평온함까지 얻었다. 예전엔 이것이 가능할 거라고 결코 생각해본 적이 없었다.

일출을 보기 위해 나는 타이핑을 잠깐 멈추었다. 거무스름한 제비갈매기와 갈색 부비새들의 불협화음에 귀를 기울인다. 보라, 노랑, 주황색 빛이 하늘을 가득 채운다. 나의 뇌는 여전히 생각과 아이디어로 바쁘게 돌아간다. 한때는 술로 이런 에너지를 누르려고 했지만 지금은 그대로 받아들인다. 이제 더 이상 두려움이 아닌, 열정과 사랑으로 선택한 나의 결정에 평온함을 느낀다. 나는 여전히 노력 중이며 아직 갈 길이 멀다. 내가 새로운 방향에 대해 열려 있고 기꺼이 그쪽으로 가고자 한다면 그 새로운 방향이 내게 모습을 드러낼 거라고 생각한다.

학생이 준비되면 선생은 자연히 나타나게 마련이다.

한국 사회의 중독을 보다

조성남 국립법무병원장

한국 사회의 중독을 보다

조성남 국립법무병원장

1. 중독이란 무엇인가?

중독은 행위중독과 물질중독으로 나눌 수 있다. 행위중독*은 도박이나 게임, 성^{sex}과 같은 행위에 중독되는 것이며 물질중독**은 알코올, 본드나 부탄가스 같은 유해화학물질, 각종 마약류에 중독되는 것이다. 중독은 뇌의 보상회로에 작용하는 만성질환 즉 뇌질환이다. 뇌에는 기분을 좋게 만드는 부위가 있다. 이곳을 보상회로라고 한다.

1954년에 올즈$^{James Olds}$와 밀너$^{Peter Milner}$는 쥐의 뇌에 전기자극 실험을 하던 중 쾌감을 조절하는 중추가 있다는 것을 알았다. 이것을 보상회

• 행위중독에는 도박 중독, 디지털 중독(인터넷, 온라인 도박, 소셜미디어. 비디오게임 등), 성 중독, 쇼핑 중독, 운동 중독, 음식 중독, 일중독, 종속적 관계 중독, 충동 조절 중독(폭발적 분노, 방화, 절도 등), 포르노그래피 중독 등 다양하다.

•• 중독 물질에는 알코올, 벤조디아제핀, 아편제, 각성제, 진정제, 니코틴, 대마초, 엑스터시(몰리), 환각제, 흡입제, 약초 등 다양하다.

로Reward Pathway라고 한다. 배쪽피개구역Ventral Tegmental Area, VTA과 중격의 지핵Nucleus Accumbens, NA으로 이어지는 곳으로 이곳에 도파민이 증가하면 쾌감이나 즐거움, 행복감을 느끼게 된다. 살맛나게 만들어주는 곳이며 없어서는 안 되는 중요한 부위이다. 그래서 이곳을 '쾌감중추'라고도 한다. 중독을 일으키는 물질이나 행위는 이 보상회로에 도파민을 일시적으로 증가시켜 순간적으로 기분을 좋게 만들어 중독으로 유인한다. 이러한 작용 때문에 '중독중추'라고도 한다.

보상회로의 도파민은 개체나 종족의 생존에 필요한 행동과 연관된다. 음식을 섭취하거나 갈증을 해소하거나 종족을 잇기 위한 성행위를 하는 경우 보상회로에 도파민이 급격히 증가한다. 보상회로에 도파민을 급격히 분비시키는 물질들은 습관성 행동을 유발하고 결국 중독을 일으킨다. 물질이 아닌 인터넷 게임이나 도박, 쇼핑, 운동 같은 행위들도 보상회로에서 도파민의 분비를 증가시켜 중독을 일으킨다. 그러나 중독이 진행되면 점차 보상회로가 파괴되어 분비되는 도파민이 줄어들고, 초기에 느꼈던 즐거움이 덜 즐거워지기 시작하고, 같은 기분을 느끼기 위해서는 점차 많은 양을 사용하게 된다. 이를 내성이라고 한다. 내성이 생기면 일상생활에서 즐거움을 느끼기 어려워지고, 나중에는 정상적인 기분을 느끼기 위하여 약물을 남용하게 된다.

메스암페타민 중독자의 뇌에 관한 연구Thompson et al., 2004에 의하면 주로 기억력을 담당하는 해마와 감정을 조절하는 기능과 보상회로가 있는 변연계가 가장 많이 파괴되었다. 그러므로 필로폰을 오래 남용하면 감정조절이 안되고 보상회로가 파괴되어 즐거움이나 쾌감, 행복감을 느끼지 못하게 되는 것이다. 역설적이지만 순간적으로 기분을 좋게 하려고 마약류를 남용하였는데 결과적으로는 평생 자신에게 즐거움을 가져다주는 보상회로가 파괴된다. 고리대금을 빌려 쓰다가 가산을 탕진하는 것과 같다. 한번 파괴된 뇌세포는 재생이 안 된다. 그러나 살아 있는 뇌세포가 활성화되면 기능은 어느 정도 회복할 수 있다. 고무줄을 당겼다 놓으면 초기에는 원래 상태로 돌아오지만 자꾸 반복하면 고무줄이 늘어지다가 나중에는 끊어지는 것처럼, 중독도 초기에는 기능이 회복될 수 있지만 오래되면 회복이 어려울 수 있다.

메스암페타민 중독자가 단약을 하고 회복하는 기간에 대한 연구Volkow et al., 2001에 의하면 도파민 분비를 정상화하기 위해서는 최소한 일년 내지 일년 반 이상의 시간이 필요하다. 한두 달 약을 끊었다고 해서 뇌가 회복되지는 않는다. 뇌가 회복되지 않은 상태에서는 도파민의 저하로 인해 일상생활에서 쾌감이나 즐거움, 행복감을 느낄 수 없기 때문에 살맛이 안 난다. 그래서 또다시 약물을 찾는 악순환이 반복된다. 치료는 최소한 일년 이상 뇌의 도파민 활성도가 정상화될 때까지 지속적으로 이루어져야 한다.

약물을 남용하겠다는 초기의 결정은 자발적일 수 있다. 그러나 남용이 지속되면 자기조절능력이 심하게 손상된다. 약물중독환자들의 뇌 영상을 보면 판단력과 의사결정능력, 학습능력, 기억력, 행동조절능력 등을 관장하는 뇌의 영역에 물리적인 변화가 일어난다. 과학자들은 이런 물리적 변화가 뇌의 기능을 변화시키고 중독자의 강박적이고 파괴적인 행동을 설명한다고 보았다. 인간은 망각이 있어서 살 수 있다. 쓸모없는 기억은 망각하고 필요한 부분만 기억한다. 그러나 충격적인 경험은 장기기억을 담당하는 해마에 저장되어 평생 잊지 못하게 된다. 세월호가 침몰되었을 때 죽을 뻔 했다가 살아난 사람들이나 가족들은 그 기억을 평생 잊지 못하기 때문에 악몽을 꾸거나 배만 봐도 두려움을 느낀다. 약물 사용 또한 충격적인 경험이라 장기기억 속에 저장되어 평생 보관된다. 코카인 중독자에 대한 연구Childress et al., 1999에 의하면 코카인 중독자에게 자연풍경의 화면을 보여줄 때에는 뇌가 평온해 보이다가 화면 속에 코카인하는 장면이 나오자 해마와 편도에서 반짝반짝 빛이 나는 것을 볼 수 있다. 이러한 마약 관련 기억이 활성화되면 약물을 하지 않아도 뇌에서 도파민이 증가하고 이로 인해 갈망이 생긴다. 이와 같이 평상시에는 약물 생각도 나지 않던 사람이 과거 마약과 관련된 사람이나 상황을 만나게 되면 마약에 대한 기억이 되살아나 또다시 마약을 하고 싶어지는 갈망 상태가 되며 재발로 이어지게 된다. 교도소 내에서 약을 하지 않더라도 서로 모여 약물에 대한 이야기를 하거나 무용담을 이야기 하면서 간접적인 약물 경험을 하면 이로 인해 뇌가 계속 파괴된다. 이렇게 약을 하지 않더라도 그런 상황이 지속되면 뇌가 회복되지 않기 때문에 출소 후에도 일상생활에 재미를 느끼지 못하고 재발하게 된다. 중독자들은 항상 경계해야 하며 약물에 대한 갈망이 일어났을 때를 대비한 전략을 가지고 있어야 한다.

약물중독은 당뇨병이나 고혈압과 같이 평생을 관리해야 되는 질병이다. 관리를 잘하면 오히려 다른 사람들보다 더 건강하고 보람된 인생을 살 수 있다. 위기를 기회로 만드는 것은 자신의 몫이다. 한번 중독자는 영원한 중독자라는 말이 있다. 회복이 안 된다는 뜻이 아니라 재발의 위험성을 경고하는 것으로 꾸준히 관리해 재발 없이 건강한 삶을 살라는 뜻이다.

20마리의 짧은꼬리원숭이들을 대상으로 한 PET연구Morgan et al., 2002에서, 먼저 원숭이들이 서로 만나지 않고 개별적인 생활을 경험하게 한 다음 PET를 찍어 뇌의 도파민 활성도를 측정하였다. 일정한 시간이 지난

후 네 마리씩 한곳에서 살도록 할당했다. 각 군에서는 사회적 계급이 생겼는데 힘이 센 원숭이가 두목이 되고 약한 원숭이는 부하가 되었다. 여기서 두목군은 부유한 환경을 즐기지만 부하군은 스트레스가 많으리라는 것을 짐작할 수 있다. 이들 또한 PET로 촬영해 도파민 활성도를 측정했다.

개별 생활에서는 서로 큰 차이가 없었는데, 집단생활 3개월 후 두목군에서는 도파민이 증가했고 부하군에서는 저하했다. 이들에게 자유롭게 코카인을 섭취할 수 있도록 했을 때 부하군은 코카인 사용량이 급격히 증가하였으나 두목군은 부하군에 비해 코카인 사용량이 현저히 적었다. 부하군은 두목에게 스트레스를 받아 도파민이 저하된 상태였다. 이들이 코카인을 섭취할 경우 도파민이 급격히 증가하고 이로 인해 극심한 쾌감을 느끼게 된다. 부하군의 코카인 섭취량은 계속 늘었다. 두목군은 평소 즐거운 생활로 도파민을 충분히 분비하고 있어 코카인을 섭취하더라도 쾌감의 정도가 약했다. 때문에 코카인 섭취량이 상대적으로 낮았다.

사람의 경우를 보면, 평소 스트레스를 많이 받는 사람이 중독되기 쉽다. 부하 원숭이처럼 평상시 각종 스트레스로 도파민 분비가 낮은 상태에서 코카인을 사용하면 도파민이 크게 증가해 그만큼의 쾌감을 느낀다. 그래서 위험을 감수하더라도 코카인을 찾게 된다. 그러나 일상생활에서 어느 정도의 만족감을 느끼고 있는 사람은 두목 원숭이와 마찬가지로 도파민이 활성화되어 있고 코카인을 통한 도파민의 증가가 미약하기 때문에 위험을 감수할 만큼 매력을 느끼지 못한다. 치료라는 것은 두목 원숭이처럼 건강한 일상생활을 통해 행복이나 만족감을 느끼고 이로 인해 뇌의 도파민을 활성화시켜 마약이 필요 없는 상태를 만드는 것이다.

결론적으로 중독이란 보상회로에 순간적인 도파민을 증가시켜 이를 즐기는 것이지만 결국은 자신의 보상회로를 파괴하는 행위이다. 순간적인 욕심 때문에 자신을 망치는 것이다. 중독은 치료가 필요한 만성질환이며 뇌질환이다. 중독을 치료한다는 것은 중독으로 인해 파괴된 뇌와 잃어버린 가정과 친구, 직장, 취미, 건강 등을 회복하는 과정 그 자체이다.

2. 마약류에는 어떤 종류가 있나?

대한민국 '마약류 관리에 관한 법률'에서는 마약류를 마약, 향정신성의약품, 대마로 구분하며 각각의 물질은 다음과 같이 정의하고 있다.

'마약'이란 다음 각 목의 어느 하나에 해당하는 것을 말한다.

가. 양귀비: 양귀비과의 파파베르 솜니페룸 엘Papaver somniferum L., 파파베르 세티게룸 디시Papaver setigerum DC. 또는 파파베르 브락테아툼 Papaver bracteatum

나. 아편: 양귀비의 액즙이 응결된 것과 이를 가공한 것. 다만, 의약품으로 가공한 것은 제외한다.

다. 코카 잎: 코카 관목(에리드록시론속의 모든 식물을 말한다)의 잎. 다만, 엑고닌·코카인 및 엑고닌 알칼로이드 성분이 모두 제거된 잎은 제외한다.

라. 양귀비, 아편 또는 코카 잎에서 추출되는 모든 알카로이드 및 그와 동일한 화학적 합성품으로서 대통령령으로 정하는 것

마. 가목부터 라목까지에 규정된 것 외에 그와 동일하게 남용되거나 해독(害毒) 작용을 일으킬 우려가 있는 화학적 합성품으로서 대통령

특성과 작용에 따른 마약 분류

구분	종류		특성	작용
천연 마약	아편계	양귀비	◆ 키 1~1.5m 식물 ◆ 백색, 적색, 자색 꽃	
		아편	◆ 설익은 꽃봉우리에 생채기를 내어 우유빛 즙을 담아두면 암갈색 타르화(생아편) ◆ 응고하면 딱딱한 왁스형 ◆ 달콤하고 톡쏘는 향, 건초향	◆ 고통완화, 졸린 듯한 상태에서 편안, 황홀 ◆ 의존성, 내성, 변비, 얼굴 창백, 신경질적, 식욕·성욕 상실, 구토, 동공수축, 호흡장애
		몰핀	◆ 아편으로 몰핀 제조, 무취, 쓴맛 ◆ 분말, 캡슐, 주사 형태로 사용	◆ 의약용으로 사용 ◆ 진통 강력, 도취, 수면 ◆ 아편보다 강한 중독성, 호흡억제, 구토, 발한, 변비
		헤로인	◆ 몰핀량1/2로 동일효과 ◆ 백색, 황백색, 회색, 연갈색 미세결정 ◆ 무취, 쓴맛, 몰핀에 무수초산을 가하여 제조	◆ 쾌감 쇄도 후 졸음, 도취 ◆ 몰핀보다 강한 중독성, 변비, 동공수축, 호흡감소, 무감각, 내분비계통 퇴화, 자아 통제불능
		코데인	◆ 몰핀으로부터 분리 ◆ 주사, 캡슐 형태로 사용	◆ 의약용으로 사용 ◆ 진통 및 진해 특효
	코카계	코카인	◆ 코타엽에서 추출 ◆ 솜털같은 백색결정분말 ◆ 코로 분말 흡입, 주사 혹은 구강 투여	◆ 효과 신속, 대뇌 흥분, 동공확장, 심박증가 ◆ 심장장애, 호흡곤란, 경련, 공격적 행동, 과대망상, 정신착란
		크랙	◆ 코카인에 베이킹소다, 물 넣고 가열하여 제조 ◆ 자갈 모양의 결정체 ◆ 워터파이프로 흡연	◆ 효과 신속하고 강력, 황홀 ◆ 코카인보다 중독 위험 심각 ◆ 코카인보다 비용이 저렴 ◆ 부작용은 코카인과 유사
합성 마약	페티딘계		◆ 정제, 패치형	◆ 아편계 중독 치료제로도 사용 ◆ 졸림, 호흡감소, 경련
	메타돈계		◆ 주사, 정제, 캡슐 ◆ 24시간 장기 지속	◆ 아편계 중독 치료제로도 사용

령으로 정하는 것

바. 가목부터 마목까지에 열거된 것을 함유하는 혼합물질 또는 혼합제
제. 다만, 다른 약물이나 물질과 혼합되어 가목부터 마목까지에 열
거된 것으로 다시 제조하거나 제제(製劑)할 수 없고, 그것에 의하여
신체적 또는 정신적 의존성을 일으키지 아니하는 것으로서 총리령
으로 정하는 것[이하 "한외마약"(限外麻藥)이라 한다]은 제외한다.

**'향정신성의약품'이란 인간의 중추신경계에 작용하는 것으로서 이를 오
용하거나 남용할 경우 인체에 심각한 위해가 있다고 인정되는 다음 각 목
의 어느 하나에 해당하는 것으로서 대통령령으로 정하는 것을 말한다.**

가. 오용하거나 남용할 우려가 심하고 의료용으로 쓰이지 아니하며 안
전성이 결여되어 있는 것으로서 이를 오용하거나 남용할 경우 심한
신체적 또는 정신적 의존성을 일으키는 약물 또는 이를 함유하는
물질

나. 오용하거나 남용할 우려가 심하고 매우 제한된 의료용으로만 쓰이
는 것으로서 이를 오용하거나 남용할 경우 심한 신체적 또는 정신
적 의존성을 일으키는 약물 또는 이를 함유하는 물질

다. 가목과 나목에 규정된 것보다 오용하거나 남용할 우려가 상대적으
로 적고 의료용으로 쓰이는 것으로서 이를 오용하거나 남용할 경우
그리 심하지 아니한 신체적 의존성을 일으키거나 심한 정신적 의존
성을 일으키는 약물 또는 이를 함유하는 물질

라. 다목에 규정된 것보다 오용하거나 남용할 우려가 상대적으로 적고
의료용으로 쓰이는 것으로서 이를 오용하거나 남용할 경우 다목에
규정된 것보다 신체적 또는 정신적 의존성을 일으킬 우려가 적은

약물 또는 이를 함유하는 물질

마. 가목부터 라목까지에 열거된 것을 함유하는 혼합물질 또는 혼합제
   제. 다만, 다른 약물 또는 물질과 혼합되어 가목부터 라목까지에 열
   거된 것으로 다시 제조하거나 제제할 수 없고, 그것에 의하여 신체
   적 또는 정신적 의존성을 일으키지 아니하는 것으로서 총리령으로
   정하는 것은 제외한다.

향정신성의약품의 법적 분류

분류	대표 품명	비고
가목	◆ 엘에스디(LSD) ◆ 메스케치논(Methcathinone) 및 그 유사체 ◆ 크라톰(Kratom) ◆ 제이더블유이에치(JWH)-018 및 그 유사체 등	◆ 의료용 불사용 ◆ 심한 신체적 또는 정신적 의존성을 일으키는 약물
나목	◆ 암페타민(Amphetamine) ◆ 매스암페타민(Methamphetamine) ◆ 엠디엠에이(MDMA) ◆ 케타민(Ketamine) 등	◆ 매우 제한된 의료용 사용 ◆ 심한 신체적 또는 정신적 의존성을 일으키는 약물
다목	◆ 바르비탈(Barbital) ◆ 리저직산 아미드 (Lysergic acid amide) ◆ 펜타조신(Pentazocine) 등	◆ 의료용 사용 ◆ 그리 심하지 않은 신체적 의존성 또는 심한 정신적 의존성을 일으키는 약물
라목	◆ 디아제팜(Diazepam) ◆ 펜플루라민(Fenfluramine) ◆ 졸피뎀(Zolpidem) ◆ 지에이치비(GHB) ◆ 카리소프로돌(Carisoprodol) ◆ 프로포폴(Propofol) 등	◆ 의료용 사용 ◆ '다목'보다 신체적 또는 정신적 의존성을 일으킬 우려가 적은 약물

대마의 법적 분류

분류		특성	작용
천연 대마	대마초	◆ 연녹색, 황색, 갈색 잎 ◆ THC(tetrahydrocanabinol) 성분이 도취 및 환각 유발	◆ 흥분이나 억제 두 가지 작용 ◆ 초조, 만족감, 이완, 꿈꾸는 느낌, 공복감 ◆ 변비, 환각, 심박증가, 공포, 집중력 상실, 자아상실감, flashback(중단 후 환각 재현)
	대마수지 (해시시)	◆ 대마초 30kg으로 해시시 1kg 제조 ◆ 갈색 혹은 흑색 수지 ◆ THC 2~10% 함유	
	대마오일 (해시시오일)	◆ 해시시 3~6kg으로 해시시오일 1kg제조 ◆ 암록색 혹은 흑색 오일 형태 ◆ THC 10~30% 함유	
대마 성분 의약품	Marinoi®	◆ 성분: Dronabinol	◆ 적응증: 식욕부진을 겪는 에이즈 환자, 항암치료 후 구역 및 구토 증상
	Cesamet® Canemes®	◆ 성분: Nabilone	◆ 적응증: 항암 치료 후 구역 및 구토 증상
	Salivex®	◆ 성분: THC, CBD	◆ 적응증: 다발성경화증 환자의 경련 완화제
	Epidiolex®	◆ 성분: CBD	◆ 드라벳증후군(영아기 중근 근간 대성 간질), 레녹스가스토증후군 (소아기 간질성 뇌병증)

'대마'란 대마초와 그 수지, 그리고 이를 원료로 하여 제조된 모든 제품의 어느 하나에 해당하는 것을 말한다. 다만, 대마초[칸나비스 사티바 엘 Cannabis sativa L을 말한다. 이하 같다]의 종자(種子)·뿌리 및 성숙한 대마초의

줄기와 그 제품은 제외한다.

이외에 환각물질이 있다. 환각물질은 2014년까지 '유해화학물질 관리에 관한 법률'로 관리되다가 2015년부터 '화학물질 관리법'으로 관리 받는다. 환각물질로는 톨루엔, 초산에틸, 메틸알코올, 시너, 접착제, 풍선류, 도료, 부탄가스, 아산화질소 등이 있다. 이러한 환각물질을 섭취하거나 흡입하려는 자에게 판매하거나 제공하는 경우 법에 의해 처벌받는다.

3. 마약, 통제가 필요하다

연도별 마약류사범 추세 (단위: 명)

마약류 연도별	2014	2015	2016	2017	2018
합계	9,984 (2.3)	11,916 (19.4)	14,214 (19.3)	14,123 (−0.6)	12,613 (−10.7)
마약	676 (−1.3)	1,153 (70.6)	1,383 (19.9)	1,475 (6.7)	1,467 (−0.5)
향정	8,121 (2.8)	9,624 (18.5)	11,396 (18.4)	10,921 (−4.2)	9,613 (−12.0)
대마	1,187 (0.8)	1,139 (−4.0)	1,435 (26.0)	1,727 (20.3)	1,533 (−11.2)

자료: 대검찰청, 《2018 마약류 범죄백서》　　　　　　　　　　( )는 증감율%

우리나라는 마약의 안전지대로 알려져 왔으나 1999년부터 검거되

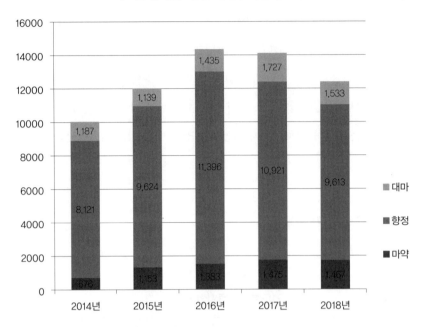

[그림 1] 최근 5년간 마약류 사범 검거실태 　　　　단위 명

	대마	향정	마약
2014년	1,187	8,121	676
2015년	1,139	9,624	1,153
2016년	1,435	11,396	1,353
2017년	1,727	10,921	1,475
2018년	1,533	9,613	1,467

자료: 대검찰청, 《2018 마약류 범죄백서》, 2019

는 마약류사범이 일년에 만 명이 넘어서면서 마약류사용의 확산 방지를 위하여 통제가 필요한 국가로 분류되고 있다. 2003년부터 단속 강화로 마약류사범이 7,000~9000명으로 주춤하다가 2015년 1만 1,916명, 2016년 1만 4,214명, 2017년 1만 4,123명, 2018년 1만 2,613명으로 급증했다. 특히 2019년에는 '버닝썬' 사건으로 단속이 강화되면서 9월까지 1만 2,594명이 검거되어 전년대비 16.5퍼센트 증가하였다.

국내 환경 변화, 외국인의 유입 증가, 인터넷과 SNS로 마약류 구매 용이, 국제 택배를 통한 밀매매 증가 등으로 사회 문제화되고 있다. 메스암페타민(속칭 필로폰)이나 대마 등 불법적 마약류 외에도 야바YABA나 엑스터시, 러시, 합성대마 등 다양한 신종 마약류 들이 늘어나고 있으며 특히 수면제나 마약성진통제, 다이어트약, 항불안제, 프로포폴 등 처방되는 약물들의 남용과 의존이 빠르게 증가하고 있다.

4. 어떤 치료 제도가 있나

우리나라는 마약법, 향정신성의약품관리법, 대마관리법으로 각각 분리되어 운영되어 오다가 2000년 7월에 '마약류관리에 관한 법률'로 통합되었다. 과거 마약법에서는 제49조에 마약중독자를 진료한 의사는 보건당국에 인적 사항을 보고하여야 하며 보고하지 않을 경우 2년 이하의 징역에 처하도록 되어 있었다. 향정신성의약품관리법에서도 제32조에 중독자를 치료한 경우 보건당국에 보고를 하도록 하고 있었다. 이러한 조항 때문에 마약류중독자들이 신분이 드러나 처벌을 받을 것을 두려워하여 제대로 치료를 받지 못하였다.

그래서 2000년 7월에 '마약류관리에 관한 법률'로 통합하면서 의사의 보고의무조항을 삭제하였으며, 이후로는 비밀보장 하에 어느 병원에서나 일반적인 질환과 마찬가지로 건강보험의 적용을 받아 자유롭게 치료를 받을 수 있게 되었다. 또한 이전에는 마약류중독자를 무료로 치료해주는 '치료보호'의 경우 검찰에 의해서만 의뢰가 가능하였으나 치료보호의 활성화를 위하여 검찰을 통하지 않고 비밀보장 하에 22개의 치료보호지정병원에서 자발적으로 치료를 받을 수 있게 되었다. 우리나라에는 다양한 법적 제도를 통해 마약류중독자에 대한 치료를 제공하고 있다.

치료보호

마약류중독자가 경제적인 어려움이 있을 때에는 국가에서 무료로 치료해주는 치료보호 제도를 활용할 수 있다. 치료보호는 입원 및 외래 치료로 이루어져 있으며 1개월 이내의 판별 기간을 거쳐 12개월 이내에서 비밀보장 하에 무료로 치료를 받을 수 있는 제도이다. 이전에는 치료보호규정에 입원 치료 절차만 있어서 외래 치료가 이루어지지 않았으나 2014년 7월부터 외래 치료 절차도 마련되어서 입원 치료뿐만 아니라 외래 치료도 무료로 받을 수 있다.

현재 보건복지부에서 지정한 국립병원 5곳과 각 시와 도에서 지정한 17개의 공립병원이나 의료기관이 치료보호 지정병원으로 운영되고 있다. 치료보호는 검찰에서 치료보호조건부 기소유예를 하는 경우와 자발적으로 치료보호를 받는 경우이며, 치료보호절차는 다음과 같다.

치료보호조건부 기소유예를 통한 검찰 의뢰

마약류 불법 투약(복용자) → 검찰의 치료보호조건부 기소유예 적용 여부 판단(마약류 사범 치료보호 신청 제도 도입) → 치료보호기관에 입원 및 외래 치료 의뢰(검찰) → 마약류 중독 여부 판별 검사 실시(치료보호기관) → 치료보호 심사위원회(중앙 또는 시·도) 개최, 치료보호 여부 및 치료 기간 결정 → 입원 및 외래 치료 → 치료 종료 및 퇴원 통보 → 치료보호 완료 후 사회복귀 → 정기적 상담 및 단약모임 참여

자발적 치료보호

마약류 불법 투약(복용자) → 본인 또는 보호자가 지정병원에 치료보호신청 → 마약류 중독 여부 판별 검사 실시(치료보호기관) → 치료보호

치료보호 시설 현황 및 실정 (단위: 명)

시·도 구분	병원명	지정 병상수	치료보호 실적(명)				
			2014	2015	2016	2017	2018
합계			73	191	252	330	367
서울	국립정신건강센터	2	1		1		
	서울특별시립은평병원	25	4	4		2	4
	강남을지병원	2	6	83	146	206	136
인천	인천광역시의료원	2	1	4			
	참사랑병원	8				29	26
대전	참다남병원	4		1	2		
대구	대구의료원	2	4	6	2	2	1
부산	부산광역시 의료원	2	1	2	5	4	1
울산	큰빛병원	12				1	
	마더스병원	84					35
광주	광주시립인광정신병원	5					
경기	경기도의정부의료원	5		1	2		
	용인정신병원	10	11	8	3	1	
	계요병원	10	4	3	3	3	1
강원	국립춘천병원	10				1	
충북	청주의료원	2					1
충남	국립공주병원	10					
경북	포항의료원	3					
경남	국립부곡병원	200	41	78	86	81	62
	양산병원	2					
전북	원광대학교병원	2			2		
전남	국립나주병원	10					
제주	연강병원	2		1			

자료: 보건복지부 정신건강정책과(2018 기준)

심사위원회(중앙 또는 시·도) 개최, 치료보호 여부 및 치료 기간 결정 →
입원 및 외래치료 → 치료 종료 및 퇴원 통보 → 치료보호 완료 후 사회
복귀 → 정기적 상담 및 단약모임 참여

교육이수조건부 기소유예, 선도조건부 기소유예, 수강 명령, 치료 명령

교육이수조건부 기소유예는 40시간 한국마약퇴치운동본부에서 시행
하는 단약프로그램에 참여하는 조건으로 검찰에서 기소를 유예하는 제
도이다. 선도조건부 기소유예는 40시간의 단약 교육과 6개월간 보호관
찰을 받으면서 치료를 받는 조건으로 검찰에서 기소를 유예하는 제도이
다. 수강 명령은 집행유예를 선고받는 경우 40~80시간의 단약 교육을
받도록 하는 제도이며, 치료 명령은 집행유예를 받는 경우 보호관찰 하
에 치료를 받도록 하는 제도이다.

치료감호

치료감호제도는 마약류중독자에게 치료가 필요한 경우 검사의 청구
에 의하여 판사가 치료감호를 선고할 수 있다. 치료감호가 선고되면 공
주에 있는 법무부치료감호소(국립법무병원)에서 2년까지 치료를 받을 수
있다.

회복 및 재활 모임

단약자조모임 Narcotics Anonymous, NA

NA는 미국에서 1953년 AA로부터 파생되어 운영되었다. 한국에서는
1996년부터 치료감호소에서 치료받은 약물중독 회복자들이 매달 두 번
째 화요일에 모임(이화모임)을 가져오다가 2004년에 공식적으로 한국

NA를 창립하였다. 아래와 같은 모임이 운영되고 있다.

압구정 NA(서울 영동교회, 매주 화요일 오후 7시)

당산동 NA(한국마약퇴치운동본부 재활센터, 매주 목요일 오후 7시)

남양주 NA(경기도다르크, 매주 토요일 오후 6시)

인천 NA(참사랑병원, 매주 금요일 오후 7시)

부산 NA(전포동 원광디지털대학교, 매주 목요일 오후 7시)

약물중독재활센터 Drug Addiction Rehabilitation Center, DARC

중독 회복자들이 운영하는 재활센터로 회복자와 함께 거주하며 회복
프로그램을 운영한다.

서울다르크(Tel: 010-2734-4141)

경기도다르크(Tel: 010-3894-6762)

한국마약퇴치운동본부

한국마약퇴치운동본부는 1992년에 창립되어 마약류 및 약물 남용 예
방 종합 사업을 하는 민간단체이다. 각 시도에 지부가 있으며, 지부에서
는 마약류를 비롯한 약물 남용에 대한 예방 교육과 상담, 강사 양성 교육
등을 시행하고 있다.

홈페이지: drugfree.co.kr

Tel: 02-2677-2245

갑상선(갑상샘): 앞 목 아래쪽에 있는 작은 분비샘으로 성장과 발달, 신진대사, 심장박동, 혈압, 체온 등을 조절한다. 갑상선이 제대로 기능하지 못하면 하시모토병의 초기와 같은 과잉 반응 또는 갑상선호르몬을 더 이상 충분히 분비하지 않는 활동 부족이 나타난다. 어떤 경우든 불쾌한 경험을 많이 하게 된다. 대부분의 갑상선 장애는 치료를 하면 효과가 아주 높다.

근위축성측삭경화증[ALS]**:** 뇌와 척수의 신경세포에 영향을 주는 신경병으로 루게릭병으로도 불린다. 근육을 자극하는 신경이 굳어서 자발적으로 움직일 수 없게 된다. 사람을 쇠약하게 만드는 이 퇴행성 질환에 걸리면 대부분 진단받은 후 3~5년 안에 죽는다. 그러나 에비 맥도날드 목사와[1] 물리학자 스티븐 호킹처럼 오랫동안 생산적인 삶을 살아가는 사람도 있다.

글루텐: 밀, 보리, 호밀, 대부분의 귀리 그리고 스펠트밀과 호라산밀,

에머밀, 외알밀, 라이밀에 들어 있는 두 종류의 단백질 즉 플로라민과 글루텔린의 혼합물이다. 글루텐은 가열하면 접착제처럼 가열되는 재료(빵, 파스타 등)가 잘 붙어 있게 만들어준다. 인구의 약 1퍼센트가 셀리악병을 앓고 있는데 글루텐을 섭취하면 면역체계가 자신의 몸을 공격한다. 인구의 6퍼센트는 글루텐 민감증으로 추정되는데 글루텐을 섭취하면 배탈, 습진, 뿌예지는 뇌 등의 증상이 나타난다. 지난 20년 동안 해온 검사에 근거한 내 진료 경험으로는 미국인의 약 50퍼센트가 글루텐 민감증이다.

글루텐프리: 글루텐이 들어 있지 않다는 뜻. 과일이나 채소, 고기, 유제품, 견과류 등 자연 상태의 음식 대부분은 글루텐이 없다. 곡류 중에도 쌀이나 옥수수, 메밀 등은 글루텐이 없다. 셀리악병이 있거나 글루텐에 아주 민감한 사람은 글루텐이 함유된 곡물뿐 아니라 글루텐이 들어 있는 곡물을 가공한 데에서 빻은 곡물도 모두 피해야 한다.

글리포세이트: N-(포스포노메틸)글리신이라고도 하며 제초제 및 작물 건조제이다. 1950년대에 스위스의 화학자가 발견했으며 1970년대에 몬산토에서 제초제로 개발했다.[2] 대부분의 잡초를 죽이며, 라운드업이라는 상표로 팔린다. 아미노산 티로신, 트립토판, 페닐알라닌의 합성에 필요한 식물 효소를 억제한다. 몬산토에서는 글리포세이트에 내성이 있는 씨앗을 개발한 다음, 그 작물이 자라는 밭에 제초제를 뿌려 작물과 경쟁할 잡초를 모두 죽였다. 미국에서 자라는 대부분의 옥수수, 콩, 면은 라운드업의 종자이다![3] 1970년대 이후 미국에서는 글리포세이트 사용량이 300배 증가했다.[4] 세계보건기구 국제암연구소에서는 2015년에 글리포세이트를 '사람에게 암을 일으킬 가능성이 있는 물질'로 분류했다.[5] 한 연구 결과에 따르면 "1974년 이후로 미국에서는 16억 킬로그램이 넘는

글리포세이트 활성 성분이 쓰였는데, 이는 전 세계 글리포세이트 사용 추산치(86억 킬로그램)의 19퍼센트에 달한다"고 한다.[6]

금단증상: 마약이나 술, 특정한 행위 등 종류에 상관없이 중독을 끊었을 때 나타나는 증상. 신체적, 심리적으로 다 나타난다. 중독에 의존하는 정도에 따라 달라지며, 종종 불쾌감을 느끼거나 심지어 단기간에 쇠약해지기도 한다. 어떤 약물인지, 얼마나 오랫동안 사용했는지, 얼마나 많이 했는지에 따라 금단증상도 다르게 나타난다. 예를 들어 오피오이드 중독의 금단증상에는 종종 불안이나 발한, 구토, 설사, 콧물, 오한, 다리나 근육의 경련 등이 있다. 알코올중독의 금단증상으로는 혼란, 환각, 섬망, 발작 심지어 죽음까지도 일어날 수 있다. 쾌락을 가져다주던 것을 끊을 때 대부분의 중독 회복자들은 우울, 불안, 피로, 뿌예지는 뇌, 무의미한 느낌, 의욕 상실 등을 겪는다.

기능의학: 각 개인의 생리적 조건이나 질병의 근본 원인을 파악하고 해결하는 데에 초점을 둔 의료 접근법이다. 오늘날 지배적인 의료 접근법인 증상의 진단과 치료에 초점을 맞추기보다, 기능의학에서는 유전적 취약성, 환경적 노출, 어머니의 자궁 이후 계속되는 삶의 스트레스로 거슬러 올라간다. 또한 각 개인의 현재 건강 상태에 영향을 주는 중대한 변화와 생활습관을 살펴본다.

뇌하수체: 완두콩만 한 아주 작은 크기의 주요 내분비샘으로, 뇌 아래쪽에 있는 시상하부에 자리하고 있다. 다른 내분비 조직에 신호를 보내는 엄청나게 많은 호르몬이 뇌하수체의 통제를 받는다.

뇌하수체 기능: 뇌하수체에서 분비되는 호르몬은 다른 기관이나 분비선을 자극해 다른 호르몬을 생성하게 하는 작용을 한다. 호르몬은 체내에서 주로 혈류를 통해 멀리 떨어진 곳으로 이동해 영향을 미치는 화학

적 신호다. 뇌하수체에서 나오는 주요 호르몬은 다음과 같다.

갑상선자극호르몬TSH

난포자극호르몬FSH

멜라닌세포자극호르몬MSH

부신피질자극호르몬ACTH

옥시토신

인간성장호르몬HGH

프로락틴PRL

항이뇨호르몬ADH

황체형성호르몬LH

이러한 호르몬은 성장, 혈압, 스트레스와 통증완화, 신체 활력과 열 생산(신진대사), 전해질 균형(나트륨), 갑상선 기능, 성 기능, 젖 분비(수유), 분만 시 자궁 수축, 신장 기능 등에 관여한다.

단일염기 다형성SNP: DNA 또는 RNA 염기 서열에서 생길 수 있는 작은 유전적 변화 또는 변이를 말한다. 뉴클레오티드는 DNA 또는 RNA의 구성단위이다. 우리 DNA의 뉴클레오티드에는 아데닌, 시토신, 구아닌, 티민의 4가지 염기뿐이다. RNA에서는 티민이 우라실로 대체된다. 우리는 각자 약 1천만 개의 단일염기 다형성을 갖고 있다.[7]

예를 들어, 대부분의 사람은 인간 게놈의 특정 위치에 시토신 뉴클레오티드가 나타나는데 어떤 사람은 아데닌이 나타날 수 있다. 이럴 때 바로 이 위치에 단일염기 다형성이 있다고 말한다. 이러한 변이는 긍정적 또는 부정적인 결과를 초래할 수 있다. 단일염기 다형성은 우리가 환경 변화에 적응하게 해줄 수도 있다. 뉴클레오티드의 이러한 변이는 무엇보다도 체내의 효소 기능을 변화시킬 수 있다.

대마(삼, 칸나비스): 식물 분류에서 대마초의 속명이 칸나비스이다. 칸나비스 사티바와 칸나비스 인디카라는 두 개의 대표적인 하위 유형이 있다. 대마는 전통적으로 삼 섬유, 영양가 있는 씨앗, THC가 풍부한 꽃을 사용해왔다. 향정신성 약물인 THC(테트라하이드로칸나비놀)는 의학적, 오락적 목적으로 사용된다.

독소(독성물질): 박테리아와 동식물에 의해 생성되는 독성물질. 이 책과 일반적인 대화에서 종종 나타나는 독소(독성물질)라는 말은 신체의 정상적인 기능에 해가 되는 물질을 광범위하게 가리킨다. 그중에서도 비소, 수은을 비롯한 중금속, 그리고 정상적인 내분비, 뇌, 신체 기능에 부정적인 영향을 주는 위험 물질들이 있다.

메스: 메스암페타민을 줄여서 부르는 말로 필로폰을 가리킨다. 암페타민보다 빠르고 지속적인 효과를 내는 합성 마약이다. 처음에는 기면증(주간 졸림증)에 대해 합법적으로 처방되었지만 지금은 거의 완전히 불법 각성제이다. '필로폰' 항목을 참고하라.

몰리: MDMA(3,4-메틸렌디옥시메스암페타민) 또는 엑스터시의 다른 이름. 도파민, 노르에피네프린, 세로토닌에 영향을 주는 각성제와 환각제와 화학적으로 유사한 합성 약물이다.

벤조디아제핀: 합법적으로 처방하는 약으로 불안, 공황발작, 발작, 경련, 수면장애, 불면증 등의 치료에 사용된다. 벤조디아제핀에는 알프라졸람(자낙스), 로라제팜(아티반), 클로나제팜(클로노핀), 디아제팜(발륨), 테마제팜(레스토릴) 등이 있다. 이러한 약은 뇌 활동을 감소시키는 주요 억제성 신경전달물질인 감마아미노부티르산GABA의 효과를 높이는 역할

을 한다. 치료용보다는 흔히 '벤조'라 불리며 불법적으로 사용되는 양이 더 많다. 중독성이 강하다. 요즈음엔 의사들이 이런 약을 처방하는 걸 다소 주저하는 것처럼 보이지만 그럼에도 미국에서는 2011년 한 해 동안 벤조 계열 약에 대한 처방전이 1억 2,500만 건을 넘었다.[8]

부분경화유지: 수소 첨가 과정을 거친 불포화지방산. 이 용어는 '트랜스지방'과 바꿔 쓸 수 있다.

부신: 작은 아몬드 모양을 한 분비샘으로 좌우 콩팥 위에 하나씩 있으며 화학 신호를 전달하는 메신저라고 할 수 있다. 작고 강력한 기관으로 우리 몸에서 중요한 호르몬 세 가지를 담당한다. 바로 아드레날린과 알도스테론, 코티솔이다. 아드레날린(에피네프린으로도 알려져 있다)은 우리가 위험에 처했을 때 '투쟁 또는 도피 반응'을 하게 만든다. 알도스테론은 체내 나트륨 조절과 혈압 조절에 중요하다. 코티솔은 중요한 스트레스 호르몬으로 체온과 혈당, 건강한 면역체계를 유지하도록 도와준다. 디하이드로에피안드로스테론DHEA은 에스트로겐과 테스토스테론의 전구체로 역시 부신에서 생성된다.

부신피로: 탈진, 초조감, 몸살, 수면장애 등 여러 증상을 아우르는 말. 만성적인 신체적, 정서적 스트레스로 인해 유발된다고 여겨진다. 실제 스트레스나 인지된 스트레스 또는 카페인 등으로 인해 부신에서 호르몬을 과도하게 분비하면, 체내 호르몬을 효과적으로 조절하는 자연 주기 활동이 중단된다. 부신에서 분비되는 코티솔의 정상적인 일간 리듬이 깨지면 탈모, 이유 없는 체중 감소, 어지러움과 저혈압뿐만 아니라 심한 피로와 수면장애, 감정이나 집중력 문제 등이 생길 수 있다.

블랙타르 헤로인: 타르처럼 끈적거리거나 석탄처럼 단단한 형태의 헤로인으로 어두운 오렌지색이나 갈색을 띤다. 더 정제시킨 흰색 가루 헤

로인보다 일반적으로 순도도 낮고 값도 더 싸다. 대개 달군 숟가락 위에서 물에 녹여 잘 거른 다음 주사하거나 흡입한다.

빌 W.의 친구들: 알코올중독자들이 서로를 가리킬 때 쓰는 암호 같은 말이다. 빌 윌슨은 '익명의 알코올중독자AA'의 공동 설립자라고 한다. 컨퍼런스나 유람선에서 '빌 W.의 친구들'이라는 표지판을 본다면 실제 그곳에서 AA 모임이 열린다는 것을 알 수 있다.

섬유근육통: 대개 근육이나 관절에서 생기는 만성적이고 때로는 쇠약하게 만드는 통증이다. 섬유근육통으로 고통받는 사람들이 겪는 전형적인 증상으로는 피로, 수면장애, 기억력과 기분 장애 등이 있다. 종종 촉각, 냄새, 소리, 빛에 민감하고 두통, 배탈, 탈진을 보이는 환자도 있다. 무엇이 섬유근육통을 유발하는지 의사도 모른다. 그러나 유전자, 감염, 독소에 대한 노출, 정서적 또는 신체적 트라우마가 이 질병을 촉발할 수 있다.

성호르몬: 에스트로겐, 프로게스테론, 테스토스테론 등 난소(여성), 고환(남성), 부신에서 만들어진다. 성호르몬은 생식기관(난소와 자궁, 고환과 음경)의 정상적인 발달과 기능에 중요한 역할을 하며 사춘기와 임신을 추동하는 힘이다.

신경전달물질: 몸속에서 만들어지는 자연 물질로 신경세포의 끝에서 분비되어 시냅스(두 개의 신경세포가 연결되는 공간)로 방출되며, 자극이나 신호를 또 다른 신경섬유나 근육섬유, 다른 수용체로 전달한다. 신경전달물질은 우리 뇌에 있는 수십억 개의 신경세포 사이에서 벌어지는 의사소통에 필수적이다.

엑스터시: MDMA(3,4-메틸렌디옥시메스암페타민)로도 알려진 합성 약물. 각성제 메스암페타민과 환각제 메스칼린과 유사하다. 신체 민감성과

쾌락을 높여주지만 고용량 투약 시에는 위험할 정도로 체온을 높여서(이상고열) 신장 기능 상실과 사망의 원인이 될 수 있다.[9]

위해저감: 오피오이드 중독자에게 통제된 환경에서 충분한 양의 오피오이드 약물(예컨대 메타돈)을 줌으로써 사용량을 늘리지 않게 하는 치료 모델이다. 환자들은 더 이상 헤로인 정맥주사를 사용하지 않을 테고 따라서 다른 사람과 바늘을 같이 쓰는 일도 없을 것이다. 굳이 그 이상의 혜택을 추구할 이유가 없기 때문이다. 그러므로 사회에 미치는 해악이나 환자를 위험에 빠뜨리는 일도 줄어든다. 단점은 이 환자들이 영원히 오피오이드 중독에 묶여 있게 된다는 것이다. 또한 뇌하수체 억제와 그에 따른 온갖 호르몬 문제와 같은 부작용도 없지 않다.

의료용 대마: 의사가 치료 목적으로 대마초를 권하는 경우다. 대마초가 식욕을 자극하므로 화학요법의 부작용 등으로 음식을 먹지 못하는 사람에게 큰 도움이 된다는 사실이 잘 알려져 있다. 대마초에는 항염증 및 항경련 성질도 있다. 심한 만성통증에 시달리거나 생애 말기에 있는 사람들이 종종 의료용 대마를 요구하고 치료를 받는다.

정골요법 의사: 미국의 경우는 일반적인 의사와 동일한 햇수의 훈련을 받고 동일한 자격시험을 쳐야 한다. 그에 더해 근골격계와 척추 교정에 대한 훈련을 받는다. 따라서 정골요법 의사는 일반 의사로 개업할 수 있는 완전한 자격을 갖춘 의사다. 영문 약자로 DO[Dotor of Osteopathy]라고 쓴다.

조현병(정신분열병): 환각, 환청 같은 정신병 증상이 있는 환자에게 의사(대개 정신과 의사)가 내리는 진단명이다. 조현병을 앓고 있는 사람들은 종종 현실 세계를 초월하는 비합리적인 망상과 왜곡된 지각, 신념, 행동을 보여준다. 조현병 환자는 새로운 것을 시작하거나, 감정을 드러내거나, 즐거움을 느끼거나, 심지어 말하는 데 곤란을 겪는다. 혼란스러워하거나 때때로 기괴한 행동이나 움직임을 보일 수도 있다. 조현병 환자는 주의를 기울이고 집중하거나 기억하는 걸 어려워한다. 이런 증상들은 나타났다 사라졌다 할 수 있다.

칸나비노이드 수용체: 몸 전체에 있으며 칸나비노이드(대마초 성분이기도 함)에 의해 활성화된다. 체내에서 생성되기도 하고 외부에서 들어와 식욕이나 통증 감각, 기분, 기억, 심지어 면역체계에 이르기까지 생리적 변화를 일으킨다.

칸나비디올[CBD]**:** 대마 식물에서 중독성과 향정신성이 없는 부분으로 현재는 메스꺼움과 구토를 비롯해 불안, 염증, 발작 등에도 효과가 있다고 알려져 있다.

케치논: 벤조일레탄아민 또는 베타-케토-암페타민으로 알려진 물질. 카타 에둘리스(카트 또는 까뜨)라는 식물에서 발견된다. 암페타민 같은 각성제 역할을 한다.

코카인: 남미가 원산지인 코카나무의 잎으로 만든 불법 각성제다. 대개는 흰색 코카인 가루를 흡입하지만 더욱 강한 효과를 얻기 위해 정제 코카인(프리베이스)을 피우는 경우도 있다.

통합의학: 환자를 중심에 둔 의학으로 사람의 건강에 영향을 미치는 신체적, 정서적, 정신적, 사회적, 환경적 영향을 모두 고려한다. 대부분의 통합의학 의사는 영양보충제와 한약을 포함해 다양한 접근법을 사용한다. 주류 의학계의 대증요법에서 나온 증거기반 접근법 및 자연요법, 동종요법과 더불어 카이로프랙틱, 마사지, 침술도 병용한다.

트랜스지방: 트랜스지방산은 수소를 첨가하는 화학 과정을 통해 액체 기름에서 생성되는 지방산이다. 식품의 유통기한을 늘려주지만 사람들

의 건강에 해를 끼친다.

펜타닐: 외과적 수술이나 의료 시술 후 통증을 느끼지 않게 속효성 진통제로 사용한다. 펜타닐은 모르핀의 100배, 헤로인보다 50배 강력하다. 안타깝게도 지금 미국에서는 카펜타닐 같은 펜타닐의 합성 버전이 널리 퍼져 있는데 그 효과는 모르핀의 만 배에 달한다. 미국에서 약물 과다 복용으로 인한 사망은 종종 펜타닐이나 펜타닐이 첨가된 헤로인과 관련이 있다.

프랑켄푸드: 프랑켄슈타인의 괴물 같은 외모만큼이나 무시무시한 (1818년에 발표된 메리 셸리의 유명한 소설에서 한 야심 많은 과학자는 보기에도 흉물스러운 괴물 '프랑켄슈타인'을 창조한다), 유전적으로 변형된 식품을 가리킨다. 이 말은 때로 실험실에서 만들어진 선명한 색깔과 합성 풍미를 가진, 고도로 가공 처리된 먹을 수 있는 유사음식을 가리키는 말로 사용되기도 한다. 유전적 변형이 반드시 부정적일 필요는 없지만, 음식에 다른 종의 유전자를 집어넣는 게 안전한가 하는 문제에 대한 장기적인 연구는 없다. 살충제에 저항력을 갖도록 변형한 식품이 인간에게도 부정적인 결과를 초래할 수 있다는 것을 보여주는 과학적인 증거가 점점 늘어나고 있다.

피토뉴트리언트(식물영양소): 독특하고 매우 유익하며 건강을 증진시키는 자연 화학물질로 식물 특히 과일과 채소에서 얻을 수 있다. 그 예로 카로티노이드(당근), 리코펜(토마토), 레스베라트롤(적포도)과 피토스테롤(대부분의 식물)을 들 수 있다.

필로폰: 거리에서 구할 수 있는 일반적인 형태의 메스암페타민 약물. 하얀 결정체 물질을 코로 흡입하거나 피우고 주사로 맞기도 한다. 극도의 행복감과 각성, 자신감, 에너지를 준다. 도파민 수치를 높이는 데 아

주 효과적인 약물로 강렬한 희열감에 중독되기 쉽다. 식욕을 앗아가기도 한다. 어떤 사람들은 며칠 동안이나 자거나 먹지 않고 지내 몸속 도파민 저장소를 고갈시킨다. 2, 3년만 필로폰을 해도 10년 이상 늙어버릴 수 있다.

향정신성: 뇌에 작용하거나 지각, 기분, 의식, 행동을 변화시키는 성질이 있다는 의미이며, 합법적이거나 불법적인 물질들이 있다.

헴프(삼, 대마): 칸나비스 사티바의 한 종류이다. 밧줄 재료나 섬유, 건축용 섬유판, 종이 등 여러 가지 산업용으로 재배한다. 씨앗은 헴프오일과 헴프밀크를 만드는 데 쓰인다. 대부분의 헴프 품종에는 THC(테트라하이드로칸나비놀)가 거의 들어 있지 않다. CBD(칸나비디올)가 있을 수 있지만 일반적으로 그걸 목적으로 재배하지는 않는다.

ADD: 주의력결핍 장애. ADD가 있는 사람들은 과제에 대한 집중력을 유지하는 데 어려움을 겪으며 쉽게 산만해지고 몽상을 하는 경향이 있으며 종종 과제를 조직하고 완수하는 데 어려움을 겪는다. ADD와 ADHD(아래 참고)는 전 세계 아동의 5퍼센트 이상,[10] 미국의 경우는 18퍼센트에 달하는 아동에게 발생한다.[11]

ADHD: 주의력결핍 과잉행동 장애. ADD의 주의력 문제에 더해 ADHD를 앓는 사람들은 매우 활동적이고 충동적이다. ADHD가 있으면 가만히 앉아 있거나 쉬지를 못한다. ADHD를 진단하기 위해서는 보통 철저한 의학적, 심리학적 평가가 필요하다. 의사들은 진단을 내리기 위해서 지난 6개월 동안 한 가지 이상의 상황에서 가만히 못 있고 과잉행동을 하고 집중을 못 하는 증상이 있었는지 찾아본다.

DNA(디옥시리보 핵산): DNA는 우리가 부모에게서 물려받는 유전 물질로 우리 몸 거의 모든 세포의 핵에 위치한다. 이 DNA는 네 가지 종류의 뉴클레오티드 기본 단위체로 구성되는데 그 단위체의 염기가 아데닌ᴬ, 시토신ᶜ, 구아닌ᴳ, 티민ᵀ의 네 가지이다. DNA의 이중나선 구조를 만들기 위해 짝을 이룬 이 염기서열에 따라 구성된 각 염색체가 우리 몸에서 일어나는 모든 일에 대해 유용한 정보를 결정한다.

GABA(감마아미노부티르산): 뇌와 신경계의 신경전달물질로 세포 간 의사소통에 관여한다. GABA는 행동, 갈망, 집중 그리고 스트레스를 다루는 신체 능력 면에서 중요한 역할을 한다. GABA는 마음을 진정시킨다고 여겨지는데 수치가 낮으면 불면이나 불안, 우울증에 시달릴 수 있다. 디아제팜(발륨)과 로라제팜(아티반) 같은 벤조디아제핀 계열 처방약은 GABA와 같은 수용체에 결합해 GABA의 자연적인 진정 효과를 모방한다. 졸피뎀(엠비엔)과 에스조피클론(루네스타) 등 불면증 치료에 사용되는 약은 GABA가 뇌의 GABA 수용체에 결합하는 능력을 향상시킨다. GABA는 또한 순하지만 뇌에서 진정 작용을 하는 보충제로도 사용될 수 있다.

THC(테트라하이드로칸나비놀): 대마초의 심리적 효과, 특히 일부에서 경험하는 희열감과 관련이 깊은 물질이다. 우리 뇌에서 자연적인 칸나비노이드가 작용하는 것과 동일한 수용체에 작용한다. THC로 칸나비노이드 수용체가 활성화되면 사고, 기억, 쾌락, 신체 협응력, 배고픔과 시간 지각에 영향을 준다.

참고 문헌

들어가며

1 Nicholas Carr, "How Smartphones Hijack Our Minds," Wall Street Journal, October 6, 2017, https://www.wsj.com/articles/how-smartphones-hijack-our-minds-1507307811.

2 "The Surgeon General's Priorities," US Department of Health and Human Services, accessed December 4, 2017, https://www.surgeongeneral.gov/priorities/index.html.

3 "Drug Overdose Deaths in the United States Continue to Increase in 2015," Centers for Disease Control and Prevention, last updated August 30, 2017, https://www.cdc.gov/drugoverdose/epidemic /index.html.

4 "Key Substance Use and Mental Health Indicators in the United States: Results from the 2015 National Survey on Drug Use and Health," HHS Publication No. SMA 16-4984, NSDUH Series H-51 (Rockville, MD: Center for Behavioral Health Statistics and Quality, 2016), accessed December 4, 2017, http://www.samhsa.gov/data/.

5 "Opioid Overdose: Understanding the Epidemic," Centers for Disease Control and Prevention, August 30, 2017, https://www.cdc.gov/drugoverdose/epidemic/index.html.

6 "The Surgeon General's Priorities."

7 Josh Katz, "Drug Deaths in America Are Rising Faster Than Ever," New York

Times, June 5, 2017, https://www.nytimes.com/interactive/2017/06/05/upshot/opioid-epidemic-drug-overdose-deaths -are-rising-faster-than-ever.html.

8 German Lopez, "In One Year, Drug Overdoses Killed More Americans than the Entire Vietnam War Did," Vox, June 8, 2017, https://www.vox.com/policy-and-politics/2017/6/6/15743986/opioid -epidemic-overdose-deaths-2016.

9 "Alcohol Facts and Statistics," National Institute of Alcohol Abuse and Alcoholism, updated June 2017, https://www.niaaa.nih.gov/alcohol-health/overview-alcohol-consumption/alcohol-facts -and-statistics.

10 "Alcohol and Public Health: Alcohol-Related Disease Impact (ARDI): Average for United States 2006-2010, Alcohol-Attributable Deaths Due to Excessive Alcohol Use," Centers for Disease Control and Prevention, 2013, accessed December 4, 2017, https://nccd.cdc.gov/DPH_ARDI/Default /Report. aspx?T=AAM&P=f6d7eda7-036e-4553-9968-9b17ffad620e&R=d7a9b303-48e9-4440 -bf47-070a4827e1fd&M=8E1C5233-5640-4EE8-9247-1ECA7DA325B9&F=&D=.

11 There were 40,200 motor vehicle deaths in 2016. National Safety Council, "NSC Motor Vehicle Fatality Estimates," accessed January 25, 2018, www.nsc.org/NewsDocuments/2017/12-month -estimates.pdf.

12 There were more than 63,600 drug-overdose deaths in 2016. Holly Hedegaard et al., Drug Overdose Deaths in the United States, 1999-2016, NCHS Data Brief No. 294 (Hyattsville, MD: National Center for Health Statistics, 2017).

13 Candice L. Odgers et al., "Is It Important to Prevent Early Exposure to Drugs and Alcohol Among Adolescents?" Psychological Science 19 (2008): 1037-44, doi: 10.1111/j.1467-9280.2008.02196.x.

1장 나는 중독 스펙트럼의 어디쯤 있을까?

1 Andrew Seaman, "More Than a Third of US Adults Prescribed Opioids in 2015," Health News, July 31, 2017, https://www.reuters.com/article/us-health-opioids-prescriptions/more-than-a-third -of-us-adults-prescribed-opioids-in-2015-idUSKBN1AG2K6; Beth Han et al., "Prescription Opioid Use, Misuse, and Use Disorders in U.S. Adults: 2015 National Survey on Drug Use and Health," September 3, 2017, http://annals.org/aim/article-abstract/2646632/prescription-opioid-use-misuse -use-disorders-u-s-adults-2015; "Prescription Opioid Overdose Data," Centers for Disease Control and Prevention, August 1, 2017, https://www.cdc.gov/drugoverdose/data/overdose.html.

2 Martin H. Teicher et al., "Childhood Maltreatment Is Associated with Reduced Volume in the Hippocampal Subfields CA3, Dentate Gyrus, and Subiculum,"

PNAS 109 (2012): E563-72, doi: 10.1073/pnas.1115396109; S. Wilson et al., "Problematic Alcohol Use and Reduced Hippocampal Volume: A Meta-Analytic Review," October 2017, https://www.cambridge.org/core/journals/psychological-medicine/article/problematic-alcohol-use-and-reduced-hippocampal-volume-a -metaanalytic-review/CF8CD1B418243DB4D9513F0EA30 1A6B7.

3 Severin Haug et al., "Predictors of Onset of Cannabis and Other Drug Use in Male Young Adults: Results from a Longitudinal Study," BMC Public Health 14 (2014): 1202, doi: 10.11 86/14 71-2458 -14-1202; James Hall, "Children Whose Parents Divorce 'More Likely' to Become Binge Drinkers," The Telegraph, August 28, 2011, http://www.telegraph.co.uk/news/uknews/8728398/Children -whose-parents-divorce-more-likely-to-become-binge-drinkers.html.

4 K. Beesdo et al., "Anxiety and Anxiety Disorders in Children and Adolescents: Developmental Issues and Implications for DSM-V," Psychiatric Clinics of North America 32 (2009): 483-524, doi: 10.1016/j.psc.2009.06.002.

5 Barbara J. McMorris et al., "Influence of Family Factors and Supervised Alcohol Use on Adolescent Alcohol Use and Harms: Similarities Between Youth in Different Alcohol Policy Contexts," Journal of Studies on Alcohol and Drugs 72 (2011): 418-28, https://www.ncbi.nlm.nih.gov/pmc /articles/PMC3084357/.

6 Rachel Lipari et al., "Risk and Protective Factors and Initiation of Substance Use: Results from the 2014 National Survey on Drug Use and Health," NSDUH Data Review (October 2015), NSDUH -DR-FRR4-2014.pdf.

7 2010 Statistical Abstract: State Rankings, "Resident Population, 2009," United States Census Bureau, last updated September 3, 2015, https://www.census. gov/library/publications/2009 /compendia/statab/129ed/rankings.htm.

8 State Reports from the 2016 NSDUH, "2015-2016 NSDUH State Prevalence Estimates," Substance Abuse and Mental Health Services Administration, last updated December 7, 2017, https://www.samhsa.gov/samhsa-data-outcomes-quality/major-data-collections/state-reports-NSDUH-2016.

9 "13-Year-Old Boy Dies of Suspected Heroin Overdose," CBS News, April 4, 2017, http://www.cbsnews.com/news/nathan-wylie-13-year-old-boy-dies-of-suspected-heroin-overdose/.

10 "Mom's Post Goes Viral After Daughter Nearly Dies of Alcohol Poisoning," Boston25News, last updated September 7, 2016, http://www.fox25boston. com/news/moms-post-goes-viral-after -daughter-nearly-dies-on-alcohol-poisoning/435111091.

11 Ron Savage, "Warren Teen Dead in Heroin Overdose; Adult Neighbors Charged," Fox2, last updated January 27, 2017, http://www.fox2detroit.com/news/local-news/232034710-story.

12 David Parnell, "What Is Methamphetamine?" Facing the Dragon, accessed January 19, 2018, http://www.facingthedragon.org/whatismeth.htm.

13 Brandon was quoting chap. 3, "More About Alcoholism," in Alcoholics Anonymous: The Story of How Many Thousands of Men and Women Have Recovered from Alcoholism, 3rd rev. ed. (New York: Alcoholics Anonymous World Services, 1976), 43.

2장 중독에 관한 잘못된 믿음 10가지

1 Elizabeth Reisinger Walker and Benjamin G. Druss, "Cumulative Burden of Comorbid Mental Disorders, Substance Use Disorders, Chronic Medical Conditions, and Poverty on Health Among Adults in the U.S.A.," Psychology, Health and Medicine 22 (2017): 727-35, doi.org/10.1080/135485 06.2016.1227855.

2 "Cancer Stat Facts: Cancer of Any Site," National Cancer Institute, accessed January 19, 2018, https://seer.cancer.gov/statfacts/html/all.html.

3 "The Brain-Gut Connection," Johns Hopkins Medicine, accessed January 19, 2018, https://www .hopkinsmedicine.org/health/healthy_aging/healthy_body/ the-brain-gut-connection.

4 G. Vighi et al, "Allergy and the Gastrointestinal System," Clinical and Experimental Immunology 153 Supp. 1 (2008): 3-6, doi: 10.1111/j.1365-2249.2008.03713.x.

5 "ASAM Releases New Definition of Addiction," ASAM News 26 (2011): 1; "Definition of Addiction," American Society of Addiction Medicine, adopted April 19, 2011, accessed January 19, 2018, https://www.asam.org/resources/ definition-of-addiction.

6 James White and G. David Batty, "Intelligence Across Childhood in Relation to Illegal Drug Use in Adulthood: 1970 British Cohort Study," Journal of Epidemiology and Community Health, November 14, 2011, doi: 10.1136/ jech-2011-200252. See also James White, Catharine R. Gale, and David Batty, "Intelligence Quotient in Childhood and the Risk of Illegal Drug Use in Middle Age: The 1958 National Child Development Survey," Annals of Epidemiology 22/9 (September 2012): 654-57.

7 M. F. Fouad et al., "Ethanol Production by Selected Intestinal Microorganisms and Lactic Acid Bacteria Growing Under Different Nutritional Conditions," Frontiers in Microbiology 7 (2016): 47, doi: 10.3389/fmicb.2016.00047.

8 Andrew Lee Butters, "Is Yemen Chewing Itself to Death?" Time, August 25, 2009, http://content .time.com/time/world/article/0,8599,1917685,00.html.

9 Andrew Weil, MD, and Winifred Rosen, From Chocolate to Morphine, rev. ed. (New York: Houghton Mifflin, 2004), 29.

10 "Fact Sheets: Underage Drinking," Centers for Disease Control and Prevention, last updated October 20, 2016, http://www.cdc.gov/alcohol/fact-sheets/underage-drinking.htm.

11 "Principles of Adolescent Substance Use Disorder Treatment: A Research-Based Guide," National Institute on Drug Abuse, last updated January 2014, https://www.drugabuse.gov/publications /principles-adolescent-substance-use-disorder-treatment-research-based-guide/frequently-asked -questions/it-possible-teens-to-become-addicted-to-marijuana.

12 Danielle M. Dick and Arpana Agrawal, "The Genetics of Alcohol and Other Drug Dependence," Alcohol Research and Health 31 (2008): 111-18, https://pubs.niaaa.nih.gov/publications/arh312 /111-118.pdf.

3장 우리를 중독으로 몰아가는 것: 의사, 제약회사, 식품업체 그리고 스트레스

1 Cheryl Corley, "Autopsy Report: Prince Died of an Accidental Overdose," NPR Morning Edition, June 3, 2016, https://www.npr.org/2016/06/03/480564725/autopsy-report-prince-died-of -accidental-overdose.

2 Drug Enforcement Administration, "DEA Issues Nationwide Alert on Fentanyl as Threat to Health and Public Safety," news release, March 18, 2015, https://www.dea.gov/divisions/hq/2015/hq031815.shtml.

3 "How Dangerous Is Fentanyl?" YouTube video, 00:48, from CNN, published May 10, 2016, https://www.youtube.com/watch?v=AAfFBQNuZ3U.

4 "Epidural and Spinal Anesthesia Use During Labor: 27-state Reporting Area, 2008," National Vital Statistics Report 59/05, 14 pp. (PHS) 2011-1120, Centers for Disease Control and Prevention, accessed December 8, 2017, https://www.cdc.gov/nchs/products/nvsr.htm.

5 "Fentanyl Citrate Injection, USP," Food and Drug Administration, accessed December 4, 2017, https://www.accessdata.fda.gov/drugsatfda_docs/label/2013/016619s034lbl.pdf.

6 The idea that fentanyl rapidly crosses the placenta is confirmed by the manufacturer's information. According to the manufacturer: "Fentanyl readily passes across the placenta to the fetus; therefore, Duragesic2® is not recommended for analgesia during labor and delivery." https://www.accessdata.fda.gov/drugsatfda_docs/label/2005/19813s039lbl.pdf.

7 Louana George, personal communication.

8 A. B. Ransjö-Arvidson et al., "Maternal Analgesia During Labor Disturbs

Newborn Behavior: Effects on Breastfeeding, Temperature, and Crying," Birth 28 (2001): 5-12, http://www.ncbi.nlm .nih.gov/pubmed/11264622.

9 Jan Riordan et al., "The Effect of Labor Pain Relief Medication on Neonatal Suckling and Breastfeeding Duration," Journal of Human Lactation 16 (2000): 7-12, doi: 10.1177/08903344 0001600103.

10 Marsha Walker, "Do Labor Medications Affect Breastfeeding?" Journal of Human Lactation 13 (1997): 131-37, doi: 10.1177/089033449701300214.

11 Marisa N. Spann, "Morphological Features of the Neonatal Brain Following Exposure to Regional Anesthesia During Labor and Delivery," Magnetic Resonance Imaging 33 (2015): 213-21, https://doi.org/10.1016/j.mri.2014.08.033.

12 Gregory Smith, personal communication.

13 Louana George, personal communication.

14 "Number of Children and Adolescents Taking Psychiatric Drugs in the U.S.," Citizens Commission on Human Rights International, accessed December 4, 2017, https://www.cchrint.org/psychiatric-drugs/children-on-psychiatric-drugs.

15 Kathleen Ries Merikangas et al., "Lifetime Prevalence of Mental Disorders in U.S. Adolescents: Results from the National Comorbidity Survey Replication-Adolescent Supplement (NCS-A)," Journal of the American Academy of Child and Adolescent Psychiatry 49 (2010): 980-89, doi: http://dx.doi.org/10.1016/j.jaac.2010.05.017.

16 E. D. Kantor et al., "Trends in Prescription Drug Use Among Adults in the United States from 1999-2012," Journal of the American Medical Association 17 (2015): 1818-31, doi: 10.1001/jama .2015.13766.

17 Anna Lembke, Drug Dealer, MD (Baltimore: Johns Hopkins University Press, 2016), 25.

18 "Reducing Opioid Overdose and Misuse," Oregon Health Authority, accessed December 6, 2017, http://www.oregon.gov/oha/ph/preventionwellness/substanceuse/opioids/Pages/index.aspx.

19 "Oregon Had the 28th Highest Rate of Injury Deaths in U.S.," Trust for America's Health, news release, June 17, 2015, http://healthyamericans.org/reports/injuryprevention15/release.php?stateid=OR.

20 Hailey Branson-Potts, "Doctor Allegedly Prescribed Narcotics After Examining Dog X-Ray," Los Angeles Times, July 2, 2015, http://beta.latimes.com/local/lanow/la-me-ln-doctor-dog-x-ray-arrested-20150701-story.html.

21 Dave Bartkowiak Jr., "Dearborn 'Pill Mill' Raid: Doctor, Clinic Worker Arraigned on Drug Charges," Click on Detroit, updated August 18, 2017, https://www.clickondetroit.com/news /dearborn-pill-mill-raid-doctor-clinic-worker-arraigned-on-drug-charges.

22 Robert Lowes, "93-Year-Old 'Pill Mill' Physician Gets 10 Years in

Prison," Medscape, August 14, 2017, http://www.medscape.com/viewarticle/884241#vp_4.

23 Ben Popken, "Industry Insiders Estimate EpiPen Costs No More Than $30," NBC News, September 6, 2016, https://www.nbcnews.com/business/consumer/industry-insiders-estimate-epipen-costs-no-more-30-n642091.

24 Amy M. Branum and Susan L. Lukacs, "Food Allergy Among U.S. Children: Trends in Prevalence and Hospitalizations," NCHS Data Brief No.10, Centers for Disease Control and Prevention, October 2008, https://www.cdc.gov/nchs/products/databriefs/db10.htm. More recent reports also confirm this CDC data. See, for instance, Ruchi Gupta, MD, interview by Robin Young, Here & Now, NPR, "Severe Allergic Reactions to Food Are Increasing, in Adults as Well as Children," August 24, 2017, http://www.wbur.org/hereandnow/2017/08/24/severe-food-allergies.

25 Nathan Bomey, "Mylan CEO Defends Price Boosts for Lifesaving EpiPen," USA Today, September 21, 2016, https://www.usatoday.com/story/money/2016/09/21/mylan-ceo-heather-bresch-epipen-congress-house-testimony/90773250/.

26 Popken, "Industry Insiders."

27 Amber Phillips, "How a Senator's Daughter Became CEO of the Company at the Center of the EpiPen Controversy," Washington Post, August 24, 2016, https://www.washingtonpost.com/news/the-fix/wp/2016/08/24/how-a-senators-daughter-became-ceo-of-the-company-at-the-center-of-the-epipen-controversy/?utm_term=.45bae59a0db2.

28 Jayne O'Donnell, "Family Matters: EpiPens Had High-Level Help Getting into Schools," USA Today, September 20, 2016, https://www.usatoday.com/story/news/politics/2016/09/20/family-matters-epipens-had-help-getting-schools-manchin-bresch/90435218/.

29 Lauren Thomas, "EpiPen Maker Mylan Stock Jumps on Earnings Beat," CNBC, March 1, 2017, https://www.cnbc.com/2017/03/01/epipen-maker-mylan-stock-jumps-on-earnings-beat.html.

30 For more specifics on how the tobacco industry manipulated science, I recommend you read the American Journal of Public Health's report, which outlines how the industry engineered science to meet its own ends: https://www.ncbi.nlm.nih.gov/pmc/articles/PMC3490543/. See also "The Financing of Drug Trials by Pharmaceutical Companies and Its Consequences," https://www.ncbi.nlm.nih.gov/pmc/articles/PMC2868984/.

31 Stephanie Mencimer, "Did Drinking Give Me Breast Cancer?" Mother Jones, May/June 2018, https://www.motherjones.com/politics/2018/04/did-drinking-give-me-breast-cancer.

32 Jurgen Rehm and Kevin Shield, "Alcohol Consumption," World Health Organization's International Agency for Research on Cancer, https://www.iarc. fr/en/media-centre/iarcnews/2016 /WCR_2014_Chapter_2-3.pdf.

33 The current government guidelines for your daily serving of vegetables can be found at https://health.gov/dietaryguidelines/dga2000/document/build. htm.

34 Valerie Strauss, "Rats Find Oreos as Addictive as Cocaine: An Unusual College Research Project," Washington Post, October 18, 2013, https://www.washingtonpost.com/news/answer-sheet/wp /2013/10/18/rats-find-oreos-as-addictive-as-cocaine-an-unusual-college-research-project/?utm_term=.9607e389c999.

4장 삶을 파괴하는 통증완화제, 오피오이드 중독

1 David Sheff, Beautiful Boy: A Father's Journey Through His Son's Addiction (New York: Mariner, 2009).

2 "Top Opium Poppy Producing Countries," World Atlas, last updated April 25, 2017, https://www .worldatlas.com/articles/top-opium-poppy-producing-countries.html.

3 Central Intelligence Agency, "Field Listing: Illicit Drugs," The World Factbook, accessed January 24, 2018, https://www.cia.gov/library/publications/the-world-factbook/fields/2086.html.

4 Thadeus Greenson, "Fort Bragg Councilman Was Shot at Opium Grow; Draws Light to World of Opium Poppies," Eureka Times-Standard, August 31, 2011, http://www.times-standard.com /article/zz/20110831/NEWS/110839856.

5 Corky Siemaszko, "$500 Million Opium Poppy Field Discovered in North Carolina," NBC News, May 26, 2017, https://www.nbcnews.com/storyline/americas-heroin-epidemic/500-million-opium-poppy-field-discovered-north-carolina-n764801.

6 Jonathan Kaminsky, "U.S. Authorities Bust Opium Poppy Farm in Washington State," Reuters, July 11, 2013, https://www.reuters.com/article/us-usa-drugs-poppies/u-s-authorities-bust-opium-poppy-farm-in-washington-state-idUSBRE96B01920130712.

7 "Opioid (Narcotic) Pain Medications," WebMD, accessed January 24, 2018, https://www.webmd.com/pain-management/guide/narcotic-pain-medications#1.

8 "Drug Abuse Warning Network, 2011: National Estimates of Drug-Related Emergency Department Visits," HHS Publication No. (SMA) 13-4760, DAWN

Series D-39, Substance Abuse and Mental Health Services Administration, 2013, https://www.samhsa.gov/data/sites/default/files/DAWN2k11ED/DAWN2k11ED/DAWN2k11ED.pdf.

9 "Opioid Overdose: Understanding the Epidemic," Centers for Disease Control and Prevention, August 30, 2017, https://www.cdc.gov/drugoverdose/epidemic/index.html.

10 Shachar Peled, "Fentanyl Seized by Law Enforcement Doubled in 2016, DEA Says," CNN, May 19, 2017, https://www.cnn.com/2017/05/19/health/fentanyl-surge/index.html.

11 "Drug Fact Sheets: Fentanyl," US Drug Enforcement Administration, accessed January 25, 2018, https://www.dea.gov/druginfo/concern_fentanyl.shtml.

12 "Research Update on Fentanyl Outbreaks in the Dayton, Ohio Area," Boonshoft School of Medicine at Wright State University, updated April 28, 2017, https://ndews.umd.edu/sites /ndews.umd.edu/files/update-on-fentanyl-outbreaks-in-dayton-ohio-ou-r21-da042757-05-02 -2017.pdf.

13 M. Noble et al., "Opioids for Long-Term Treatment of Noncancer Pain," Cochrane, January 20, 2010, http://www.cochrane.org/CD006605/SYMPT_opioids-long-term-treatment-noncancer-pain; Maia Szalavitz, "Opioid Addiction Is a Huge Problem, but Pain Prescriptions Are Not the Cause," MIND guest blog, Scientific American, May 10, 2016, https://blogs.scientificamerican.com/mind-guest-blog/opioid-addiction-is-a-huge-problem-but-pain-prescriptions-are-not-the-cause/.

14 Emily O. Dumas and Gary M. Pollack, "Opioid Tolerance Development: A Pharmacokinetic/Pharmacodynamic Perspective," AAPS Journal 10 (2008): 537-51, doi: 10.1208/s12248-008-9056-1.

15 Benjamin J. Morasco et al., "Higher Prescription Opioid Dose Is Associated with Worse Patient-Reported Pain Outcomes and More Health Care Utilization," Journal of Pain 18 (2017): 437-45, http://www.jpain.org/article/S1526-5900(16)30356-X/fulltext.

16 "Timeline of Selected FDA Activities and Significant Events Addressing Opioid Misuse and Abuse," US Food and Drug Administration, last updated January 26, 2018, https://www.fda.gov/Drugs/DrugSafety/InformationbyDrugClass/ucm338566.htm.

17 Art Van Zee, "The Promotion and Marketing of OxyContin: Commercial Triumph, Public Health Tragedy," American Journal of Public Health 99 (2009): 221-27, doi: 10.2105/AJPH.2007.131714.

18 "Results from the 2008 National Survey on Drug Use and Health: National Findings," NSDUH Series H-36, HHS Publication No. SMA 09-4434, Substance Abuse and Mental Health Services Administration (2009), 58, http://www.dpft.

org/resources/NSDUHresults2008.pdf.

19 Abby Alpert et al., "Supply-Side Drug Policy in the Presence of Substitutes: Evidence from the Introduction of Abuse-Deterrent Opioids," NBER Working Paper No. 23031, National Bureau of Economic Research (2017), http://www. nber.org/papers/w23031.

20 Maria L. La Ganga and Terence Monmaney, "Doctor Found Liable in Suit Over Pain," LA Times, June 15, 2001, http://articles.latimes.com/2001/jun/15/news/ mn-10726.

21 "Prescription Painkiller Overdoses," Centers for Disease Control and Prevention, last updated July 3, 2012, https://www.cdc.gov/vitalsigns/methadoneoverdoses/ index.html.

22 N. Tasevska et al., "Sugars in Diet and Risk of Cancer in the NIH-AARP Diet and Health Study," International Journal of Cancer 130 (2012): 159-69, doi: 10.1002/ ijc.25990.

23 Vijay R. Varma et al., "Re-evaluating the Effect of Age on Physical Activity Over the Lifespan," Journal of Preventative Medicine 101 (2017): 102-8, https://doi. org/10.1016/j.ypmed.2017.05.030.

24 Lizhou Liu et al., "Acupuncture for Low Back Pain: An Overview of Systematic Reviews," Evidence-Based Complementary and Alternative Medicine (2015): 328196, doi: 10.1155/2015/328196.

25 D. Carr and J. Lythgoe, "Use of Acupuncture During Labour," The Practising Midwife 17 (2014): 10, 12-15, https://www.ncbi.nlm.nih.gov/pubmed/24873111; L. Martensson and G. Wallin, "Use of Acupuncture and Sterile Water Injection for Labor Pain: A Survey in Sweden," Birth 33 (2006): 289-96, https://www.ncbi. nlm.nih.gov/pubmed/17150067; E. Schytt et al., "Incompleteness of Swedish Local Clinical Guidelines for Acupuncture Treatment During Childbirth," Acta Obstetricia et Gynecologica Scandinavica 90/1 (2011): 77-82, https://www.ncbi. nlm.nih.gov/pubmed/21275919.

26 H. Cramer et al., "A Systematic Review and Meta-Analysis of Yoga for Low Back Pain," Clinical Journal of Pain 29 (2013): 450-60, doi: 10.1097/ AJP.0b013e31825e1492.

27 U.S. Department of Health and Human Services (HHS), Office of the Surgeon General, Facing Addiction in America: The Surgeon General's Report on Alcohol, Drugs, and Health (Washington, DC: HHS, 2016), 2-2, https:// addiction.surgeongeneral.gov/.

28 Y. I. Hser et al., "A 33-Year Follow-Up of Narcotics Addicts," Archives of General Psychiatry 58 (2001): 503-8, https://www.ncbi.nlm.nih.gov/pubmed/11343531.

5장 브레이크 없는 차를 타다: 필로폰, 각성제 중독

1 Jane A. Buxton and Naomi A. Dove, "The Burden and Management of Crystal Meth Use," Canadian Medical Association Journal 178/12 (June 3, 2008): 1537-39, https://www.ncbi.nlm.nih.gov /pmc/articles/PMC2396355/.

2 Jan Dirk Blom, A Dictionary of Hallucinations (New York: Springer, 2010), 175.

3 D. Doyle, "Adolf Hitler's Medical Care," Journal of the Royal College of Physicians of Edinburgh 35 (2005): 75-82, http://www.rcpe.ac.uk/journal/issue/journal_35_1/Hitler's_medical_care.pdf.

4 Nicolas Rasmussen, "America's First Amphetamine Epidemic 1929-1971," American Journal of Public Health 98/6 (June 2008): 974-85, https://www.ncbi.nlm.nih.gov/pmc/articles/PMC2377281/.

5 "Author Says Hitler Was 'Blitzed' on Cocaine and Opiates During the War," interview with Norman Ohler, NPR's Fresh Air, March 7, 2017, https://www.npr.org/sections/health-shots/2017 /03/07/518986612/author-says-hitler-was-blitzed-on-cocaine-and-opiates-during-the-war; Rasmussen, "America's First Amphetamine Epidemic."

6 Kathryn Doyle, "Drug Use High Among Commercial Truck Drivers: Study," Reuters, October 25, 2013, https://www.reuters.com/article/us-drug-truckdrivers/drug-use-high-among-commercial-truck-drivers-study-idUSBRE99O0T520131025.

7 Elaine A. Moore, The Amphetamine Debate: The Use of Adderall, Ritalin and Related Drugs for Behavior Modification, Neuroenhancement and Anti-Aging Purposes (Jefferson, NC: McFarland, 2011), 136.

8 Peter M. Miller, ed., Biological Research on Addiction: Comprehensive Addictive Behaviors and Disorders, vol. 2 (London: Academic Press, 2013), 580.

9 Moore, Amphetamine Debate, 136.

10 Phillip Smith, "When Meth Was Medicine: Big Pharma Amphetamine Ads from the Days of Better Living Through Chemistry," AlterNet, October 16, 2016, https://www.alternet.org/drugs/when-meth-medicine-big-pharma-amphetamine-ads.

11 Erin Blakemore, "A Speedy History of America's Addiction to Amphetamine," Smithsonian.com, October 27, 2017, https://www.smithsonianmag.com/history/speedy-history-americas-addiction-amphetamine-180966989/; Rasmussen, "America's First Amphetamine Epidemic."

12 "Methamphetamine: History, Pharmacology, and Prevalence," MethOIDE, accessed February 11, 2018, http://methoide.fcm.arizona.edu/infocenter/index.cfm?stid=167.

13 "What Is the Scope of Methamphetamine Abuse in the United States?"

National Institute on Drug Abuse, last updated September 2013, https://www. drugabuse.gov/publications/research-reports/methamphetamine/what-scope-methamphetamine-abuse-in-united-states.

14 Oregon-Idaho HIDTA Program, Program Year 2018: Drug-Threat Assessment and Counter-Drug Strategy (Salem, OR: Oregon-Idaho HIDTA Program, 2018), 6, http://oridhidta.org/reports/.

15 World Drug Report 2017 (Vienna, Austria: United Nations Office on Drugs and Crime, 2017), https://www.unodc.org/wdr2017/field/WDR_2017_presentation_ lauch_version.pdf.

16 J. Biederman et al., "Does Attention-Deficit Hyperactivity Disorder Impact the Developmental Course of Drug and Alcohol Abuse and Dependence?" Biological Psychiatry 44 (1998): 269-73, https://www.ncbi.nlm.nih.gov/ pubmed/9715358.

17 Gabor Mate, In the Realm of Hungry Ghosts: Close Encounters with Addiction (Berkeley, CA: North Atlantic Books, 2010), 439.

18 C. Jaffe et al., "A Comparison of Methamphetamine-Dependent Inpatients with and Without Childhood Attention Deficit Hyperactivity Disorder Symptomatology," Journal of Addictive Diseases 24 (2005): 133-52, http://www. tandfonline.com/doi/abs/10.1300/J069v24n03_11.

19 M. Billiard, "Narcolepsy: Current Treatment Options and Future Approaches," Neuropsychiatric Disease and Treatment 4 (2008): 557-66, https://www.ncbi. nlm.nih.gov/pmc/articles/PMC2526380/.

20 "Prescribed Stimulant Use for ADHD Continues to Rise Steadily," National Institute of Mental Health, news release, September 28, 2011, https://www. nimh.nih.gov/news/science-news/2011/prescribed-stimulant-use-for-adhd-continues-to-rise-steadily.shtml.

21 "What Is ADHD?" American Psychiatric Association, reviewed July 2017, accessed February 11, 2018, https://www.psychiatry.org/patients-families/adhd/ what-is-adhd; Alan Schwarz, "The Selling of Attention Deficit Disorder," New York Times, December 14, 2013, http://www.nytimes .com/2013/12/15/health/ the-selling-of-attention-deficit-disorder.html?pagewanted=all.

22 Schwarz, "Selling of Attention Deficit Disorder."

23 "Attention-Deficit/Hyperactivity Disorder (ADHD): Data & Statistics," Centers for Disease Control and Prevention, last updated January 24, 2018, https://www. cdc.gov/ncbddd/adhd/data.html.

24 Alan Schwarz, "Drowned in a Stream of Prescriptions," New York Times, February 2, 2013, http://www.nytimes.com/2013/02/03/us/concerns-about-adhd-practices-and-amphetamine-addiction.html.

25 Anthony Samsel and Stephanie Seneff, "Glyphosate, Pathways to Modern

Diseases II: Celiac Sprue and Gluten Intolerance," Interdisciplinary Toxicology 6 (2013): 159-84, https://www.ncbi.nlm.nih.gov/pmc/articles/PMC3945755/.

26 Keith R. Fluegge and Kyle R. Fluegge, "Glyphosate Use Predicts ADHD Hospital Discharges in the Healthcare Cost and Utilization Project Net (HCUPnet): A Two-Way Fixed-Effects Analysis," PLOSOne, August 19, 2015, http://journals.plos.org/plosone/article?id=10.1371/journal.pone.0133525.

27 Schwarz, "Selling of Attention Deficit Disorder."

28 T. E. Wilens et al., "Does Stimulant Therapy of Attention-Deficit/Hyperactivity Disorder Beget Later Substance Abuse? A Meta-Analytic Review of the Literature," Pediatrics 111 (2003): 179-85, https://www.ncbi.nlm.nih.gov/pubmed/12509574.

29 N. D. Volkow, "Long-Term Safety of Stimulant Use for ADHD: Findings from Nonhuman Primates [Commentary]," Neuropsychopharmacology 37 (2012): 2551-52, http://www.nature.com/npp/journal/v37/n12/full/npp2012127a.html; Elizabeth Harstad et al., "Attention-Deficit /Hyperactivity Disorder and Substance Abuse," Pediatrics 134 (2014): e293-301, doi: 10.1542 /peds.2014-0992.

30 These experiments were published in a series of papers, including Bruce K. Alexander et al., "The Effect of Housing and Gender on Morphine Self-Administration in Rats," Psychopharma cology 58 (1978): 175.79, https://link.springer.com/article/10.1007/BF00426903#page-1; Tom Stafford, "Drug Addiction: The Complex Truth," BBC Future, September 10, 2013, http://www.bbc.com/future/story/20130910-drug-addiction-the-complex-truth; and Bruce Alexander et al., "Effect of Early and Later Colony Housing on Oral Ingestion of Morphine in Rats," Psychopharma cology, Biochemistry, and Behavior 15 (1981): 571.76.

31 Stafford, "Drug Addiction"; Bruce K. Alexander, "Addiction: The View from Rat Park (2010)," Brucekalexander.com, accessed February 12, 2018, http://www.brucekalexander.com/articles-speeches/rat-park/148-addiction-the-view-from-rat-park.

32 Bruce K. Alexander et al., "The Effect of Housing and Gender on Morphine Self-Administration in Rats," Psychopharmacology 58 (1978): 175.79, https://link.springer.com/article/10.1007/BF00426903#page-1; Stafford, "Drug Addiction."

33 S. E. Jacob and S. Stechschulte, "Formaldehyde, Aspartame, and Migraines: A Possible Connection," Dermatitis 19 (2008): E10.1, https://www.ncbi.nlm.nih.gov/pubmed/18627677.

34 Woodrow Monte, While Science Sleeps (CreateSpace, 2011).

35 Jason Lloyd-Price, Galeb Abu-Ali, and Curtis Huttenhower, "The Healthy Human

Microbiome," Genome Medicine 8 (2016): 51, https://www.ncbi.nlm.nih.gov/pmc/articles/PMC4848870/.

36 "Microbiome," PubMed Health Glossary, https://www.ncbi.nlm.nih.gov/pubmedhealth/PMHT 0025077/.

37 Luke K. Ursell et al., "Defining the Human Microbiome," Nutrition Reviews 70, Suppl 1 (August 2012): S38-S44, https://www.ncbi.nlm.nih.gov/pmc/articles/PMC3426293/.

38 B. Kowalewska-Kantecka, "Breastfeeding-An Important Element of Health Promotion," Developmental Period Medicine 20 (2016): 354-57, https://www.ncbi.nlm.nih.gov/pubmed/28391255; Fredrik Backhed et al., "Dynamics and Stabilization of the Human Gut Microbiome during the First Year of Life," Cell Host and Microbe 17/5 (May 13, 2015): 690-703, http://www.cell.com/cell-host-microbe/fulltext/S1931-3128(15)00162-6.

39 M. M. Zaiss and N. L. Harris, "Interactions Between the Intestinal Microbiome and Helminth Parasites," Parasite Immunology 38/1 (January 2016): 5-11, https://www.ncbi.nlm.nih.gov/pmc/articles/PMC5019230/.

40 Fumio Watanabe et al., "Vitamin B12-Containing Plant Food Sources for Vegetarians," Nutrients 6/5 (May 2014): 1861-73, https://www.ncbi.nlm.nih.gov/pmc/articles/PMC4042564/.

6장 술에 취한 뇌

1 Gabor Maté, In the Realm of Hungry Ghosts: Close Encounters with Addiction (Berkeley, CA: North Atlantic Books, 2010), 155.

2 "Excessive Alcohol Use: Preventing a Leading Risk for Death, Disease, and Injury at a Glance 2016," Centers for Disease Control and Prevention, last updated December 31, 2015, https://www.cdc.gov/chronicdisease/resources/publications/aag/alcohol.htm.

3 "Results from the 2016 National Survey on Drug Use and Health: Detailed Tables," Substance Abuse and Mental Health Services Administration (2017), 852, table 2.53B, https://www.samhsa.gov/data/sites/default/files/NSDUH-DetTabs-2016/NSDUH-DetTabs-2016.pdf.

4 Caren Lissner, "Are Women Increasingly at Risk of Addiction?" Washington Post, February 26, 2017, https://www.washingtonpost.com/national/health-science/are-women-increasingly-at-risk-of-addiction /2017/02/24/dfa5b98c-d2ba-11e6-9cb0-54ab630851e8_story.html?utm_term=.bfd792b25be5.

5 "Introducing Little Black Dress Vodka: Designed by Women, for Women," PR Newswire, February 29, 2012, https://www.prnewswire.com/news-releases/

introducing-little-black-dress-vodka-designed-by-women-for-women-140863123. html.

6 "Johnnie Walker Black Label: The Jane Walker Edition," accessed April 27, 2018, https://www.johnniewalker.com/en-us/our-whisky/limited-editions/jane-walker.

7 Sarah Mart and Norman Giesbrecht, "Red flags on Pinkwashed Drinks: Contradictions and Dangers in Marketing Alcohol to Prevent Cancer," Addiction 110, no. 10 (October 2015), https:// onlinelibrary.wiley.com/doi/abs/10.1111/ add.13035.

8 "Women and Alcohol," National Institute on Alcohol Abuse and Alcoholism, updated June 2017, https://pubs.niaaa.nih.gov/publications/womensfact/ womensfact.htm.

9 Stephanie Mencimer, "Did Drinking Give Me Breast Cancer?"

10 "Results from the 2016 National Survey," 820, table 2.37B.

11 Robert W. S. Coulter et al., "Differences in Alcohol Use and Alcohol-Related Problems between Transgender- and Nontransgender-identified Young Adults," Drug and Alcohol Dependence 154 (2015): 251-59, doi: 10.1016/ j.drugalcdep.2015.07.006; Lisa R. Miller and Eric Anthony Grollman, "The Social Costs of Gender Nonconformity for Transgender Adults: Implications for Discrimination and Health," Sociological Forum 30 (2015): 809-31, doi: 10.1111/ socf.12193.

12 Peter Smith, "A Sip from an Ancient Sumerian Drinking Song," Smithsonthian. com, June 18, 2012, https://www.smithsonianmag.com/arts-culture/a-sip-from-an-ancient-sumerian-drinking -song-125002995/.

13 Joshua J. Mark, "Beer in the Ancient World," Ancient History Encyclopedia, March 2, 2011, https:// www.ancient.eu/article/223/beer-in-the-ancient-world/; Iain Gately, Drink: A Cultural History of Alcohol (New York: Gotham Books, 2008).

14 Brian A. Nummer, "Historical Origins of Food Preservation," National Center for Home Food Preservation, May 2002, http://nchfp.uga.edu/publications/nchfp/ factsheets/food_pres_hist.html.

15 John T. Sullivan, "Surgery Before Anesthesia," Massachusetts General Hospital, last modified May 11, 2005, https://neurosurgery.mgh.harvard.edu/history/ beforeth.htm.

16 T. S. Saleem and S. D. Basha, "Red Wine: A Drink to Your Heart," Journal of Cardiovascular Disease Research 1 (2010): 171-76, doi: 10.4103/0975-3583.74259, https://www.ncbi.nlm.nih.gov /pmc/articles/PMC3023893/; Y. Gepner et al., "Effects of Initiating Moderate Alcohol Intake on Cardiometabolic Risk in Adults with Type 2 Diabetes: A 2-Year Randomized, Controlled Trial," Annals of Internal Medicine 163 (2015): 569-79, doi: 10.7326/M14-1650.

17 T. D. Fuller, "Moderate Alcohol Consumption and the Risk of Mortality," Demography 48 (August 2011): 1105-25, doi: 10.1007/s13524-011-0035-2; Michael Joseph, "Alcohol and Longevity: Does Drinking Increase Lifespan?" Nutrition Advance, March 6, 2017, https://nutritionadvance.com /alcoholic-beverages-longevity-lifespan/.

18 "Alcohol Use and Your Health," Centers for Disease Control and Prevention, last updated January 3, 2018, https://www.cdc.gov/alcohol/fact-sheets/alcohol-use. htm.

19 Maurizio Pompili et al., "Suicidal Behavior and Alcohol Abuse," International Journal of Environmental Research and Public Health 7 (2010): 1392-1431, doi: 10.3390/ijerph7041392.

20 M. R. Piano and S. A. Phillips, "Alcoholic Cardiomyopathy: Pathophysiologic Insights," Cardiovascular Toxicology 14 (2014): 291-308, doi: 10.1007/s12012-014-9252-4.

21 S. C. Larsson et al., "Alcohol Consumption and Risk of Atrial Fibrillation: A Prospective Study and Dose-Response Meta-Analysis," Journal of the American College of Cardiology 64 (2014): 281-89, doi: 10.1016/j.jacc.2014.03.048.

22 C. Zhang et al., "Alcohol Intake and Risk of Stroke: A Dose-Response Meta-Analysis of Prospective Studies," International Journal of Cardiology 174 (2014): 669-77, doi: 10.1016/j.ijcard.2014.04.225.

23 R. Carnevale. and C. Nocella, "Alcohol and Cardiovascular Disease: Still Unresolved Underlying Mechanisms," Vascular Pharmacology 57 (2012): 69-71, doi: 10.1016/j.vph.2012.06.005.

24 N. Hu et al., "Contribution of ALDH2 Polymorphism to Alcoholism-Associated Hypertension," Recent Patents on Endocrine, Metabolic, and Immune Drug Discovery 8 (2014): 180-85, https:// www.ncbi.nlm.nih.gov/pubmed/25354396.

25 G. Traversy and J. P Chaput, "Alcohol Consumption and Obesity: An Update," Current Obesity Reports 4 (2015): 122-30, doi: 10.1007/s13679-014-0129-4.

26 A. K. Singal et al., "Alcoholic Hepatitis: Current Challenges and Future Directions," Clinical Gastroenterology and Hepatology 12 (2014): 555-64, doi: 10.1016/j.cgh.2013.06.013.

27 S. Grad et al., "The Effect of Alcohol on Gastrointestinal Motility," Reviews on Recent Clinical Trials 11 (2016): 191-95, https://www.ncbi.nlm.nih.gov/ pubmed/27527893.

28 M. Herreros-Villanueva et al., "Alcohol Consumption on Pancreatic Diseases," World Journal of Gastroenterology 19 (2013): 638-47, doi: 10.3748/wjg.v19. i5.638.

29 "Alcohol and Cancer Risk," National Cancer Institute, reviewed June 24, 2013, https://www.cancer.gov/about-cancer/causes-prevention/risk/alcohol/alcoholfact-sheet.

30 Peter R. Martin et al., "The Role of Thiamine Deficiency in Alcoholic Brain Disease," Alcohol Research and Health 27 (2003): 134-42, https://pubs.niaaa. nih.gov/publications/arh27-2/134-142.htm.

31 Haihong Liu et al., "Frontal and Cingulate Gray Matter Volume Reduction in Heroin Dependence: Optimized Voxel-Based Morphometry," Psychiatry and Clinical Neurosciences 63 (2009): 563-68, doi:10.1111/j.1440-1819.2009.01989.x.

32 Erica N. Grodin et al., "Deficits in Cortical, Diencephalic, and Midbrain Gray Matter in Alcoholism Measured by VBM: Effects of Co-Morbid Substance Abuse," NeuroImage: Clinical 2 (2013): 469-76, doi: 10.1016/j.nicl.2013.03.013.

33 B. Bencherif et al., "Mu-opioid Receptor Binding Measured by [11C] Carfentanil Positron Emission Tomography Is Related to Craving and Mood in Alcohol Dependence," Biological Psychiatry 55 (2004): 255-62, https://www.ncbi.nlm. nih.gov/pubmed/?term=%E2%80%9CMu-opioid+Receptor+Binding+Measured+ by+Positron+Emission+Tomography+is+Related+to+Craving+and+Mood+in+Al cohol+Dependence.

34 A. L. Pitel et al., "Face-Name Association Learning and Brain Structural Substrates in Alcoholism," Alcoholism: Clinical and Experimental Research 36 (2012): 1171-9, doi: 10.1111/j.1530-0277 .2011.01731.x; S. J. Nixon et al., "Behavioral Dysfunction and Cognitive Efficiency in Male and Female Alcoholics," Alcoholism: Clinical and Experimental Research 19 (1995): 577-81, https://www.ncbi.nlm.nih.gov/pubmed/7573777.

35 Alkermes, "Vivitrol Prescribing Information," https://www.vivitrol.com/content/ pdfs/prescribing-information.pdf.

36 D. Church et al., "The Effect of Emotional Freedom Techniques on Stress Biochemistry: A Randomized Controlled Trial," Journal of Nervous and Mental Disease 200 (2012): 891-96, doi: 10.1097/NMD.0b013e31826b9fc1.

37 Stefan Voorspoels et al., "Analysis of Selected Phthalates in Food Samples," Coalition for Safer Food Processing and Packaging, Ecology Center 2017/SCT/ R/1071, June 2017, accessed on February 8, 2018, http://www.kleanupkraft.org/ PhthalatesLabReport.pdf.

38 "Our unpublished study indicates that the Vitamin B12 contents significantly differ among various commercially available Chlorella tablets (from zero to several hundred μg of Vitamin B12 per 100g dry weight); we do not have any information on why such a huge variation occurs. Thus, vegetarians who consume Chlorella tablets as a source of Vitamin B12 should check the nutrition labeling of Chlorella products to confirm their Vitamin B12 contents." Fumio Watanabe et al., "Vitamin B12-Containing Plant Food Sources for Vegetarians," Nutrients 6/5 (May 2014): 1861-73, https://www.ncbi.nlm.nih.gov/pmc/articles/

PMC4042564/.

39 "Don't Double Up on Acetaminophen," U.S. Food and Drug Administration, last updated January 26, 2018, https://www.fda.gov/ForConsumers/ConsumerUpdates/ucm336581.htm.

40 "Drug Record: Acetaminophen," LiverTox, last updated January 18, 2018, https://livertox.nlm.nih.gov/Acetaminophen.htm; E. Yoon et al., "Acetaminophen-Induced Hepatotoxicity: A Comprehensive Update," Journal of Clinical and Translational Hepatology 4 (2016): 131-42, doi: 10.14218 /JCTH.2015.00052.

41 W. Parker et al., "The Role of Oxidative Stress, Inflammation and Acetaminophen Exposure from Birth to Early Childhood in the Induction of Autism," Journal of International Medical Research 45 (2017): 407-38, doi: 10.1177/0300060517693423.

42 S. Casas-Grajales and P. Muriel, "Antioxidants in Liver Health," World Journal of Gastrointestinal Pharmacology and Therapeutics 6 (2015): 59-72, doi: 10.4292/wjgpt.v6.i3.59.

43 J. M. Louise et al., "Coffee and Herbal Tea Consumption Is Associated with Lower Liver Stiffness in the General Population: The Rotterdam Study," Journal of Hepatology 67 (2017): 339-48, http://www.journal-of-hepatology.eu/article/S0168-8278(17)30147-2/fulltext.

7장 대마초의 수수께끼: 마약의 입구일까, 신비의 풀일까?

1 Perry G. Fine and Mark J. Rosenfeld, "The Endocannabinoid System, Cannabinoids, and Pain," Rambam Maimonides Medical Journal 4 (2013): e0022, https://www.ncbi.nlm.nih.gov/pmc/articles/PMC3820295.

2 John M. McPartland et al., "Care and Feeding of the Endocannabinoid System: A Systematic Review of Potential Clinical Interventions that Upregulate the Endocannabinoid System," PLOS One 9 (2104): e89566, https://www.ncbi.nlm.nih.gov/pmc/articles/PMC3951193.

3 Zerrin Atakan, "Cannabis, a Complex Plant: Different Compounds and Different Effects on Individuals," Therapeutic Advances in Psychopharmacology 2 (2012): 241-54, https://www.ncbi.nlm .nih.gov/pmc/articles/PMC3736954/.

4 "Drug Scheduling," US Drug Enforcement Administration, accessed December 7, 2017, https://www.dea.gov/druginfo/ds.shtml.

5 "Marijuana Overview: Legalization," National Conference of State Legislatures, August 30, 2017, http://www.ncsl.org/research/civil-and-criminal-justice/marijuana-overview.aspx.

6 Robin M. Murray et al, "Traditional Marijuana, High-Potency Cannabis and

Synthetic Cannabinoids: Increasing Risk for Psychosis," World Psychiatry 15 (2016): 195-204, doi: 10.1002/wps.20341.

7 Robert C. Clarke and Mark D. Merlin, Cannabis: Evolution and Ethnobotany, reprint ed. (Berkeley, CA: University of California Press, 2016).

8 "One in Eight U.S. Adults Say They Smoke Marijuana," Gallup News, August 8, 2016, http://news.gallup.com/poll/194195/adults-say-smoke-marijuana.aspx.

9 "History of Washington State Marijuana Laws," National Conference of State Legislators, accessed December 8, 2017, www.ncsl.org/documents/summit/ summit2015/.../wa_mj_law_history.pdf.

10 "2016 Washington State Healthy Youth Survey," Washington State Department of Health, accessed December 8, 2017, https://www.doh.wa.gov/Portals/1/ Documents/8350/160-NonDOH-DB -MJ.pdf.

11 Deborah S. Hasin et al., "Prevalence of Marijuana Use Disorders in the United States Between 2001-2002 and 2012-2013," JAMA Psychiatry 72 (2015): 1235-42, doi:10.1001/jamapsychiatry .2015.1858.

12 "Is Marijuana Addictive?" National Institute on Drug Abuse, updated August 2017, https://www.drugabuse.gov/publications/research-reports/marijuana/ marijuana-addictive; The ASAM Review Course in Addiction Medicine, July 27- 29, 2017, Dallas, Texas.

13 "Principles of Adolescent Substance Use Disorder Treatment: A Research-Based Guide," National Institute on Drug Abuse, updated January 2014, https://www. drugabuse.gov/publications/principles-adolescent-substance-use-disorder- treatment-research-based-guide/frequently-asked-questions /it-possible-teens- to-become-addicted-to-marijuana.

14 "NIDA Review Summarizes Research on Marijuana's Negative Health Effects," National Institutes of Health, June 14, 2014, https://www.nih.gov/news-events/ news-releases/nida-review-summarizes -research-marijuanas-negative-health-effects.

15 "Legalizing Marijuana and the New Science of Weed," news release, American Chemistry Society, March 23, 2015, https://www.acs.org/content/acs/en/ pressroom/newsreleases/2015/march /legalizing-marijuana-and-the-new- science-of-weed-video.html.

16 "Legalizing Marijuana and the New Science of Weed"; "Colorado Marijuana Study Finds Legal Weed Contains Potent THC Levels," NBC News, March 23, 2015, https://www.nbcnews.com/storyline/legal-pot/legal-weed-surprisingly- strong-dirty-tests-find-n327811.

17 "Colorado Marijuana Study."

18 Margaret E. Sears and Stephen J. Genuis, "Environmental Determinants of Chronic Disease and Medical Approaches: Recognition, Avoidance, Supportive Therapy, and Detoxification," Journal of Environmental and Public Health 2012

(2012): 356798, doi: http://dx.doi.org/10.1155/2012/356798.

19 Joseph Pizzorno, "What Should We Tell Our Patients About Marijuana (Cannabis indica and Cannabis sativa)?" Integrative Medicine 15 (2016): 8-12, https://edu. emersonecologics.com/2017/10/17/what-should-we-tell-our-patients-about-marijuana-cannabis-indica-and-cannabis-sativa/.

20 "What Should We Tell Our Patients?"

21 Neil MacGillivray, "Sir William Brooke O'Shaughnessy (1808-1889), MD, FRS, LRCS Ed: Chemical Pathologist, Pharmacologist, and Pioneer in Electric Telegraphy," Journal of Medical Biography 25 (2017), http://journals.sagepub. com/doi/abs/10.1177/0967772015596276; W. B. O'Shaughnessy, "On the Preparations of the Indian Hemp, or Gunjah (Cannabis Indica)," Provincial Medical Journal no. 123.J (1843): 363-69.

22 "Marijuana Timeline," PBS.org, accessed December 9, 2017, https://www.pbs. org/wgbh/pages/frontline/shows/dope/etc/cron.html.

23 Nora D. Volkow, "The Biology and Potential Therapeutic Effects of Cannabidiol," (testimony, before Senate Caucus on International Narcotics Control, Cannabidiol: Barriers to Research and Potential Medical Benefits, Hart Senate Office Building, Washington, DC, June 24, 2015), https://www. drugabuse.gov/about-nida/legislative-activities/testimony-to-congress/2016/ biology-potential-therapeutic-effects-cannabidiol.

24 Orrin Devinsky et al., "Cannabidiol in Patients with Treatment-Resistant Epilepsy: An Open-Label Interventional Trial," Lancet 15/3 (March 2016): 270-78, http://www.thelancet.com/journals/laneur/article/PIIS1474-4422(15)00379-8/abstract.

25 A. Alhamoruni et al., "Pharmacological Effects of Cannabinoids on the Caco-2 Cell Culture Model of Intestinal Permeability," Journal of Pharmacology and Experimental Therapeutics, 335/1 (October 2010): 92-102, http:// jpet.aspetjournals.org/content/335/1/92?sid=c09c62d8-996e-4071-bbed -ff8d46fca175.

26 Jacob Kaufman et al., "Medical Marijuana Utilization and Perceived Therapeutic Value in Patients with ALS (P3.014)," Neurology 82 (10 Supplement) (2014): P3.014, http://n.neurology.org/content /82/10_Supplement/P3.014.

27 C. W. Webb et al., "Therapeutic Benefits of Cannabis: A Patient Survey," Hawai'i Journal of Medicine and Public Health 73 (2014): 109-11, https://www.ncbi.nlm. nih.gov/pubmed/24765558; Sian Ferguson, "Can You Use Cannabis to Restore Your Natural Sleep Cycle?" February 20, 2018, https://www.healthline.com/ health/medical-marijuana/cannabis-for-sleeping.

28 Volkow, "The Biology and Potential Therapeutic Effects."

29 "60 Peer-Reviewed Studies on Medical Marijuana," ProCon.org,

February 10, 2016, https:// medicalmarijuana.procon.org/view.resource. php?resourceID=000884.

30 "Glaucoma and Marijuana Use," National Eye Institute, December 5, 2012, https://nei.nih.gov /news/statements/marij.

31 Volkow, "The Biology and Potential Therapeutic Effects"; Linda A. Parker et al., "Regulation of Nausea and Vomiting by Cannabinoids," British Journal of Pharmacology 163 (2011): 1411-22, doi: 10.1111/j.1476-5381.2010.01176.x.

32 Volkow, "The Biology and Potential Therapeutic Effects."

33 Parker, "Regulation of Nausea and Vomiting."

34 J. Guindon and A. G. Hohmann, "The Endocannabinoid System and Cancer: Therapeutic Implication," British Journal of Pharmacology 163 (2011): 1447-63, doi: 10.1111/j.1476-5381.2011.01327.x; Juan A. Ramos and Fernando J. Bianco, "The Role of Cannabinoids in Prostate Cancer: Basic Science Perspective and Potential Clinical Applications," Indian Journal of Urology 28/1 (January- March 2012): 9-14, https://www.ncbi.nlm.nih.gov/pmc/articles/PMC3339795/.

35 Andras Bilkei-Gorzo et al., "A Chronic Low Dose of △9-Tetrahydrocannabinol (THC) Restores Cognitive Function in Old Mice," Nature Medicine 23 (2017): 782-87, doi:10.1038/nm.4311.

36 D. C. Hammell et al., "Transdermal Cannabidiol Reduces Inflammation and Pain-Related Behaviours in a Rat Model of Arthritis," European Journal of Pain 20/6 (July 2016): 936-48, https://www.ncbi.nlm.nih.gov/pmc/articles/ PMC4851925/.

37 Mariangela Pucci et al., "Epigenetic Control of Skin Differentiation Genes by Phytocannabinoids," British Journal of Pharmacology 170/3 (October 2013): 581-91, http://onlinelibrary.wiley.com/doi /10.1111/bph.12309/abstract.

38 Anastasia S. Suraev et al., "An Australian Nationwide Survey on Medicinal Cannabis Use for Epilepsy: History of Antiepileptic Drug Treatment Predicts Medicinal Cannabis Use," Epilepsy and Behavior 70, Part B (May 2017): 334-40, http://www.sciencedirect.com/science/article/pii /S1525505017300732.

39 Orrin Devinsky et al., "Trial of Cannabidiol for Drug-Resistant Seizures in the Dravet Syndrome," New England Journal of Medicine 376 (2017): 2011-2020, doi: 10.1056/NEJMoa1611618.

40 Donald Abrams, "Cannabinoid-Opioid Interaction in Chronic Pain," Clinical Pharmacology and Therapeutics 90 (2011): 844-51, doi: 10.1038/clpt.2011.188.

41 Lucy J. Troup et al., "The Relationship Between Cannabis Use and Measures of Anxiety and Depression in a Sample of College Campus Cannabis Users and Non-Users Post State Legalization in Colorado," PeerJ 4 (2016): e2782, https:// www.ncbi.nlm.nih.gov/pmc/articles/PMC5149055/.

42 영국 정부의 후원을 받은 2개의 연구에서, 4가지 식용 색소(와 방부제인 벤조산나트륨)

의 혼합물이 과잉행동이 없는 아이들에게까지 행동에 손상을 끼친다는 것을 발견했다 (Bateman, Warner et al. 2004; McCann, Barrett et al. 2007). 이 결과에 따라 영국 정부는 식품업계에 2009년까지 이 같은 식용색소를 제외시킬 것을 지시했다. 유럽의회는 또한 식품에 대한 경고 조치를 강제하는 법을 통과시켰다. 이에 대한 자세한 정보는 다음에서 볼 수 있다. The Center for Science in the Public Interest's outstanding report, "Food Dyes, A Rainbow of Risks" (Washington, DC: Center for Science in the Public Interest, June 2010).

43 National Academies of Sciences, Engineering, and Medicine, The Health Effects of Cannabis and Cannabinoids: The Current State of Evidence and Recommendations for Research (Washington, DC: National Academies Press, 2017), chap. 10, "Prenatal, Perinatal, and Neonatal Exposure to Cannabis," https://www.ncbi.nlm.nih.gov/books/NBK425751/.

44 Kirsten Weir, "Marijuana and the Developing Brain," Monitor on Psychology 46 (2015): 48, http://www.apa.org/monitor/2015/11/marijuana-brain.aspx.

45 M. K. Dahlgren, "Marijuana Use Predicts Cognitive Performance on Tasks of Executive Function," Journal of Studies on Alcohol and Drugs 77 (2016): 298-308, https://www.ncbi.nlm.nih.gov /pubmed/26997188.

46 Alvin Powell, "Playing Catch-Up on Marijuana," Harvard Gazette, February 3, 2017, https://news .harvard.edu/gazette/story/2017/02/playing-catch-up-on-marijuana/.

47 Giovanni Battistella et al., "Long-Term Effects of Cannabis on Brain Structure," Neuropsychopharmacology 39 (2014): 2041-48, doi:10.1038/npp.2014.67; Madeline H. Meier et al., "Persistent Cannabis Users Show Neuropsychological Decline from Childhood to Midlife," PNAS 109 (2012): E2657-64, doi: 10.1073/pnas.1206820109.

48 Joanna S. Fowler, "PET Imaging Studies in Drug Abuse," Journal of Toxicology: Clinical Toxicology 36 (1998): 163-74, http://dx.doi.org/10.3109/15563659809028936; Francesca M. Filbe et al., "Long-term Effects of Marijuana Use on the Brain," PNAS 111/47 (November 25, 2014): 16913-18, https://www.ncbi.nlm.nih.gov/pmc/articles/PMC4250161/.

49 Matthew J. Smith et al., "Cannabis-Related Working Memory Deficits and Associated Subcortical Morphological Differences in Healthy Individuals and Schizophrenia Subjects," Schizophrenia Bulletin 40 (2014): 287-99, https://doi.org/10.1093/schbul/sbt176.

50 Matthew J. Smith et al., "Cannabis-Related Episodic Memory Deficits and Hippocampal Morphological Differences in Healthy Individuals and Schizophrenia Subjects," Hippocampus 25 (2015): 10.1002/hipo.22427.

51 Wayne Hall and Louisa Degenhardt, "Cannabis Use and the Risk of Developing a Psychotic Disorder," World Psychiatry 7 (2008): 68-71, https://www.ncbi.nlm.

nih.gov/pmc/articles /PMC2424288/.

52 R. Radhakrishnan, S. T. Wilkinson, and D. C. D'Souza, "Gone to Pot: A Review of the Association Between Cannabis and Psychosis," Front Psychiatry 5 (2014): 54, doi: 10.3389/fpsyt.2014.00054, https://www.ncbi.nlm.nih.gov/ pubmed/24904437.

53 H. Segal-Gavish et al., "BDNF Overexpression Prevents Cognitive Deficit Elicited by Adolescent Cannabis Exposure and Host Susceptibility Interaction," Human Molecular Genetics 26 (2017): 2462-71, doi: 10.1093/hmg/ddx139.

54 "Cannabis Use in Adolescence Linked to Schizophrenia," Science Daily, April 26, 2017, https://www.sciencedaily.com/releases/2017/04/170426124305.htm.

55 S. Dzodzomenyo, "Urine Toxicology Screen in Multiple Sleep Latency Test: The Correlation of Positive Tetrahydrocannabinol, Drug Negative Patients, and Narcolepsy," Journal of Clinical Sleep Medicine 11 (2015): 93-99, doi: 10.5664/ jcsm.4448.

56 M. Bloomfield et al., "Dopaminergic Function in Cannabis Users and Its Relationship to Cannabis- Induced Psychotic Symptoms," Biological Psychiatry, June 29, 2013, http://dx.doi.org/10.1016 /j.biopsych.2013.05.027.

57 Renee D. Goodwin et al., "Is Cannabis Use Associated with an Increased Risk of Onset and Persistence of Alcohol Use Disorders? A Three-Year Prospective Study Among Adults in the United States," Drug and Alcohol Dependence 161 (2016): 363-67, https://doi.org/10.1016/j .drugalcdep.2016.01.014.

58 Goodwin et al., "Is Cannabis Use Associated with an Increased Risk."

59 Megan E. Patrick, "High-intensity and Simultaneous Alcohol and Marijuana Use Among High School Seniors in the United States," Substance Abuse 38 (2017), http://www.tandfonline.com /doi/abs/10.1080/08897077.2017.1356421.

60 Shashwath A. Meda et al., "Longitudinal Influence of Alcohol and Marijuana Use on Academic Performance in College Students," PLOS One 12 (2017): e0172213, https://doi.org/10.1371/journal .pone.0172213.

61 NIDA Blog Team, "Marijuana Withdrawal Is Real," National Institute on Drug Abuse for Teens, April 2, 2015, https://teens.drugabuse.gov/blog/post/ marijuana-withdrawal-real.

62 "Tobacco," World Health Organization, updated May 2017, http://www.who.int/ mediacentr /factsheets/fs339/en/.

63 "Smoking and Tobacco Use: Fast Facts," Centers for Disease Control and Prevention, updated November 16, 2017, https://www.cdc.gov/tobacco/data_ statistics/fact_sheets/fast_facts/index.htm.

64 "Smoking and Tobacco Use."

65 "Current Cigarette Smoking Among Adults in the United States," Centers for Disease Control and Prevention, December 1, 2016, https://www.cdc.gov/

tobacco/data_statistics/fact_sheets/adult _data/cig_smoking/index.htm.

66 "Trends in Current Cigarette Smoking Among High School Students and Adults, United States, 1965-2014," Centers for Disease Control and Prevention, updated March 30, 2016, https://www.cdc .gov/tobacco/data_statistics/tables/trends/cig_ smoking/index.htm.

67 E. Asevedo et al., "Systematic Review of N-acetylcysteine in the Treatment of Addictions," Revista Brasileria Psiquiatria 36 (2014): 168-75, https://www. ncbi.nlm.nih.gov/pubmed/24676047; Chad Kerksick and Darryn Willoughby, "The Antioxidant Role of Glutathione and N-Acetyl-Cysteine Supplements and Exercise-Induced Oxidative Stress," Journal of the International Society of Sports Nutrition 2/2 (2005): 38-44, https://www.ncbi.nlm.nih.gov/pmc/articles/ PMC2129149/.

68 Bernard Schmitt et al., "Effects of N-acetylcysteine, Oral Glutathione (GSH) and a Novel Sublingual Form of GSH on Oxidative Stress Markers: A Comparative Crossover Study," Redox Biology (December 6, 2015): 198-205, https://www. ncbi.nlm.nih.gov/pmc/articles/PMC4536296/.

69 C. Saito, C. Zwingmann, and H. Jaeschke, "Novel Mechanisms of Protection Against Acetaminophen Hepatotoxicity in Mice by Glutathione and N-acetylcysteine," Hepatology 51/1 (January 2010): 246-54, https://www.ncbi. nlm.nih.gov/pubmed/19821517.

70 Tauseef Nabi et al., "Role of N-acetylcysteine Treatment in Non-Acetaminophen-Induced Acute Liver Failure: A Prospective Study," Saudi Journal of Gastroenterology 23/3 (May-June 2017): 169-75, https://www.ncbi.nlm.nih.gov/ pmc/articles/PMC5470376/.

71 R. Scott Rappold, "Legalize Medical Marijuana, Doctors Say in Survey," WebMD, April 2, 2014, https://www.webmd.com/pain-management/news/20140225/ webmd-marijuana-survey-web#1.

8장 도파민 쟁탈전: 게임, 도박, 음식, 쇼핑, 인터넷 중독

1 "Mobile Fact Sheet," Pew Research Center, February 5, 2018, http://www. pewinternet.org/fact-sheet/mobile/.

2 Vijay R. Varma et al., "Re-evaluating the Effect of Age on Physical Activity Over the Lifespan."

3 Vicky Rideout, The Common Sense Census: Media Used by Tweens and Teens (San Francisco: Common Sense Media, 2015), 13, https://www. commonsensemedia.org/research/the-common-sense-census-media-use-by-tweens-and-teens.

4 The Nielsen Total Audience Report Q1 2017 (New York: Nielsen Company, 2017), 7, http://www.nielsen.com/us/en/insights/reports/2017/the-nielsen-total-audience-report-q1-2017.html.

5 The Nielsen Total Audience Report Q1 2017.

6 A. M. Weinstein, "Computer and Video Game Addiction: A Comparison Between Game Users and Non-Game Users," American Journal of Drug and Alcohol Abuse 36/5 (September 2010): 268-76, https://www.ncbi.nlm.nih.gov/pubmed/20545602.

7 Min Liu and Jianghong Luo, "Relationship Between Peripheral Blood Dopamine Level and Internet Addiction Disorder in Adolescents: A Pilot Study," International Journal of Clinical and Experimental Medicine 8/6 (2015): 9943-48, https://www.ncbi.nlm.nih.gov/pmc/articles /PMC4538113/.

8 Tara Parker-Pope, "This Is Your Brain at the Mall: Why Shopping Makes You Feel So Good," Wall Street Journal, December 6, 2005, https://www.wsj.com/articles/SB113382650575214543.

9 Marta G. Novelle and Carlos Dieguez, "Food Addiction and Binge Eating: Lessons Learned from Animal Models," Nutrients 10/1 (January 2018): 71, https://www.ncbi.nlm.nih.gov/pmc/articles /PMC5793299/.

10 G. Damsma et al., "Sexual Behavior Increases Dopamine Transmission in the Nucleus Accumbens and Striatum of Male Rats: Comparison with Novelty and Locomotion," Behavioral Neuroscience 106/1 (February 1992): 181-91, https://www.ncbi.nlm.nih.gov/pubmed/1313243.

11 Todd Love et al., "Neuroscience of Internet Pornography Addiction: A Review and Update," Behavioral Sciences 5/3 (September 2015): 388-433, https://www.ncbi.nlm.nih.gov/pmc/articles /PMC4600144/.

12 M. Zack and C. X. Poulos, "Parallel Roles for Dopamine in Pathological Gambling and Psychostimulant Addiction," Current Drug Abuse Reviews 2/1 (January 2009): 11-25, https://www.ncbi.nlm.nih.gov/pubmed/19630734.

13 A. Weinstein and Y. Weinstein, "Exercise Addiction: Diagnosis, Bio-Psychological Mechanisms and Treatment Issues," Current Pharmaceutical Design 20/25 (2014): 4062-69, https://www.ncbi .nlm.nih.gov/pubmed/24001300; Marilyn Freimuth, Sandy Moniz, and Shari R. Kim, "Clarifying Exercise Addiction: Differential Diagnosis, Co-occurring Disorders, and Phases of Addiction," International Journal of Environmental Research and Public Health 8/10 (October 2011): 4069-81, https://www.ncbi.nlm.nih.gov/pmc/articles/PMC3210598/.

14 Rodrigo Narvaes and Rosa Maria Martins de Almeida, "Aggressive Behavior and Three Neurotransmitters: Dopamine, GABA, and Serotonin—A Review of the Last 10 Years," Psychology & Neuroscience 7/4 (2014): 601-7, http://psycnet.apa.org/fulltext/2014-56250-020.html; R. Yanowitch and E. F. Coccaro,

"The Neurochemistry of Human Aggression," Advances in Genetics 75 (2011): 151-69, https://www.ncbi.nlm.nih.gov/pubmed/22078480.

15 J. P. Burkett and L. J. Young, "The Behavioral, Anatomical and Pharmacological Parallels Between Social Attachment, Love and Addiction," Psychopharmacology 224/1 (November 2012): 1-26, https://www.ncbi.nlm.nih. gov/pubmed/22885871.

16 Katherine Harmon, "Dopamine Determines Impulsive Behavior," Scientific American, July 29, 2010, https://www.scientificamerican.com/article/dopamine-impulsive-addiction/; "How Addiction Hijacks the Brain," Harvard Health Publishing, July 2011, https://www.health.harvard.edu /newsletter_article/how-addiction-hijacks-the-brain.

17 Peter Whybrow, "Why We Must Kick Our Addiction to Electronic Cocaine," The Sun, July 13, 2012, https://www.thesun.co.uk/archives/news/760579/why-we-must-kick-our-addiction-to -electronic-cocaine/; Nicholas Kardaras, "It's 'Digital Heroin': How Screens Turn Kids into Psychotic Junkies," New York Post, August 27, 2016, https://nypost.com/2016/08/27/its-digital -heroin-how-screens-turn-kids-into-psychotic-junkies/.

18 Seyed Amir Jazaeri and Mohammad Hussain Bin Habil, "Reviewing Two Types of Addiction— Pathological Gambling and Substance Use," Indian Journal of Psychological Medicine 34 (2012): 5-11, doi: 10.4103/0253-7176.96147; "October 2009 Hearings on Expanded Gambling in Massachusetts, Dr. Hans Breiter of Massachusetts General Hospital," YouTube video, published November 5, 2009, accessed February 8, 2018, https://www.youtube.com/watch?v=1i_IixulPY4; M. N. Potenza, "The Neurobiology of Pathological Gambling," Seminars in Clinical Neuropsychiatry 6/3 (July 2001): 217-26, https://www.ncbi.nlm.nih.gov/pubmed/11447573.

19 Hilarie Cash, personal communication.

20 Brian A. Primack et al., "Use of Multiple Social Media Platforms and Symptoms of Depression and Anxiety: A Nationally Representative Study among U.S. Young Adults," Computers in Human Behavior 69 (2017): 1-9, https://doi.org/10.1016/j.chb.2016.11.013.

21 "More Sleep Would Make Us Happier, Healthier and Safer," Psychology: Science in Action, American Psychological Association, accessed April 30, 2018, http://www.apa.org/action/resources /research-in-action/sleep-deprivation.aspx.

22 M. Hysing et al., "Sleep and Use of Electronic Devices in Adolescence: Results from a Large Population-Based Study," BMJ Open 5 (2015): e006748, doi: 10.1136/bmjopen-2014-006748.

23 A. A. Ginde et al., "Demographic Differences and Trends of Vitamin D Insufficiency in the US Population, 1988-2004," Archives of Internal Medicine

169 (2009): 626-32, doi:10.1001 /archinternmed.2008.604.

24 K. L. Knutson, "Does Inadequate Sleep Play a Role in Vulnerability to Obesity?" American Journal of Human Biology 24 (2012): 361-71, doi:10.1002/ajhb.22219.

25 Anusuya Chatterjee and Ross C. DeVol, Waistlines of the World: The Effect of Information and Communications Technology on Obesity (Santa Monica, CA: Milken Institute, 2012), http://www .milkeninstitute.org/publications/view/531.

26 C. S. Andreassen et al., "The Relationship Between Addictive Use of Social Media, Narcissism, and Self-Esteem: Findings from a Large National Survey," Addictive Behaviors 64 (2017): 287-93, https://doi.org/10.1016/ j.addbeh.2016.03.006.

27 Daniela Ongaro, "Your Child's Phone and Tablet Could Be Harming Their Eyes, Expert Warns," Daily Telegraph, August 24, 2014, https://www.dailytelegraph. com.au/entertainment/arts/your-childs-phone-and-tablet-could-be-harming-their-eyes-expert-warns/news-story/c91174a8dcd55d0e 70f0836144a403c5; H. He et al., "Effect of Time Spent Outdoors at School on the Development of Myopia Among Children in China: A Randomized Clinical Trial," Journal of the American Medical Association 314/11 (September 15, 2015): 1142-48, https:// www.ncbi.nlm.nih.gov/pubmed/26372583.

28 William James, "The Gospel of Relaxation," Scribners (1899), 500, http://www. unz.org/Pub/Scribners-1899apr-00499.

29 J. Schüz, "Exposure to Extremely Low-Frequency Magnetic Fields and the Risk of Childhood Cancer: Update of the Epidemiological Evidence," Progress in Biophysics & Molecular Biology 107 (2011): 339-42, doi: 10.1016/ j.pbiomolbio.2011.09.008; World Health Organization, International Agency for Research on Cancer, "Non-Ionizing Radiation, Part 1: Static and Extremely Low-Frequency (ELF) Electric and Magnetic Fields," IARC Monographs on the Evaluation of Carcinogenic Risks to Humans 80 (2002): https://www.ncbi.nlm. nih.gov/books/NBK390731/; J. Grellier, P. Ravazzani, and E. Cardis, "Potential Health Impacts of Residential Exposures to Extremely Low Frequency Magnetic Fields in Europe," Environment International 52 (January 2014): 55-63, https:// www .ncbi.nlm.nih.gov/pubmed/24161447.

30 M. Havas, "Radiation from Wireless Technology Affects the Blood, the Heart, and the Autonomic Nervous System," Reviews on Environmental Health 28 (November 2013), https://www.ncbi.nlm.nih.gov/pubmed/24192494.

31 M. Nathaniel Mead, "Cancer: Strong Signal for Cell Phone Effects," Environmental Health Perspectives 116 (2008): A422, https://www.ncbi.nlm. nih.gov/pmc/articles/PMC2569116/; L. Hardell et al., "Pooled Analysis of Case-Control Studies on Malignant Brain Tumours and the Use of Mobile and Cordless Phones Including Living and Deceased Subjects," International Journal of Oncology 38 (2011): 1465-74, doi: 10.3892/ijo.2011.947.

32 Lige Leng, "The Relationship between Mobile Phone Use and Risk of Brain Tumor: A Systematic Review and Meta-Analysis of Trials in the Last Decade," Chinese Neurosurgical Journal 2 (2016), https://doi.org/10.1186/s41016-016-0059-y.

33 T. Koeman et al., "Occupational Extremely Low-Frequency Magnetic Field Exposure and Selected Cancer Outcomes in a Prospective Dutch Cohort," Cancer Causes & Control 25 (2014): 203-14, doi: 10.1007/s10552-013-0322-x, https://cnjournal.biomedcentral.com/articles/10.1186/s41016-016 -0059-y; Grellier, Ravazzani, and Cardis, "Potential Health Impacts."

34 Martha Herbert and Cindy Sage, "Findings in Autism (ASD) Consistent with Electromagnetic Fields (EMF) and Radiofrequency Radiation (RFR)" (report prepared for the BioInitiative Working Group, 2012), 11-12, http://www.bioinitiative.org/report/wp-content/uploads/pdfs/sec20_2012 _Findings_in_ Autism_Consistent_with_EMF_and_RFR.pdf.

35 Lennart Hardell and Michael Carlberg, "Mobile Phone and Cordless Phone Use and the Risk for Glioma-Analysis of Pooled Case-Control Studies in Sweden, 1997-2003 and 2007-2009," Pathophysiology 22/1 (2015): 1-13, http://www.sciencedirect.com/science/article/pii/S0928468014000649.

36 Geoffrey Lean, "Mobile Phone Use 'Raises Children's Risk of Brain Cancer Fivefold,'" Independent, September 20, 2008, http://www.independent.co.uk/news/science/mobile-phone-use-raises-childrens-risk-of-brain-cancer-fivefold-937005.html.

37 Josh Cohen, "Why Is Midlife Such a Lonely Time?" The Guardian, July 14, 2015, https://www.theguardian.com/commentisfree/2015/jul/14/midlife-lonely-isolated-social-media; Stephen Marche, "Is Facebook Making Us Lonely?" The Atlantic, May 2012, https://www.theatlantic.com/magazine/archive/2012/05/is-facebook-making-us-lonely/308930/.

38 Phil Owen, "Do Video Games Make Depression Worse?" Kotaku, November 26, 2012, https://kotaku.com/5962636/do-video-games-make-depression-worse; Karen Trevorrow and Susan Moore, "The Association Between Loneliness, Social Isolation and Women's Electronic Gaming Machine Gambling," Journal of Gambling Studies 14/3 (December 1998): 263-84, https://link .springer.com/article/10.1023/A:1022057609568.

9장 의료체계의 미로에서 길 찾기

1 D. Squires and C. Anderson, "U.S. Health Care from a Global Perspective," The

Commonwealth Fund, October 8, 2015, http://www.commonwealthfund.org/
publications/issue-briefs/2015/oct/us-health-care-from-a-global-perspective. For
readers interested in a global perspective on health care, see Steven Brill, "Bitter
Pill: Why Medical Bills Are Killing Us," Time, February 20, 2013, http://content.
time.com/time/subscriber/article/0,33009,2136864,00.html.

2 E. C. Schneider et al., "Mirror, Mirror 2017: International Comparison Reflects
Flaws and Opportunities for Better U.S. Health Care," The Commonwealth Fund,
July 2017, http://www.commonwealthfund.org/publications/fund-reports/2017/
jul/mirror-mirror-international-comparisons-2017; Melissa Etehad and Kyle Kim,
"The U.S. Spends More on Healthcare Than Any Other Country—But Not
with Better Health Outcomes," Los Angeles Times, July 18, 2017, http://www.
latimes.com/nation/la-na-healthcare-comparison-20170715-htmlstory.html.

10장 닥터 폴의 '중독 회복을 위한 13가지 방법'

1 Katrina Clarke, "Forest Bathing: A Practice with Roots in Japan Gains a Foothold
in Canada," CBC, August 9, 2017, http://www.cbc.ca/life/wellness/forest-
bathing-a-practice-with-roots-in -japan-gains-a-foothold-in-canada-1.4240492.
2 Anthony Samsel and Stephanie Seneff, "Glyphosate Pathways to Modern
Diseases III: Manganese, Neurological Diseases, and Associated Pathologies,"
Surgical Neurology International 6 (2015): 45, https://www.ncbi.nlm.nih.gov/
pmc/articles/PMC4392553/.
3 Mario Kratz et al., "The Relationship Between High-Fat Dairy Consumption and
Obesity, Cardiovascular, and Metabolic Disease," European Journal of Nutrition
52 (2013): 1-24, https:// link.springer.com/article/10.1007%2Fs00394-012-0418-1.
4 Dariush Mozaffarian et al., "Circulating Biomarkers of Dairy Fat and Risk of
Incident Diabetes Mellitus Among Men and Women in the United States in
Two Large Prospective Cohorts," Circulation 133 (2016): 1645-54, https://doi.
org/10.1161/CIRCULATIONAHA.115.018410.
5 Sangah Shin et al., "Association Between Milk Consumption and Metabolic
Syndrome Among Korean Adults: Results from the Health Examinees Study,"
Nutrients 9/10 (October 8, 2017): E1102, http://www.mdpi.com/2072-
6643/9/10/1102/pdf; Parvin Mirmiran et al., "High-fat Dairy Is Inversely
Associated with the Risk of Hypertension in Adults: Tehran Lipid and
Glucose Study," International Dairy Journal 43 (April 2015): 22-26, https://
www.researchgate.net/publication /268691172_High-fat_dairy_is_inversely_
associated_with_the_risk_of_hypertension_in_adults _Tehran_lipid_and_
glucose_study; F. Raziani et al., "High Intake of Regular-Fat Cheese Compared

with Reduced-Fat Cheese Does Not Affect LDL Cholesterol or Risk Markers of the Metabolic Syndrome: A Randomized Controlled Trial," American Journal of Clinical Nutrition 104 (2016): 973-81, https://www.ncbi.nlm.nih.gov/pubmed/27557654.

6 Dale E. Bredesen, The End of Alzheimer's: The First Program to Prevent and Reverse Cognitive Decline (New York: Avery, 2017), 140.

7 T. Inagaki et al., "Adverse Reactions to Zolpidem: Case Reports and a Review of the Literature," Primary Care Companion to the Journal of Clinical Psychiatry 12 (2010): doi: 10.4088/PCC .09r00849bro; D. F. Kripke et al., "Hypnotics' Association with Mortality or Cancer: A Matched Cohort Study," BMJ Open 2 (2012): e000850, doi: 10.1136/bmjopen-2012-000850.

8 Mi-Yeon Cho et al., "Evidence of Aromatherapy on the Anxiety, Vital Signs, and Sleep Quality of Percutaneous Coronary Intervention Patients in Intensive Care Units," Evidence-Based Complementary and Alternative Medicine 2013 (2013): 381381, doi: 10.1155/2013/381381, https://www.ncbi.nlm.nih.gov/pmc/articles/PMC3588400/.

9 X. L. Wang et al., "Sesquiterpenoids from Myrrh Inhibit Androgen Receptor Expression and Function in Human Prostate Cancer Cells," Acta Pharmacologica Sinica 32 (2011): 338-44, doi: 10.1038/aps.2010.219.

10 Susan K. Hadley and Stephen M. Gaarder, "Treatment of Irritable Bowel Syndrome," American Family Physician 72 (2005): 2501-8, https://www.aafp.org/afp/2005/1215/p2501.html#afp 20051215p2501-b27.

11 H. Göbel et al., "Peppermint Oil in the Acute Treatment of Tension-Type Headache," Schmerz 30/3 (June 2016): 295-310, doi: 10.1007/s00482-016-0109-6, https://www.ncbi.nlm.nih.gov/pubmed/27106030.

12 J. D. Amsterdam et al., "Chamomile (Matricaria recutita) May Provide Antidepressant Activity in Anxious, Depressed Humans: An Exploratory Study," Alternative Therapies in Health and Medicine 18 (2012): 44-49, https://www.ncbi.nlm.nih.gov/pubmed/22894890.

13 S. Saiyudthong and C. A. Marsden, "Acute Effects of Bergamot Oil on Anxiety-Related Behaviour and Corticosterone Level in Rats," Phytotherapy Research 25 (2011): 858-62, doi: 10.1002/ptr.3325.

14 Safieh Mohebitabar et al., "Therapeutic Efficacy of Rose Oil: A Comprehensive Review of Clinical Evidence," Avicenna Journal of Phytomedicine 7 (2017): 206-13, https://www.ncbi.nlm.nih.gov/pmc/articles/PMC5511972/.

15 T. Hongratanaworakit and G. Buchbauer, "Relaxing Effect of Ylang Ylang Oil on Humans After Transdermal Absorption," Phytotherapy Research 20/9 (September 2006): 758-63, https://www.ncbi.nlm.nih.gov/pubmed/16807875.

16 Da-Jung Jung et al., "Effects of Ylang-Ylang Aroma on Blood Pressure and

Heart Rate in Healthy Men," Journal of Exercise Rehabilitation 9/2 (April 2013): 250-55, https://www.ncbi.nlm.nih.gov/pmc/articles/PMC3836517/.

17 Chelsea L. Robertson, "Effect of Exercise Training on Striatal Dopamine D2/ D3 Receptors in Methamphetamine Users During Behavioral Treatment," Neuropsychopharmacology 41 (2016): 1629-36, doi:10.1038/npp.2015.331.

18 "Naloxone for Opioid Overdose: Life-Saving Science," National Institute on Drug Abuse, last updated March 2017, https://www.drugabuse.gov/publications/ naloxone-opioid-overdose-life -saving-science/naloxone-opioid-overdose-life-saving-science.

용어 설명

1 Evy McDonald, "Another Perspective of ALS," American Holistic Health Association, accessed February 3, 2018, https://ahha.org/selfhelp-articles/ another-perspective-of-als/.

2 Charles M. Benbrook, "Trends in Glyphosate Herbicide Use in the United States and Globally," Environmental Science Europe 28/1 (2016): 3, https://www.ncbi. nlm.nih.gov/pmc/articles/PMC 5044953/.

3 William Neuman and Andrew Pollack, "Farmers Cope with Roundup-Resistant Weeds," New York Times, May 3, 2010, http://www.nytimes.com/2010/05/04/ business/energy-environment/04weed .html?pagewanted=all.

4 Charles M. Benbrook, "Trends in Glyphosate Herbicide Use."

5 "Evaluation of Five Organophosphate Insecticides and Herbicides," International Agency for Research on Cancer, press release, March 20, 2015, https://www. iarc.fr/en/media-centre/iarcnews/pdf/MonographVolume112.pdf.

6 Charles M. Benbrook, "Trends in Glyphosate Herbicide Use."

7 "What Are Single Nucleotide Polymorphisms (SNPs)?" Genetics Home Reference, April 3, 2018, https://ghr.nlm.nih.gov/primer/genomicresearch/snp.

8 "Benzodiazepines," Drug Enforcement Administration, 2013, https://www. deadiversion.usdoj.gov/drug_chem_info/benzo.pdf.

9 Feyza Bora, Fatih Yılmaz, and Taner Bora, "Ecstasy (MDMA) and Its Effects on Kidneys and Their Treatment: A Review," Iranian Journal of Basic Medical Sciences 19/11 (November 2016): 1151-58, https://www.ncbi.nlm.nih.gov/pmc/ articles/PMC5126214/.

10 G. Polanczyk et al., "The Worldwide Prevalence of ADHD: A Systematic Review and Metaregression Analysis," American Journal of Psychiatry 164 (2007): 942-48, https://www.ncbi.nlm.nih.gov/pubmed/17541055.

11 "State-based Prevalence Data of Parent Reported ADHD Diagnosis by a Health

Care Provider," Centers for Disease Control and Prevention, last updated February 13, 2017, https://www.cdc.gov/ncbddd/adhd/prevalence.html.

찾아보기

감사의 글

먼저 우리 부모님, 위니와 노먼 토머스 부부에게 무한한 감사를 드린다. 우리 아이들 모두에게도 감사한다. 고맙다, 나의 큰딸 나탈리. 아버지인 내가 아들들의 외침에 귀를 닫아버렸던 그 수많은 밤 내내 네 남동생들을 돌봐줘서.

대학 시절, 지금은 고인이 된 캐롤 아주머니, 간호사 잔, 페어스타트의 모든 환자, 내 첫 번째 후원자였던 브랜든 그리고 팻에게 감사한다. '나와 함께 애써준' 게리에게 감사한다. 현재의 내 후원자인 엘리엇 삼촌의 깊고 성실하면서도 다정한 지도에 감사드린다. 패티 반 안트워프에게 감사한다. 리사 맥퀼리엄, 우리 소아과와 페어스타트 통합 클리닉의 모든 직원들에게 감사한다. 그리고 마이클 쉐이버에게 감사한다.

벤 린치 자연요법 의사, 줄리 발렌티, 마브 세팔라 의학박사, 젠 하니컷, 조엘 퍼먼 의학박사, 데이비드 펄머터 의학박사, 마이크 무첼, 디아나 미니크 박사, 크리스 멜레티스 자연의학 박사, 니키 그래트릭스, 레이로자노, 애니타 데블린, 마리아 왓슨, 제이슨 파월, 데이비드 조커스 자연의학 박사, 애니 그레이스, 묵타 칼사 박사, 캐런 윌록, 타이 볼링어, 에린 엘리자베스, 새라 고트프리드 의학박사, 피터 오스본, 세이어 지, 케빈 그리핀, 밸러리 실베리아, 존 뎀프스터 자연요법 의사에게 감사드린다. 내 아들 노아에게도 감사한다. 노아는 이 책의 에피소드에도 등장하고, 중독서밋과 내 유튜브의 중요 촬영작가가 돼주었다.

이즐든베티포드재단의 의료 총책임자인 마빈 세팔라 의학박사에게 감사한다.

나의 불완전함에도 불구하고 나를 사랑해준 우리 아이들 모두에게 감사한다. 내 인생은 너희들 한 명, 한 명 덕분에 이렇게 충만해질 수 있었다. 이 책의 공저자이자 동료이며 친구인 제니퍼에게도. 내 인생의 동반자 마이야, 지난 30년 동안 당신이 내 곁에 있어준 것에 내가 얼마나 고마움을 느끼는지 말로 표현할 수가 없다.

나는 또한 나의 '더 높은 힘'에 감사한다. 그분에게 넘어가다니, 이런. 나는 여전히 꽤 멍청하지만 그분이 내 인생에 이정표를 내려주어서 정말 다행이다. 길을 가리키면 그대로 따라갈 것이다. 감사드린다.

폴 토머스

하퍼원 출판사의 편집자 시드니 로저스와 기디언 와일, 저작권 대리인인 스테파니 테이드, 팩트 체크와 주석 작업을 해준 멜리사 치안타, 크리에이티브 디렉터 에이드리언 모건과 페이스아웃 스튜디오, 마케팅 담당자 줄리아 켄트, 제작 담당자 수잔 퀴스트, 뛰어난 교열자 앤 모루, 홍보에 도움을 준 멀린다 멀린 모두에게 감사한다.

폴의 모든 환자들과 중독 및 약물 남용으로 고군분투하고 있는 사람들에게 정말 감사드린다.

딸 아테나와 딸 친구인 알렉스 웨스트릭, 아들 에타니, 막내 리온 정말 감사하다. 아들 에타니와 리온 정말 감사하다. 아버지 닉 마굴리스와 고모 주디 마굴리스, 제프리 케셀 삼촌과 마이클 마굴리스 삼촌, 로리 올슨 이모, 사촌 제이콥 케셀과 한나 마굴리스-케셀, 제시 베이, 프리다 베이, 조쉬 올슨에게 감사한다. 애로와 알테어에게도. 오빠 재커리 마굴리스-오누마와 올케 매리 마굴리스-오누마, 조카 미란다와 매들린, 아티커스에게 감사한다. 그리고 도리온 세이건, 제레미 세이건, 로빈 콜니키, 새라 폰 세이건, 토니오 세이건 그리고 아기 노라에게. 시댁 식구 모두, 특히 시아버지 제임스 프로피스, 시어머니 수잔 버스카글리아, 사촌인 크리스틴과 파올로, 루카 마노니, 마리아와 사라 프로피스, 99세까지 삶을 누리고 계신 할머니에게 감사한다. 프로피스와 밀리텔로의 식구들 모두, 감사해요!

가장 친한 친구 수 랭스턴, 로라 제섭, 애덤과 레슬리 마르크스, 미셸 워렌스-슈라이버에게 감사한다. 킴벌리 포드에게, 알파카 슬리퍼라니, J. B. 한리, 제이크 헤이즈, 앤지 레이닉-헤이즈에게 감사한다. 의학박사 캐미 벤튼과 일론카 미셸 오닐, 시스키유 학교의 전 직원과 학교 커뮤니티, 특히 캐서린 딕슨, 오렐리아 맥나마라, 매그더 파즈, 신시아 바워, 크리스틴 비어스, 케이티 라크루아에게 감사한다. 그리고 오리건주 남부의 부모, 교육자, 보건의료 종사자들의 전체 커뮤니티와 특히 탕렌 알렉산더, 발레리 아린스버그(감사할 이유가 너무 많다), 메리언 발레트, 제이드 보커스, 비달 세르반테스, 키스와 앤 챔버스, 크레이크 콤스톡, 토니 코랄로, 브리짓 크로, 핑크 컬버, 레슬리 데이비스, 소샤나 더비너, 조엘 골드먼, 오즈 헤르난데스, 로리 힉스, 린다 홉킨스, 제프 호튼, 데이브 칸, 릭 커슈너, 대니 라쿠아, 폴라 리넘, 젠 마스던, 레베카 메타, 데이브 누리, 셰이나 퍼킨슨, 숀 포터, 스티브 레츨라프(애슐랜드 중학교의 겁없는 리더), 알렉사와 리즈 슈미트, 짐 웨스트릭, 제니퍼와 도니 얀스에게 감사한다.

제퍼슨 공영라디오의 모든 동료들, 특히 내 편집자(이자 아끼는 친구인) 애비게일 크래프트, 대담한 폴 웨스텔 감독, 제작자 리암 모리야티, 인내심 높은 솔레어 로완-캐니어에게 감사한다. 그리고 목요일 밤의 모든 축구 동료들에게 감사한다. 이름을 다 댈 수 없을 정도로 많은 사람이 있지만, 감사의 말을 빼먹을 수 없는 이들이 있다. 우리 주장 니콜 로사넬리, 내 훈련 친구 제시카 앨런, 용감한 골키퍼 앤드리아 앨런 시스, 캐리사 부스. 히드라 파이팅!

이 책을 쓰는 동안 건강상 위기를 맞은 남편 제임스를 돌봐준 심장 전문의 팀, 간호사, 간호조무사들에게 감사한다. 제임스 머드 의학박사와 바바크 네이저 의학박사, 조나단 데이비스 의학박사, 루크 버칠 의학박사를 포함해 그분들 모두에게 감사의 빚을 지고 있다. 윌리엄 파커 박사, 캐서린 레이놀즈 루이스, 브라이언 루이스 의학박사, 하워드 모닝스타 의학박사, 에릭 페냐 의학박사, 로빈 밀러 의학박사, 리 밀리건 의학박사, 코리 칸 의학박사, 닥터 폴, 레슬리 쿠퍼 의학박사 그리고 우리에게 지지와 현명한 조언과 전문가의 충고를 주었던 셀 수 없이 많은 분에게 감사한다.

하지만 그 무엇보다도-최고를 마지막까지 아껴두었다-제임스, 당신에게 감사한다. 언제나 내 곁에 있어주고, 나와 내 일을 지지해주고, 세상에서 가장 밝고 다정하며 다른 사람에게 공감할 줄 알고 가장 안전하게 애착을 형성한 아이들을 키워준 것에 대해. 당신, 죽지 않을 거라고 약속했지. 난 당신이 약속을 지킬 거라는 걸 믿어.

제니퍼 마굴리스

지은이

폴 토머스

다트머스 가이젤 의과대학에서 의학박사 학위를 받고 캘리포니아 샌디에이고대학에서 소아과, 중독의학, 통합의학 레지던트를 마쳤다. 오리건주 포틀랜드에서 소아, 중독, 통합 의학 전문 병원 '페어스타트'를 설립하여 1만 3,000여 명 이상을 진료했다. 미국중독위원 회(ABAM) 인증 의사이자 미국소아과학회 석학회원, 미국중독의학위원회의 임원이다. 닥터 폴은 소아, 중독 분야 1위 유튜버로 120만 명 이상의 구독자를 보유하고 있다. 가장 인기 있는 동영상은 3,400만 조회 수를 기록했다. 그는 아홉 명의 자녀(21~34세)가 있으며 오리건주 포틀랜드에서 가족과 함께 살고 있다. 자세한 내용은 www.paulthomasmd.com에서 볼 수 있다.

제니퍼 마굴리스

과학저널리스트 상을 수상한 과학 저술가이다. 15년 넘게 건강과 행복 이슈에 대해 조사하고 글을 쓰고 있다. 〈뉴욕타임스〉, 〈워싱턴포스트〉, 〈스미소니언 매거진〉 이외 수십 종의 신문, 잡지 온라인 사이트에 게재되었다. 또한 미국 공영 라디오에서 라디오 방송도 제작하고 있다. 애틀랜타에서 문학을 가르쳤고, 프랑스에서 황금 시간대 생방송 TV 프로그램에 출연했으며, 서아프리카 니제르에서 아동 생존 캠페인을 벌였다. 코넬대학을 졸업하고, 캘리포니아 버클리대학에서 석사, 에모리대학에서 박사 학위를 받았다. 보스턴 출신으로, 현재 남편과 네 자녀와 함께 오리건주 남부에서 살고 있다. 자세한 내용은 www.jennifermargulis.net에서 볼 수 있다.

옮긴이

조남주

서울대학교 심리학과를 졸업하고 미국 럿거스대학교에서 도서관정보학으로 석사학위를 받았다. 출판사에서 오랫동안 일했으며 지금은 프리랜서 편집기획자로 일하고 있다. 번역서로는 《여자가 우유를 끊어야 하는 이유》, 저서로는 《우리가 찾아낸 축구공 속의 과학》 등 다수의 과학그림책이 있다.

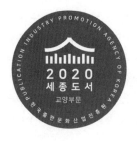

나는 중독 스펙트럼의
어디쯤 있을까?

1판 1쇄 발행 2020 년 3월 25일
1판 2쇄 발행 2020 년 7월 30일

지은이 폴 토머스, 제니퍼 마굴리스
옮긴이 조남주
펴낸이 박해진
펴낸곳 도서출판 학고재

등록 2013 년 6 월 18일 제 2013-000186 호
주소 서울시 마포구 새창로 7(도화동) SNU 장학빌딩 17 층
전화 02-745-1722(편집) 070-7404-2810(마케팅)
팩스 02-3210-2775
전자우편 hakgojae@gmail.com
페이스북 www.facebook.com/hakgojae

ISBN 978-89-5625-394-7 13510

이 도서의 국립중앙도서관 출판예정도서목록 (CIP)은 서지정보유통지원시스템 홈페이지 (http://seoji.
nl.go.kr)와 국가자료종합목록 구축시스템 (http://kolis-net.nl.go.kr) 에서 이용하실 수 있습니다.
(CIP 제어번호 : CIP2020009042)